Hepatitis C

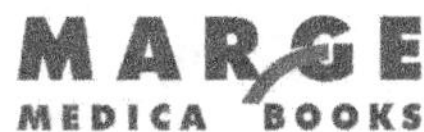

Hepatitis C

Dr. Carlos Guarner

Editor invitado:
Dr. Jaime Enríquez

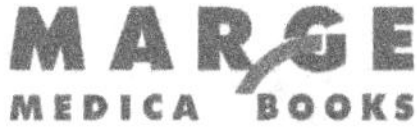

Colección: AVANCES EN PATALOGÍA DIGESTIVA

HEPATITIS C
Editor: Dr. C. Guarner
Editor invitado: J. Enríquez

1.ª edición, 2008

© *Copyright* de esta edición: ICG Marge, SL

Edita
ICG Marge, SL
Valencia, 558, ático 2.ª
08026 Barcelona (España)
Tel. +34-932 449 130
Fax +34-932 310 865
www.marge.es

Director editorial
Héctor Soler

Coordinación editorial y marketing
Ana Soto
Laura Matos

Realización editorial
Estela Serrano

Producción editorial
Estela Serrano
Miguel Ángel Roig

Colaboración editorial
Anna Palacios
Rosa Grafisme

Impresión
Novoprint (Sant Andreu de la Barca)

ISBN: 978-84-92442-09-6
Depósito Legal: B-

Índice

Autores

Sonia Alonso
Servicio de Aparato Digestivo
Hospital Universitario Fundación Alarcón
Madrid

Reyes Aparcero
Unidad de Gestión Clínica de Enfermedades
Digestivas
Hospital Universitario de Valme
Sevilla

Carme Baliellas
Servicio de Aparato Digestivo
Hospital Universitari de Bellvitge
Barcelona

Anna Bargalló
Unidad de Hepatología
Servicio de Aparato Digestivo
Hospital Germans Trias i Pujol
Badalona

Josep M.ª Barrera
Servicio de Hepatología
Hospital Clínic Universitari de Barcelona
IDIBAPS
Barcelona

Marina Berenguer
Servicio Digestivo
Hospital La Fe de Valencia
Centro de Investigación Biomédica en Red
de Enfermedades Hepáticas y Digestivas,
CIBEREHD
Valencia

José Luis Calleja
Servicio de Gastroenterología y Hepatología
Hospital Universitario Puerta de Hierro
Profesor Asociado de la Universidad
Autónoma de Madrid
Madrid

Teresa Casanovas
Servicio de Aparato Digestivo
Hospital Universitari de Bellvitge
Barcelona

Javier Crespo
Servicio Aparato Digestivo
Hospital Universitario Marqués de Valdecilla
Santander

Moisés Diago
Sección de Hepatología
Servicio de Digestivo
Consorcio Hospital General Universitario de
Valencia
Valencia

Jaime Enríquez
Servicio Patología Digestiva
Hospital de la Santa Creu i Sant Pau
Barcelona

Conrado M. Fernández
Servicio de Aparato Digestivo
Hospital Universitario Fundación Alarcón
Madrid

Marta Fernández
Servicio de Aparato Digestivo
Hospital Universitario Fundación Alarcón
Madrid

Javier Fuentes
Servicio de Aparato Digestivo
Hospital Universitario Miguel Servet
Zaragoza

Adolfo Gallego
Médico Adjunto
Servicio de Patología Digestiva
Hospital de la Santa Creu i Sant Pau
Barcelona

Luisa García-Buey
Servicio de Aparato Digestivo
Hospital Universitario de La Princesa
Universidad Autónoma de Madrid
Madrid

Javier García-Samaniego
Unidad de Hepatología
Hospital Carlos III. CIBEREHD
Madrid

Lourdes Grande
Unidad de Gestión Clínica de Enfermedades
Digestivas
Hospital Universitario de Valme
Sevilla

Carlos Guarner
Director Servicio Patología Digestiva
Hospital de la Santa Creu i Sant Pau
Barcelona

M.ª Luisa Gutiérrez
Servicio de Aparato Digestivo
Hospital Universitario Fundación Alarcón
Madrid

Helena Masnou
Unidad de Hepatología
Servicio de Aparato Digestivo
Hospital Germans Trias i Pujol
Badalona

Luz Martín-Carbonero
Servicio de Enfermedades Infecciosas
Hospital Carlos III. CIBEREHD
Madrid

Ricardo Moreno-Otero
Servicio de Aparato Digestivo
Hospital Universitario de La Princesa
Universidad Autónoma de Madrid
Madrid

Rosa M.ª Morillas
Unidad de Hepatología
Servicio de Aparato Digestivo
Hospital Germans Trias i Pujol
Badalona

Antonio Palau
Servicio Digestivo
Hospital General de Castellón
Castellón

Ramón Planas
Unidad de Hepatología
Servicio de Aparato Digestivo
Hospital Germans Trias i Pujol
Badalona

M.ª Francisca Portero
Servicio de Microbiología y Parasitología
Clínicas
Hospital Universitario Puerta de Hierro
Madrid

Josep Quer
Medicina Interna
Hepatología
Hospital Universitari de la Vall d'Hebron
Universitat Autònoma Barcelona
CIBEREHD. Instituto de Salud Carlos III
Barcelona

Juan de la Revilla
Servicio de Gastroenterología y Hepatología
Hospital Universitario Puerta de Hierro
Madrid

Manuel Romero-Gómez
Unidad de Gestión Clínica de Enfermedades
Digestivas
Hospital Universitario de Valme
Sevilla

Xavier Torras
Servicio de Patología Digestiva
Hospital de la Santa Creu i Sant Pau
Barcelona

Eugenia Vispo
Servicio de Enfermedades Infecciosas
Hospital Carlos III. CIBEREHD
Madrid

Prólogo

Hace aproximadamente dos décadas desde el descubrimiento del virus de la hepatitis C (VHC) y, a pesar de los avances en el conocimiento de la biología del virus, el diagnóstico y el tratamiento, la infección crónica por VHC todavía constituye un problema importante de salud pública que afecta a alrededor del 3 % de la población mundial. Se estima que 180 millones de personas están infectadas con el VHC, de las que 130 millones son portadores crónicos del virus. A menudo, la infección por VHC es asintomática y, por tanto, muchas personas infectadas ignoran su situación. En Europa, más del 90 % de las personas infectadas por VHC no han sido aún diagnosticadas. La hepatitis crónica C presenta una evolución variable, ya que algunos factores virológicos, metabólicos e inmunológicos pueden modificar su historia natural. Los dilemas clínicos actuales incluyen el manejo de los pacientes difíciles de tratar y el número significativo de pacientes no respondedores o que recaen tras el tratamiento estándar con interferón pegilado y ribavirina, los cuales representan un 40 % del total aproximadamente.

Aunque la incidencia de la infección aguda por VHC ha descendido drásticamente en la última década, la carga global de la enfermedad seguirá aumentando hasta cerca del año 2015. Muchos pacientes con infección crónica que se infectaron hace más de veinte años tienen un riesgo significativo de desarrollar complicaciones importantes como la cirrosis y el carcinoma hepatocelular. En consecuencia, es primordial contar con un tratamiento efectivo.

El progreso en el conocimiento de la cinética viral en pacientes sometidos a tratamiento con interferón pegilado y ribavirina condujo a la identificación de la respuesta virológica rápida (indetectabilidad del ARN-VHC en la cuarta semana de tratamiento) y respuesta virológica precoz (indetectabilidad o reducción $\geq 2 \log_{10}$ del ARN-VHC en la semana 12 con respecto al valor basal), lo que sucesivamente condujo a un tratamiento «a la carta» o individualizado basado en las respuestas observadas durante el tratamiento.

Además, el desarrollo de nuevas moléculas de pequeño tamaño, que inhiben específicamente enzimas clave del ciclo replicativo del VHC, denominadas *Specifically Targeted Antiviral Therapies against HCV* (STAT-C), pueden revolucionar el tratamiento de la hepatitis C. El valor potencial de estos agentes es su capacidad para actuar sinérgicamente con tratamientos basados en el uso del interferón a fin de aumentar la actividad antiviral, lo que podría dar lugar a tratamientos de duración más corta y alcanzar una respuesta virológica precoz en muchos más pacientes, sobre todo en aquéllos con genotipo 1 con alta carga viral. Los principales inconvenientes de tales sustancias son la necesidad de la asociación al tratamiento con interferón y/o ribavirina, los potenciales efectos secundarios y el desarrollo de resistencias.

Por otro lado, la afectación hepática por la infección con el VHC constituye la indicación más frecuente para el trasplante hepático, si bien la reinfección postrasplante es la norma. Desafortunadamente, el tratamiento de la infección con el VHC en el receptor del trasplante hepático está limitado por la baja aplicabilidad y tolerabilidad.

Este libro pretende realizar una exposición actualizada, clara y concisa de los conocimientos sobre la hepatitis C; para ello, hemos contactado con un grupo de hepatólogos y biólogos, con amplia experiencia, de varios centros españoles. Por último, pretendemos que sirva de consulta para médicos en general y residentes por sus aspectos eminentemente prácticos y clínicos.

Jaime Enríquez

Hepatitis C

Dr. Carlos Guarner

Editor invitado:
Dr. Jaime Enríquez

Introducción

C. GUARNER

Director del Servicio de Patología Digestiva
Hospital de la Santa Creu i Sant Pau
Barcelona

Agradecimientos

Al Dr. Jaime Enríquez, editor invitado de esta monografía por su intensa dedicación, a todos los autores por su excelente trabajo, a Marge Medica por la elaboración y magnífica edición, a Roche Pharma por el patrocinio de la monografía, a todos los médicos adjuntos, residentes y becarios del Servicio de Patología Digestiva por su ayuda y apoyo y a las instituciones, como el Instituto Carlos III (CIBEREHD) y la Agència de Gestió d'Ajuts Universitaris de Recerca (AGAUR), que facilitan nuestra dedicación a la docencia e investigación.

Esta monografía dedicada a la hepatitis C, cuyo editor invitado es el Dr. Jaime Enríquez, constituye el cuarto volumen de una serie que inició en el año 2005 el Dr. Joaquim Balanzó, ex director del Servicio de Patología Digestiva, y que ha tenido un gran éxito por su calidad científica. El libro se publica coincidiendo con el Curso Anual de la Escuela de Patología Digestiva del Hospital de la Santa Creu i Sant Pau, que en el presente año será el XCI.

El Dr. Jaime Enríquez ha dedicado la mayor parte de su vida profesional al estudio de las enfermedades hepáticas, especialmente las de origen viral, por lo que es un experto en el campo de la hepatitis C. Los conocimientos que se han ido adquiriendo en los últimos veinte años desde el descubrimiento del virus de la hepatitis C han sido tan importantes, que una obra como la presente precisa de expertos en el tema, tanto hepatólogos como biólogos, que aseguran una excelente calidad y un rigor científico de cada uno de los capítulos.

Deseamos que esta monografía sobre hepatitis C sea de gran utilidad a los expertos en hepatología y gastroenterología y a los residentes de nuestra especialidad o de cualquier especialidad médica y, en general, a todos aquellos médicos que sientan interés por mejorar sus conocimientos actuales sobre la hepatitis C.

Capítulo 1
Biología del virus de la hepatitis C (VHC)

J. Quer

Servicio de Medicina Interna
Unidad de Hepatología
Hospital Universitari de la Vall d'Hebron
Universitat Autònoma de Barcelona
CIBEREHD. Instituto de Salud Carlos III
Barcelona

Dirección para correspondencia
Hospital Universitari
de la Vall d'Hebron
Dr. J. Quer,
jquer@ir.vhebron.net

1   Introducción

El virus de la hepatitis C (VHC) infecta de manera crónica a un 3% de la población mundial, alrededor de 210 millones de personas,[1] causando una enfermedad que evoluciona a largo plazo hacia cirrosis hepática y/o hepatocarcinoma. El VHC se transmite por vía parenteral, escapa en un alto porcentaje de pacientes al tratamiento combinado actual (interferón pegilado más ribavirina) y aparecen mutantes de escape a cada uno de los nuevos inhibidores de funciones vitales del virus que se están diseñando. La causa principal de la extensa prevalencia, rápida evolución y poder de adaptación del VHC reside en la enorme variabilidad genética que presenta como resultado de su elevada tasa de mutación y elevados niveles de replicación y de su naturaleza en cuasispecies, sugiriendo el diseño de terapias combinadas que incluyan interferón, ribavirina e inhibidores de funciones vitales del virus, pero en ningún caso en monoterapia o en terapia secuencial.

El modo de transmisión del VHC asociado a la cantidad de virus transmitidos podría ser uno de los factores clave para la transición de infección aguda a persistente, de manera que una entrada masiva se asocia a un mayor riesgo de cronicidad, mientras que la entrada de un pequeño inóculo (cuello de botella genético) supone una reducción al azar de la variabilidad y una menor capacidad del virus para persistir.

2   Características biológicas

El VHC es un virus de ARN de simple cadena positiva, de unos 9.500 nucleótidos, que nunca pasa en su ciclo celular por fase de ADN. Se le considera el único representante del género *Hepacivirus,* perteneciente a la familia de los *Flaviviridae.*[2] Es un virus con envuelta glicolipídica. Su genoma contiene una única pauta de lectura abierta (*open reading frame,* ORF) que codifica para una poliproteína precursora flanqueada por dos regiones no codificantes (NC) en ambos extremos: 5' y 3' (véase la figura 1).

La región 5'NC está muy conservada entre los diferentes aislados y junto a los primeros 30-40 nucleótidos de la región codificante del core. Actúa como un lugar interno de entrada del ribosoma (*internal ribosome entry site,* IRES) y su función es unirse a la subunidad 40S del ribosoma para iniciar la traducción del ARN de manera independiente.

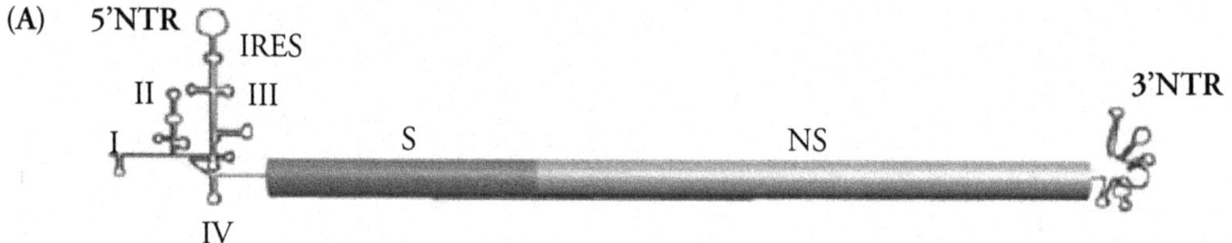

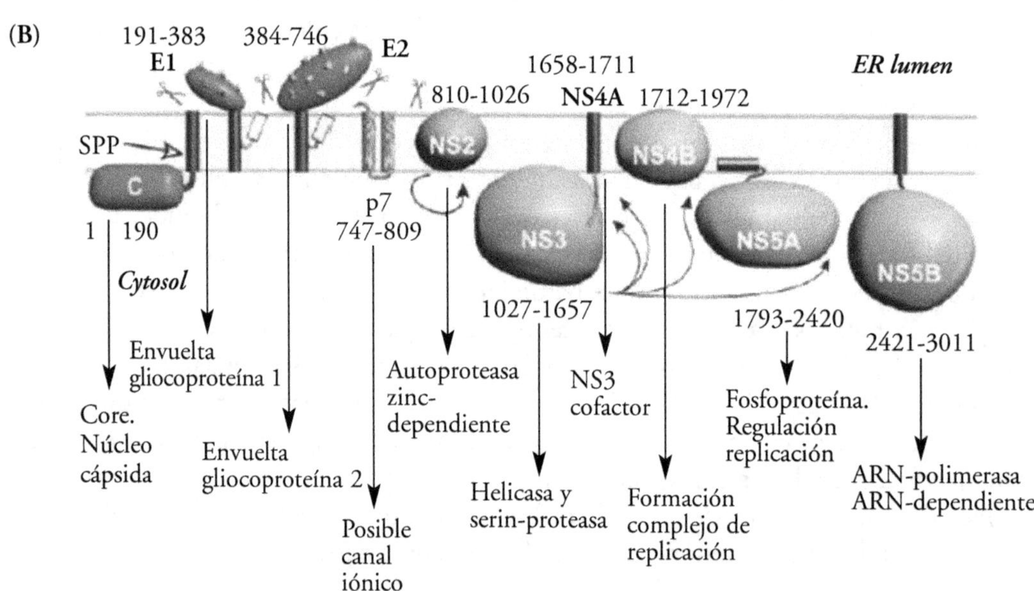

Figura 1. (A) Organización genómica del VHC. (B) Proteínas funcionales con su tamaño en aminoácidos y posible función. Se indica lugar de corte de las peptidasas del retículo endoplasmático (tijeras), autoprocesado de la unión NS2-NS3 (flecha semicircular) y lugares de corte de la serin-proteasa NS3/NS4A (flechas con origen NS3). Figura adaptada de Penin et al.[2] con permiso del autor.

La región 3'NC se puede dividir en tres zonas: una región variable de unos cuarenta nucleótidos, seguida de una secuencia poli-U/polipirimidinas de longitud variable, y la región terminal de 98 nucleótidos, altamente conservada entre las variantes de VHC y esencial para iniciar la replicación viral.

La traducción del genoma del VHC resulta en un precursor poliproteico codificado por el ORF, el cual es procesado cotraduccionalmente y postraduccionalmente en el retículo endoplasmático tanto por proteasas celulares como por virales (véase la figura 1) para producir 10 proteínas maduras. El tercio N-terminal de la poliproteína da lugar a las proteínas estructurales core, E1 y E2 que forman la partícula viral. Separando esta región estructural de la no estructural, se encuentra el polipéptido p7. El procesado de estas cuatro proteínas (core/E1, E1/E2, E2/p7 y p7/NS2) es llevado a cabo por las peptidasas de la célula infectada. Los dos tercios C-terminales codifican para las proteínas no estructurales, esenciales para la replicación del ARN viral, y son procesadas por dos proteasas virales: la autoproteasa zinc-dependiente NS2/NS3, que corta la unión NS2-NS3 y libera NS3, la cual, junto con su cofactor NS4A, es la proteasa encargada de cortar y liberar el resto de proteínas no estructurales NS4B, NS5A y NS5B.[3] Los tamaños y funciones se esquematizan en la figura 1.

2.1 *Características moleculares de las proteínas virales*

2.1.1 *Proteínas estructurales*

Son las proteínas que forman parte de la partícula viral. La primera de ellas, la proteína del core, una vez madura, se une al ARN viral para formar la nucleocápside. Se trata de una proteína muy conservada que interacciona con numerosas proteínas celulares afectando algunas funciones de la célula hospedadora: transcripción, metabolismo lipídico, muerte celular y diversas vías de señalización. Algunos autores la han asociado con la inducción de esteatosis y hepatocarcinoma.[3] Esta nucleocápside viral queda envuelta por dos glicoproteínas (E1 y E2) siguiendo un proceso de ensamblaje poco conocido hasta el momento.

Recientemente, se ha descrito la existencia de una proteína de core codificada a partir de una pauta de lectura alternativa (ARFP/F, *protein alternative reading frame protein,* o F, *frameshift protein*), pero su expresión durante la infección natural no está clara.

Separando la región estructural de la no estructural, se encuentra el polipéptido p7 de 63 aminoácidos, que parece estar involucrado en la formación de hexámeros con actividad de canal iónico. Por similitud con la proteína correspondiente presente en el *Pestivirus* de la diarrea bovina viral (BVDV), se ha postulado que p7 desempeña un papel clave en el ensamblaje de la partícula viral.

1.1.2 Proteínas no estructurales

La molécula NS2 junto con el primer tercio N-terminal de la NS3 conforman una autoproteasa zinc-dependiente que induce el corte entre NS2 y NS3. Se desconoce si NS2 por sí sola realiza alguna otra función viral.

NS3 es una molécula multifuncional. En el primer tercio N-terminal de la proteína posee una actividad serin-proteasa que junto con el cofactor NS4A son responsables del procesamiento del resto de la parte no estructural de la poliproteína. En las dos terceras partes de la región C-terminal presenta actividades NTPasa y ARNhelicasa necesarias para la traducción y replicación del genoma viral.

NS4B es una proteína integral de membrana localizada en el retículo endoplasmático que se halla involucrada en el proceso de formación del complejo de replicación viral.

NS5A es una zinc-metaloproteína altamente fosforilada asociada a membrana de función desconocida, pero parece ser que tiene un papel fundamental en la regulación de la replicación viral.

Finalmente, NS5B es la ARN-polimerasa ARN-dependiente (RdRp) clave para la síntesis de nuevos genomas de ARN, y al igual que las demás ARN polimerasas, no posee mecanismos de corrección de error, de manera que cada mutación introducida al azar durante el proceso de copia es fijada en la nueva secuencia sintetizada. Debido a que NS5B y NS3 son enzimas clave para la replicación del virus, en la actualidad, se están desarrollando terapias específicas para bloquear su actividad.

2.2 Mecanismos de entrada del VHC en la célula

Los mecanismos de entrada del VHC en la célula hospedadora no se hallan aún bien definidos debido a la falta de un sistema de cultivo eficiente del virus. Usando aislados clínicos, pseudopartículas y partículas derivadas de cultivos celulares, se ha identificado una serie de receptores que pueden estar involucrados en la unión del virión a la superficie celular para facilitar su entrada. Entre ellos, destacan las tetraspaninas CD81 y CD151, el receptor scavenger (o receptor «barredor») tipo I clase B (SR-BI), el receptor de lipoproteínas de baja densidad (rLDL), y también la lecitina tipo L-SIGN, DC-SIGN, el receptor de asialoglicoproteínas (ASGPR), el heparán sulfato y la Claudina-1.[4-6]

Diversos estudios con aislados clínicos de VHC sugieren que el rLDL es muy importante para la entrada del virus y que las lipoproteínas que adquiere el virión durante la salida de la célula desempeñan un papel clave, mientras que CD81, CD151 y SR-BI actúan como cofactores.[4,5]

La internalización del virus en la célula ocurre por medio de la unión a un receptor celular y endocitosis y no por fusión directa a membrana, siguiendo un mecanismo pH-dependiente.[7] Esto indica que la entrada se produce pasando por vesículas que, probablemente, maduran a endosomas donde se producirá la fusión de la envuelta viral con la membrana endosomal y la liberación del genoma viral al citoplasma, en donde se traducirá y replicará, cerrando así su ciclo vital sin pasar nunca por fase de ADN.[3]

2.3 *Adaptación para infectar otros tipos celulares. Replicación extrahepática*

El principal centro de replicación eficiente del VHC son los hepatocitos. Numerosos estudios en los que se ha usado la enzima rTth o hibridación *in situ* con sondas específicas han detectado la cadena negativa de ARN del VHC, que es un intermediario de la replicación viral, en tejidos no hepáticos tales como el páncreas, la tiroides, la médula ósea, el intestino, la glándula adrenal, el bazo, los nódulos linfáticos, el fluido cérvico-vaginal, la piel y el cerebro, así como en células blancas de la sangre (células dendríticas, granulocitos, linfocitos B y T, monocitos/macrófagos).[8] Debido a la naturaleza en cuasiespecies del VHC, las mutaciones adaptativas que permitan al virus replicar en tejidos o tipos celulares extrahepáticos son, en teoría, posibles, pero dadas las numerosas estructuras secundarias y terciarias presentes a lo largo del genoma, por dificultades técnicas, es muy difícil discernir el verdadero significado de la presencia de estas cadenas negativas en tejidos extrahepáticos y resulta muy complicado probar de forma inequívoca que se trate realmente de intermediarios de replicación viral independiente.

2.4 *Adaptación a cultivo celular* in vitro

La dificultad de obtener un cultivo celular eficiente del virus a partir de infecciones con aislados naturales, ha obligado a buscar alternativas. La obtención de replicones subgenómicos autorreplicantes con regiones del virus ha revolucionado el estudio del VHC.[9]

La construcción de replicones genómicos, llamados también genomas *full-length,* fue posible gracias a la identificación de mutaciones de adaptación al cultivo. Los primeros trabajos no obtuvieron mucho éxito porque estas mutaciones adaptativas permitían la replicación del ARN, pero reducían muchísimo la producción de virus. El problema se solucionó con el aislado japonés JFH1, que se obtuvo a partir de un paciente con hepatitis C fulminante de genotipo 2 capaz de replicar a altos niveles en células Huh7 (línea celular de hepatoma humano), independientemente de las mutaciones de adaptación al cultivo.[10] Se pudo construir un genoma entero o *full-length* quimérico, resultado de unir la región core-NS2 de genotipo 1 con NS3-NS5B de JFH1 (genotipo 2), y que una vez transfectado a las Huh7 liberaba partículas virales infecciosas al sobrenadante del cultivo. Más recientemente se ha publicado que virus generados *in vitro* a partir de quimeras de core-NS2 de un genotipo 2a con NS3-NS5B de JFH1 (cepa HC-J6) eran infecciosos en chimpancés y en ratones quiméricos con fragmentos de hígado humano injertado, y que, a su vez, virus obtenidos de estos animales infectados eran capaces de infectar de nuevo células Huh7 *naïve.*[11]

Estos sistemas de replicones genómicos y subgenómicos tienen un enorme valor para el estudio de muchos procesos del ciclo vital del virus, para el desarrollo de nuevos compuestos antivirales y para la identificación de mutantes resistentes.

3 Generación de variación

El VHC es un virus de ARN, y como tal, evoluciona rápidamente debido a las elevadas tasas de mutación y replicación que posee y por la falta de mecanismos de corrección de error de su ARN-polimerasa. La consecuencia directa es que, en un paciente infectado, la población viral circula como una cuasiespecie,[12] es decir, como una mezcla compleja de mutantes que se diferencian por pequeños cambios, en general mutaciones puntuales (cambios de nucleótidos). Cada mutante tiene mayor o menor capacidad de replicación *(fitness)*, de manera que todos ellos compiten por producir nuevos genomas y están sometidos a una selección natural. En este panorama, los mutantes aparecen y desaparecen generando un sistema en evolución continua altamente dinámico.[13] Además, se ha demostrado que no sólo se trata de una simple mezcla de mutantes, sino que cooperan entre ellos,[14] de modo que la unidad de selección no es el virión aislado sino la población, o sea, la cuasiespecie. Esto le da una gran ventaja selectiva para adaptarse a un medio cambiante.

En el caso del VHC, la mutación y, en menor grado, la recombinación constituyen los dos mecanismos de variación conocidos que permiten al VHC persistir y adaptarse a condiciones ambientales cambiantes.

3.1 Mutación

La elevada tasa de mutación que se le supone al VHC y los elevados niveles de replicación viral (10^{11} nuevas partículas de VHC/día) son, probablemente, factores clave para la persistencia viral en la mayoría de los individuos expuestos (50 a 80 %).

La tasa de mutación (número de mutaciones/nucleótido/ciclo de replicación) aún no ha sido establecida debido a la falta de un sistema eficiente de cultivo, pero la tasa promedio de fijación de mutaciones está entre 1,1 y 1,5 $\times$ 10^{-3} mutaciones por nucleótido por año.[15] Esta tasa no se halla distribuida de forma homogénea a lo largo del genoma, de manera que aparecen regiones (como E1 y E2) altamente variables, junto a regiones muy conservadas como la región 5'NC, core o NS3 (véase la figura 2). Esta diferencia en el grado de variación refleja las diferentes presiones selectivas a las que están sometidas las distintas regiones del virus, especialmente por el sistema inmune del hospedador, así como por las constricciones para mantener dominios enzimáticos y estructurales críticos y requeridos para la eficiente generación de progenie viral. En este sentido, es esencial el mantenimiento de las estructuras secundarias y terciarias de

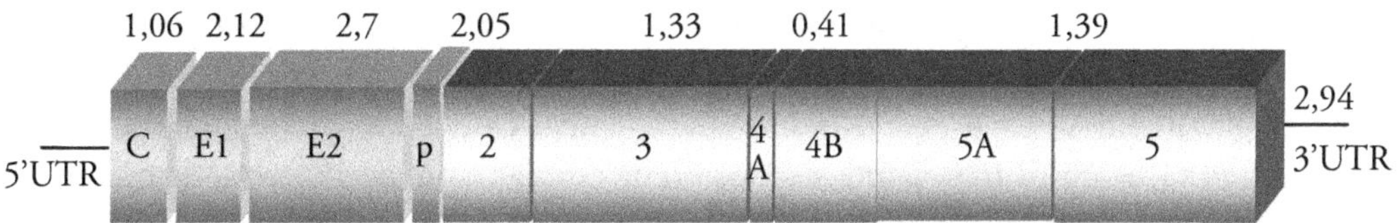

*Figura 2. Tasa de acumulación (fijación) de mutaciones (mutaciones/posición/año) ($\times$ 10^{-3})
a lo largo del genoma.*

la región 5'NC, core y 3'NC. En estos casos, la complementariedad entre las bases limita el número de lugares en el ARN que pueden mutar libremente sin afectar la integridad del genoma, aunque estas mutaciones no provoquen cambio de aminoácido. Por lo tanto, resulta muy difícil hablar de cambios «neutrales», es decir, mutaciones que no afecten al fenotipo.

Estas estructuras secundarias son clave para el funcionamiento del virus; sin embargo, tampoco están exentas de variación, siempre y cuando se encuentren acompañadas de mutaciones compensatorias que ayuden a mantener o a recomponer la estructura,[16,17] lo cual es un claro ejemplo de la enorme plasticidad de estos genomas.

3.2 Recombinación en aislados naturales

La recombinación genética es un mecanismo de generación de variabilidad fundamental en la evolución de un virus que puede tener un efecto muy importante en la patogenia viral. En virus de animales se ha demostrado que permite la recuperación de genomas viables a partir de genomas debilitados, tal como ha ocurrido con la recuperación de la neurovirulencia de poliovirus vacunales, así como generar virus con nuevas capacidades infecciosas y dificultar la detección y respuesta a los tratamientos antivirales.[18]

La recombinación homóloga consiste en el intercambio de fragmentos de genoma viral entre dos cepas diferentes (normalmente de genotipos distintos), y para que ocurra, requiere que la misma célula hospedadora sea infectada simultáneamente con dos o más cepas distintas, lo cual puede suceder durante coinfección o superinfección,[19] tal como se ha demostrado en muchos miembros de la familia *Flaviviridae*.[20] El éxito en la recombinación no sólo depende de la coinfección de la misma célula por dos variantes al mismo tiempo, sino también de las propiedades de la replicasa viral, de la viabilidad y capacidad de generar progenie del recombinante comparado con las variantes no recombinantes en el contexto de las cuasiespecies.

Previo al descubrimiento del recombinante espontáneo RF1_2k/1b de San Petersburgo,[21] la recombinación *in vivo* entre genotipos de VHC se consideraba un evento sumamente difícil y con escasa, si no nula, relevancia. Se consideraba que se trataría de variantes inviables porque los replicones quimera de genotipos VHC 1a-1b no eran capaces de replicar en cultivo celular y aparecieron datos de exclusión a la superinfección en células que contenían replicones. No obstante, poco después de la aparición del recombinante homólogo natural 2k/1b, se demostró la rápida expansión de este mutante por Europa, detectándose en drogadictos por vía intravenosa (IDUs) desde Estonia a Irlanda. Desde entonces, otros recombinantes intergenotípicos han sido descritos en Vietnam (2i/6p), Filipinas (2b/1b) y Francia (2/5). También se han descrito recombinantes intragenotípicos en Perú (1b/1a), así como un 1a/1c depositado en el banco de datos de Los Álamos.[20,22]

3.3 Genotipos

Desde la publicación por primera vez del genoma completo del VHC hasta el momento, se han publicado cerca de 30.000 secuencias del VHC en todo el mundo, con 181 genomas completos (GenBank, EMBL y DDBJ). Recientemente, se han creado tres bases de datos específicas de VHC, en Japón (http://s2as02.genes.nig.ac.jp/), la Unión Europea (http://euhcvdb.ibcp.fr/) y en Los Álamos (EE.UU.), aunque en este último caso la eliminación de la subvención ha reducido su capacidad de actualización (http://hcv.lanl.gov/). Estas bases de datos se han convertido en un recurso muy apreciado para los estudios de variabilidad, y también se han usado como plataformas para establecer consensos para un sistema de nomenclatura unificado para nuevas variantes.[23]

El análisis de un gran número de secuencias de aislados de VHC procedentes de todas partes del mundo, ha revelado la existencia de seis genotipos (G1 a G6) y de una serie de subtipos dentro cada uno de estos genotipos, los cuales se clasifican con números y letras (subtipo 1a, 1b, 2c, 3a, etc.) siguiendo el orden de descubrimiento en ambos casos[23] (véase la figura 3). El valor promedio de divergencia entre genotipos oscila entre el 31-34 % y el 20-23 %, entre los distintos subtipos.[24] La divergencia genética que se encuentra cuando se estudia la región más variable del VHC (región E1/E2) de los virus aislados del suero o plasma de un mismo paciente, puede llegar a ser del 10 %, dependiendo de la duración de la infección.

4 Implicaciones biológicas de la variabilidad del VHC

Las implicaciones biológicas de la estructura en cuasiespecies de los virus de ARN incluyen: correlación entre el tamaño del inóculo y el resultado de la infección, establecimiento de una infección persistente, selección de mutantes resistentes a antivirales o mutantes de escape a vacunas, cambios en el tropismo celular, cambios en el potencial patogénico, modificación potencial de la progresión natural de la enfermedad, selección de mutantes indetectables con pruebas moleculares estándar, entre otras.

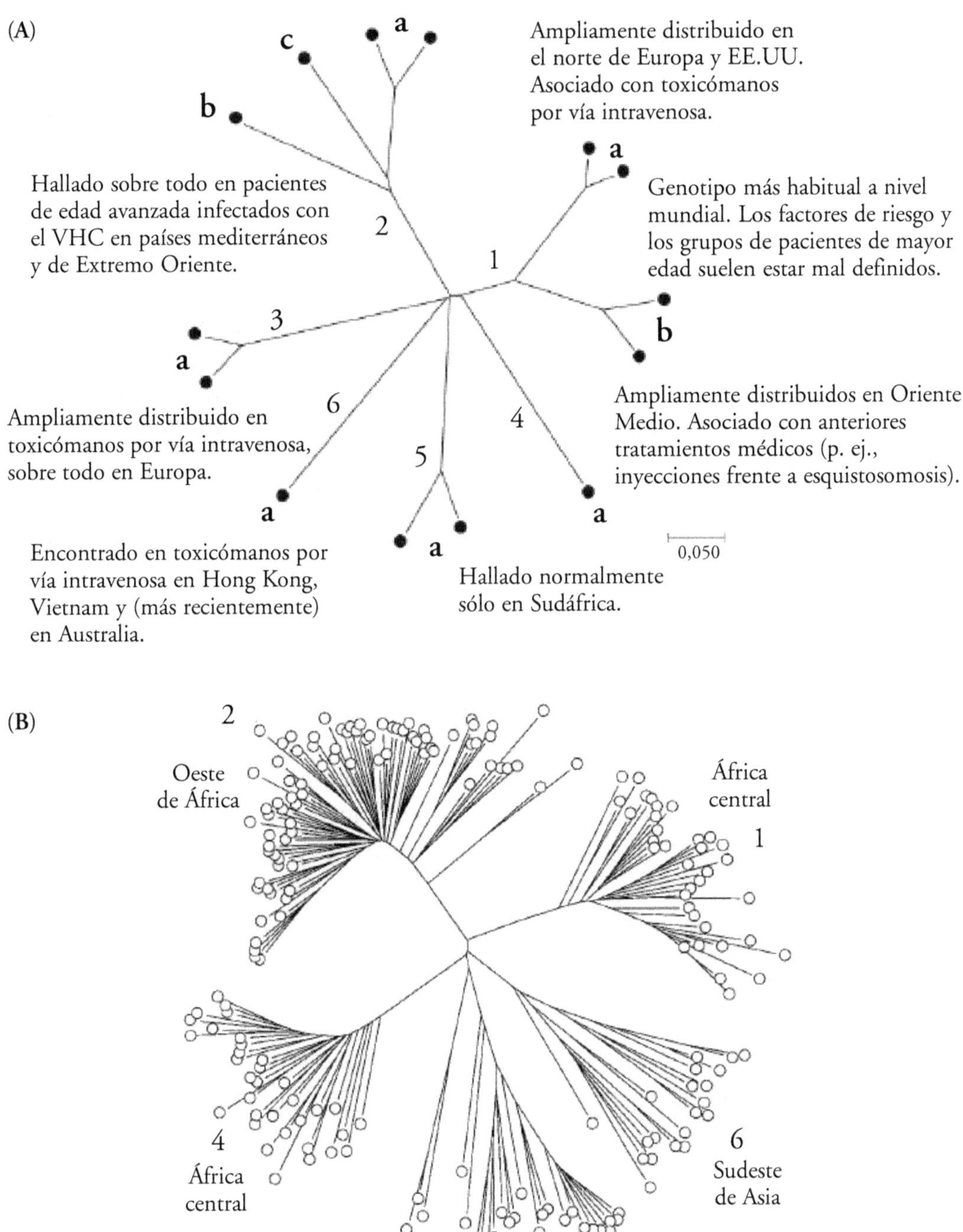

Figura 3. (A) Principales genotipos en países industrializados y su principal asociación con grupos de riesgo específicos. (B) Genotipos y subtipos del VHC detectados en zonas endémicas. Figura reproducida con permiso del autor.[35]

4.1   *Transmisión del VHC. De infección masiva a cuello de botella genético*

La transmisión del VHC a un nuevo paciente es una oportunidad única para identificar características virales asociadas con la evolución de la enfermedad. El modo de transmisión del VHC asociado a la cantidad de virus transmitidos podría ser uno de los factores clave para la transición de una infección aguda a una persistente.

En primer lugar, cuando se produce la transmisión masiva de partículas virales, por ejemplo debido a una transfusión o durante la recurrencia de la infección después de un trasplante hepático asociado a estado final de enfermedad hepática, la infección se convierte en persistente en el 80-100 % de los casos, respectivamente.

Por otro lado, en situaciones en que se transmite un inóculo pequeño (por una exposición accidental a pinchazos con una aguja infectada, relaciones sexuales sin protección, tatuajes o acupuntura sin la higiene adecuada, o transmisión vertical madre-hijo),[1] la persistencia ocurre en una menor proporción de casos; concretamente, tan sólo en un 0,013-10 % de los trabajadores sanitarios que han sufrido un pinchazo accidental y en un 2-7 % de los hijos nacidos de madre VHC positiva.[25] Aún más interesante es el hecho de que el 40 % de las esposas de portadores crónicos VHC+ tienen respuesta inmune CD4 de memoria específica contra NS3 en ausencia de evidencia clínica, molecular y serológica de exposición, lo cual sugiere que en ellas se ha producido una infección subclínica cuyo resultado ha sido la eliminación completa del virus.[26] Al mismo tiempo, se ha detectado una respuesta específica de células T contra proteínas no estructurales del VHC en el 30 % de los individuos que han tenido contacto sexual con pacientes que presentaban una infección aguda C, y una vez más, en ausencia de viremia detectable o seroconversión a anticuerpos. Un fenómeno similar se ha documentado en cerca del 70 % de los niños nacidos de madre infectada con VHC.[25] Finalmente, chimpancés inoculados con inóculos de VHC muy pequeños (1 a 10 copias) suelen desarrollar respuesta inmune celular sin la correspondiente viremia. El menor riesgo de desarrollar persistencia viral después de la exposición a un inóculo viral pequeño, se ha relacionado con un fenómeno de cuello de botella genético.[15] El cuello de botella genético, es decir, la transmisión de un número limitado de partículas virales, se relaciona con una reducción drástica y al azar de la diversidad genómica. Estas partículas llevarán una determinada carga mutacional que puede limitar su capacidad de generación de variantes comparado con lo que ocurriría si se transmitiera una gran población. La carga mutacional y el escaso número de variantes son un límite que tiene el virus para conseguir superar el teórico umbral de diversidad, o sea, para generar un número suficiente de mutantes que le permitan adaptarse al nuevo medio y superar la respuesta inmune antiviral con la finalidad de persistir.[16,17,27] De estos estudios de variabilidad se deduce que en ningún caso se puede suponer que un paciente que haya entrado en contacto con el VHC y haya resuelto la infección quedará protegido contra nuevas infecciones por VHC.

4.2 Cuasiespecies y progresión de la enfermedad

La evolución de la cuasiespecies se ha asociado a una progresión de la infección aguda a crónica[28] y la cronicidad facilita la acumulación de mutaciones, lo que incrementa la complejidad de la población. No obstante, la correlación entre la complejidad de la cuasiespecies circulante y el grado de lesión hepática no se ha podido establecer.

La curación espontánea es mucho más común entre pacientes en fase de hepatitis aguda clínica y en los individuos expuestos a inóculos más pequeños y, probablemente, menos complejos.

Los determinantes precisos de la curación o persistencia no se conocen; sin embargo, existe una asociación significativa entre la respuesta de linfocitos T contra el VHC amplia y sostenida y la eliminación del virus en hepatitis C agudas. En los linfocitos CD4+, esta respuesta se dirige especialmente contra proteínas no estructurales, sobre todo contra epítopos inmunodominantes altamente conservados de la proteína NS3, sugiriendo un papel clave de esta respuesta CD4 anti-NS3 específica y la curación espontánea. La aparición de mutantes de escape de epítopos T permite al virus escapar de esta respuesta inmune adaptativa. La facilidad con que aparecen estas mutaciones está influenciada por el coste en la *fitness* del virus, pero puede compensarse con la capacidad de escape de la respuesta inmune.

La exposición a inóculos virales poco complejos puede ser un determinante importante para la eliminación del virus. A partir del estudio y conocimiento de la variabilidad viral, se deduce que una estrategia de tratamiento sobre una población menos variable reduce las probabilidades del virus a producir la combinación de mutaciones que le permita escapar a la respuesta inmune y persistir. En este sentido, el tratamiento de hepatitis agudas C con interferón alfa (IFN-α) conduce a la respuesta sostenida a cerca del 90 % de los casos, independientemente del genotipo y la viremia. Esto sugiere que durante la persistencia viral, la cuasiespecies se diversifica y quizás algún fenómeno poco conocido de coevolución virus-hospedador permite mantener la persistencia e incrementar la resistencia al tratamiento antiviral endógeno y exógeno.

4.3 Mecanismos de resistencia a IFN y ribavirina

La diferencia en las tasas de respuesta sostenida al tratamiento combinado de interferón-α pegilado (Peg-IFN-α) y ribavirina (RBV) del 38-52 % para los genotipos 1 y 4, y cerca del 90 % para los genotipos 2 ó 3, sugiere que el genotipo desempeña un papel determinante en la sensibilidad de respuesta al IFN-α. Éste no inhibe directamente la replicación del VHC, pero induce la expresión de un gran número de genes (IFN-*stimulated genes*, ISGs) el producto de los cuales limita la replicación del VHC; entre éstos se incluye la proteína quinasa R (PKR), un inhibidor de iniciación de traducción eucariota (eIF2), la adenosin deaminasa 1 (ADAR 1), que desestabiliza estructuras secundarias del genoma viral, la 2'5'oligoadenilato sintetasa (2'5' OAS), que activa la endorribonucleasa, la RNasaL, que degrada ARN viral, y la P56, que inhibe la traducción mediante la unión a eIF3.

Diferentes proteínas de VHC parecen estar involucradas en la resistencia al IFN; entre éstas se incluye la región PePHD de E2 (incluye un dominio que podría interferir con la actividad PKR), la NS3/4A (capaz de procesar RIG-I y TRIF, factores que desencadenan cascadas involucradas en activación de genes de IFN), core (que activa el inhibidor SOCS-3 de la vía JAK-STAT) y la NS5A (que activa la expresión y secreción de IL-8, atenúa la expresión de ISGs y se une a 2'5' OAS y PKR inhibiendo su actividad). No obstante, existe cierta controversia respecto de la utilidad que tienen los genes virales que codifican para estas proteínas para predecir la efectividad del tratamiento antiviral.

No se conoce aún el modo de acción de la RBV, ya que a pesar de tener una baja actividad antiviral por sí sola, incrementa en un 50 % el porcentaje de pacientes que responden de manera sostenida al tratamiento con IFN-α. La actividad antiviral de la RBV se ha probado en cultivos *in vitro*. A partir de estudios de dosis-respuesta en los que se ha usado el replicón subgenómico, parece que actúa como mutágeno, efecto que se acentúa al combinarse con el IFN-α,[29] pero también actúa estabilizando mecanismos intracelulares de acción del IFN-α, puesto que disminuye la expresión de IL-8 y SOCS3 activando y aumentando con ello la expresión de receptores de IFN tipo I en la membrana celular.

4.4   *Mutaciones de resistencia a inhibidores antivirales*

Para mejorar la eficacia del tratamiento actual antiVHC, se han desarrollado terapias antivirales específicas contra nuevas dianas (STAT-C, *specifically targeted antiviral therapy C*), usando pequeños péptidos contra enzimas clave para la replicación y función del VHC, especialmente contra el dominio proteasa de NS3 y contra el dominio ARN-polimerasa ARN-dependiente de NS5B.

Tal como ocurre durante el tratamiento anti-VIH, la principal causa de fallo de la terapia antiviral es la selección de mutantes de resistencia. Esto es consecuencia de la enorme variabilidad de los virus de ARN. Para tasas de mutación del orden de 10^{-3}-10^{-4} (1 mutación cada 1.000-10.000 nucleótidos copiados), todos los simples mutantes respecto a una secuencia mayoritaria estarán teóricamente representados en un tamaño de población mínimo de 4×10^4 partículas, todos los simples y dobles mutantes en $1,6 \times 10^9$ viriones, y todos los simples, dobles y triples mutantes en $6,4 \times 10^{13}$ partículas. Con los elevados niveles de replicación del VHC en un paciente no tratado (10^{12} nuevas partículas por día), todas las mutaciones puntuales en cada posición aparecen al menos una vez al día por azar; por lo tanto, los mutantes potencialmente resistentes se generan de forma continua. Durante el tratamiento, los mutantes resistentes tienen una ventaja selectiva sobre los demás, de manera que en poco tiempo pueden convertirse en la población dominante en la cuasiespecies viral.

4.4.1 *Mutantes resistentes a inhibidores de la proteasa NS3/4A*

Cultivos de replicones en presencia de inhibidores de la proteasa tales como el BILN2061 (Boehringer Ingelheim, retirado por ser cardiotóxico) resultaron en la selección de replicones con las mutaciones A156T, R155Q y D168V, que se asociaron a una reducción de la susceptibilidad a la droga.[30] Se han observado resultados similares con VX-950 (telaprevir, de Vertex), para el cual las mutaciones A156V/T/S, V36A/M, T54A y R155K/T inducen diferentes grados de resistencia,[29] así como con SCH503034 (boceprevir, de Schering-Plough), para el cual la mutación A156T dio como resultado un incremento de la resistencia superior a 100 veces, aunque tenía una capacidad de replicación o *fitness* muy reducida asociada a una reducción de la eficiencia catalítica de NS3/4A, procesado de la poliproteína y bajada del nivel de replicación del replicón en cultivo. En el caso de SCH6 (Schering-Plough), la mutación A156T en el replicón dio lugar también a altos niveles de resistencia.[31] No aparece información alguna de resistencias a nuevos inhibidores actualmente en estudios clínicos fase I, por ejemplo el ITMN 191 y el ACH-806/GS-9132.

Respecto a la disminución de *fitness* de este mutante A156T resistente a los inhibidores de proteasa, se ha observado que aparecen mutaciones en un segundo lugar P86L, Q86R y G162R capaces de compensar este efecto negativo que permiten restaurar la *fitness* sin disminuir de manera significativa la resistencia al antiviral.[31] Este efecto de compensación se ha descrito en otros virus, por ejemplo en el de la fiebre aftosa, donde aparecen mutaciones que permiten revertir el efecto negativo de la mutación, es decir, que compensan esta reducción de *fitness*.[17]

Recientemente, en un estudio de variabilidad realizado en un paciente crónico que jamás había recibido tratamiento con ningún inhibidor de la proteasa NS3 viral, se ha observado la presencia en la población de secuencias aisladas de una biopsia hepática de un mutante A156T que representaba el 0,78 % de la población.[32] La consecuencia directa de esta observación es que si a este paciente se le trata en monoterapia con cualquier inhibidor de proteasa de los que actualmente están en fase clínica o combinándolos entre ellos, se puede predecir que este mutante resistente será seleccionado y, en pocos días, resultará mayoritario en la población viral hepática y en la circulante, y hará fracasar el tratamiento antiviral.

La presencia de virus de ARN con mutantes resistentes a drogas en pacientes no tratados no constituye un hecho aislado, pues ha sido descrito en otros virus, por ejemplo en el VIH,[33] el virus herpes simple, el citomegalovirus e incluso en el VHB. Esto es una consecuencia directa de la estructura de las cuasiespecies de los virus de ARN con la generación continua de variantes, algunos de ellos potencialmente resistentes a los antivirales; ello representa, como se ha dicho antes, un importante inconveniente a este tratamiento, y apoya una vez más el uso de la terapia combinada.

4.4.2 Mutantes resistentes a inhibidores de NS5B (RdRp)

La polimerasa viral NS5B es otra de las dianas principales contra las cuales se han diseñado inhibidores específicos. Entre ellos figuran análogos de nucleósidos (NM283 Valopicitabine Idenix/Novartis y R1626 de Roche) que actúan como terminadores en la síntesis del ARN, mimetizadores de pirofosfato (JTK109, JTK003 Japan Tobacco; y HCV796 ViroPharma/Wyeth) que interaccionan con iones metálicos catalíticos, y análogos no nucleósidos como las benzotiadiazinas (GSK6 Glaxo SmithKline, A-782759 Abbott, y NNI-3 Roche), los ácidos carboxílicos tiofenos (NNI-1 Roche), así como los benzimidazoles e indoles.

Mutaciones específicas en NS5B en los replicones y también a partir de aislados de muestras clínicas resistentes a estos compuestos han sido identificados de forma sistemática,[29,34] incluyendo las mutaciones S282T para NM283, C316Y para HCV796, P495 para JTKs, las mutaciones en los residuos 419 y 423 para derivados tiofénicos, M414L/T para benzotiadiazinas, y muchas otras. Recientemente, se ha publicado que la mutación M414T resistente a A-782759 constituye una población minoritaria en las células infectadas con el replicón.

Las nuevas tecnologías, en concreto la ultrasecuenciación (GS-FLX de Roche), poseen una gran capacidad de análisis para detectar estos mutantes minoritarios en los pacientes crónicos antes de someterlos a tratamiento para personalizar la terapia.

4.5 Futuro de las terapias STAT-C. Terapia combinada

La facilidad con la que aparecen mutantes de resistencia a inhibidores enfatiza la predicción de que la monoterapia con inhibidores de la proteasa o polimerasa está destinada al fracaso tal como ha ocurrido con el VIH. Por lo tanto, el objetivo final de las terapias futuras STAT-C es la combinación de múltiples agentes con diferente mecanismo de acción; entre estos agentes se incluyen inhibidores de la proteasa y polimerasa con agentes potenciadores de su acción y junto a otros agentes, tales como inhibidores de factores de la célula hospedadora, involucrados en replicación viral, por ejemplo inhibidores de ciclofilina, inhibidores de la entrada viral, salida y formación del complejo de replicación, hasta llegar a terapias efectivas contra el máximo de genotipos distintos. Mientras tanto, los nuevos inhibidores pueden combinarse con los tratamientos estándar actuales de interferón pegilado y ribavirina, siempre en combinación y nunca en terapia secuencial, pues esto facilitaría la aparición de resistentes múltiples.

BIBLIOGRAFÍA

1. Quer J, Esteban JI. Epidemiology. In: Thomas HC, Lemon S, Zuckerman AJ, editors. Viral Hepatitis. Third ed. Oxford: Blackwell Publishing; 2005. pp. 407-25.

2. Penin F, Dubuisson J, Rey FA, Moradpour D, Pawlotsky JM. Structural biology of hepatitis C virus. Hepatology 2004; 39(1): 5-19.

3. Brass V, Moradpour D, Blum HE. Molecular virology of hepatitis C virus (HCV): 2006 update. Int J Med Sci 2006; 3(2): 29-34.

4. Diedrich G. How does hepatitis C virus enter cells? FEBS J 2006; 273(17): 3871-885.

5. Cocquerel L, Voisset C, Dubuisson J. Hepatitis C virus entry: potential receptors and their biological functions. J Gen Virol 2006; 87(Pt 5): 1075-084.

6. Evans MJ, von Hahn T, Tscherne DM, Syder AJ, Panis M, Wolk B *et al.* Claudin-1 is a hepatitis C virus co-receptor required for a late step in entry. Nature 2007; 446(7137): 801-05.

7. Quer J, Cos J, Murillo P, Esteban JI, Esteban R, Guardia J. Improved attachment of natural HCV isolate to Daudi cells upon elimination of immune complexes and close pH control. Intervirology 2005; 48(5): 285-91.

8. Blackard JT, Kemmer N, Sherman KE. Extrahepatic replication of HCV: insights into clinical manifestations and biological consequences. Hepatology 2006; 44(1): 15-22.

9. Lohmann V, Korner F, Koch J, Herian U, Theilmann L, Bartenschlager R. Replication of subgenomic hepatitis C virus RNAs in a hepatoma cell line [see comments]. Science 1999; 285(5424): 110-13.

10. Wakita T, Pietschmann T, Kato T, Date T, Miyamoto M, Zhao Z *et al.* Production of infectious hepatitis C virus in tissue culture from a cloned viral genome. Nat Med 2005; 11(7): 791-96.

11. Lindenbach BD, Meuleman P, Ploss A, Vanwolleghem T, Syder AJ, McKeating JA *et al.* Cell culture-grown hepatitis C virus is infectious *in vivo* and can be recultured *in vitro*. Proc Natl Acad Sci U S A 2006; 103(10): 3805-809.

12. Martell M, Esteban JI, Quer J, Genesca J, Weiner A, Esteban R *et al.* Hepatitis C virus (HCV) circulates as a population of different but closely related genomes: quasispecies nature of HCV genome distribution. J Virol 1992; 66(5): 3225-229.

13. Domingo E, Holland JJ. Mutation rates and rapid evolution of RNA viruses. In: Morse SS, editor. Evolutionary biology of viruses. New York: Raven Press 1994; pp. 161-84.

14. Vignuzzi M, Stone JK, Arnold JJ, Cameron CE, Andino R. Quasispecies diversity determines pathogenesis through cooperative interactions in a viral population. Nature 2006; 439(7074): 344-48.

15. Quer J, Esteban JI, Cos J, Sauleda S, Ocana L, Martell M *et al.* Effect of bottlenecking on evolution of the nonstructural protein 3 gene of hepatitis C virus during sexually transmitted acute resolving infection. J Virol 2005 Dec; 79(24): 15131-141.

16. Quer J, Hershey CL, Domingo E, Holland JJ, Novella IS. Contingent neutrality in competing viral populations. J Virol 2001; 75(16): 7315-320.

17. Escarmis C, Davila M, Domingo E. Multiple molecular pathways for fitness recovery of an RNA virus debilitated by operation of Muller's ratchet. J Mol Biol 1999; 285(2): 495-505.

18. Domingo E, Holland JJ. RNA virus mutations and fitness for survival. Annu Rev Microbiol 1997; 51: 151-78.

19. Blackard JT, Sherman KE. Hepatitis C virus coinfection and superinfection. J Infect Dis 2007; 195(4): 519-24.

20. Cristina J, Colina R. Evidence of structural genomic region recombination in Hepatitis C virus. Virol J 2006; 3: 53.

21. Kalinina O, Norder H, Mukomolov S, Magnius LO. A natural intergenotypic recombinant of hepatitis C virus identified in St. Petersburg. J Virol 2002; 76(8): 4034-043.

22. Kuiken C, Yusim K, Boykin L, Richardson R. The Los Alamos hepatitis C sequence database. Bioinformatics 2005; 21(3): 379-84.

23. Simmonds P, Bukh J, Combet C, Deleage G, Enomoto N, Feinstone S *et al.* Consensus proposals for a unified system of nomenclature of hepatitis C virus genotypes. Hepatology 2005; 42(4): 962-73.

24. Pawlotsky JM. Pathophysiology of hepatitis C virus infection and related liver disease. Trends Microbiol 2004; 12(2): 96-102.

25. Della BS, Riva A, Tanzi E, Nicola S, Amendola A, Vecchi L *et al.* Hepatitis C virus-specific reactivity of CD4+-lymphocytes in children born from HCV-infected women. J Hepatol 2005; 43(3): 394-402.

26. Bronowicki JP, Vetter D, Uhl G, Hudziak H, Uhrlacher A, Vetter JM *et al.* Lymphocyte reactivity to hepatitis C virus (HCV) antigens shows evidence for exposure to HCV in HCV-seronegative spouses of HCV-infected patients. J Infect Dis 1997; 176(2): 518-22.

27. Novella IS. Negative effect of genetic bottlenecks on the adaptability of vesicular stomatitis virus. J Mol Biol 2004; 336(1): 61-67.

28. Farci P, Shimoda A, Coiana A, Diaz G, Peddis G, Melpolder JC *et al.* The outcome of acute hepatitis C predicted by the evolution of the viral quasispecies. Science 2000; 288(5464): 339-44.

29. Wohnsland A, Hofmann WP, Sarrazin C. Viral determinants of resistance to treatment in patients with hepatitis C. Clin Microbiol Rev 2007; 20(1): 23-38.

30. Lu L, Pilot-Matias TJ, Stewart KD, Randolph JT, Pithawalla R, He W *et al.* Mutations conferring resistance to a potent hepatitis C virus serine protease inhibitor *in vitro*. Antimicrob Agents Chemother 2004; 48(6): 2260-266.

31. Yi M, Tong X, Skelton A, Chase R, Chen T, Prongay A *et al.* Mutations conferring resistance to SCH6, a novel hepatitis C virus NS3/4A protease inhibitor. Reduced RNA replication fitness and partial rescue by second-site mutations. J Biol Chem 2006; 281(12): 8205-215.

32. Cubero M, Esteban JI, Otero T, Sauleda S, Bes M, Esteban R *et al.* Naturally occurring NS3-protease-inhibitor resistant mutant A156T in the liver of an untreated chronic hepatitis C patient. Virology 2008; 370(2): 237-45.

33. Nájera I, Holguin A, Quiñones-Mateu ME, Muñoz-Fernández MA, Nájera R, López-Galíndez C *et al.* Pol gene quasispecies of human immunodeficiency virus: mutations associated with drug resistance in virus from patients undergoing no drug therapy. J Virol 1995; 69: 23-31.

34. Neyts J. Selective inhibitors of hepatitis C virus replication. Antiviral Res 2006; 71(2-3): 363-71.

35. Simmonds P. Genetic diversity and evolution of hepatitis C virus-15 years on. J Gen Virol 2004; 85(Pt 11): 3173-188.

Capítulo 2
Métodos serológicos y moleculares para el diagnóstico y manejo de la infección por VHC

J. DE LA REVILLA,[1] M. F. PORTERO,[2] J. L. CALLEJA[3]

[1]Servicio de Gastroenterología y Hepatología
Hospital Universitario Puerta de Hierro
Madrid

[2]Servicio de Microbiología y Parasitología Clínicas
Hospital Universitario Puerta de Hierro
Madrid

[3]Servicio de Gastroenterología y Hepatología
Hospital Universitario Puerta de Hierro
Profesor Asociado de la Universidad Autónoma de Madrid
Madrid

Dirección para correspondencia
Hospital Universitario
Puerta de Hierro
Dr. J. L. Calleja
jlcpan2004@yahoo.es

1 Introducción

La infección por el virus de la hepatitis C (VHC) es un problema de salud mundial por su frecuencia y por las consecuencias negativas que conlleva a largo plazo, siendo además una de las principales causas de cirrosis hepática y hepatocarcinoma. Por otra parte, constituye la principal indicación de trasplante hepático en la actualidad. Desafortunadamente, la infección por VHC con frecuencia está infradiagnosticada, y se estima que hasta un 50 % de los pacientes infectados no están diagnosticados, lo que favorece la expansión de la infección.

El VHC pertenece a la familia *Flaviviridae*. Contiene un ARN monocatenario que codifica a una poliproteína de 3.000 aminoácidos que van a dar lugar a las principales proteínas virales que tendrán importancia en la aplicación de los métodos diagnósticos de la infección. El VHC contiene proteínas estructurales y no estructurales. Al primer grupo pertenecen las dos glicoproteínas de envoltura (E1 y E2) y la proteína de la nucleocápside (C-core). En el segundo grupo se incluyen las proteínas que van a participar en el proceso de replicación del ARN viral (p7, NS2-NS5).[1]

Cuando se produce la exposición al VHC *(infección aguda)*, de un 15 a un 40 % de los pacientes consiguen la resolución espontánea de la infección en un período de seis meses. El restante 60-85 % de los pacientes que mantendrán la infección más allá de ese período quedarán con una *infección crónica* que evolucionará hacia una cirrosis hepática en el 20 % de los casos, con el riesgo de complicaciones asociadas[2] (descompensación hepática, hepatocarcinoma y muerte), aunque también se podrá producir una resolución espontánea más tardía de la infección a un rango anual de 0,5 a 0,74 % pacientes/año.[3] El diagnóstico diferencial entre infección aguda y crónica es importante al tener implicaciones terapéuticas y pronósticas diferentes.

El empleo de marcadores serológicos y moleculares del VHC constituye una herramienta fundamental tanto para el diagnóstico como para establecer la indicación del tratamiento y su monitorización. Los marcadores virales de utilidad clínica son:

1. Los anticuerpos antiVHC, indicadores de infección.
2. El ARN viral, marcador de replicación activa.
3. El genotipo del VHC, característica molecular intrínseca del virus.
4. El antígeno del core del VHC, que ha sido empleado por algunos laboratorios también como marcador de replicación viral.

2   Técnicas de laboratorio

Las pruebas de laboratorio disponibles para el diagnóstico del VHC se pueden clasificar, en función del tipo de información que aportan, en dos grandes grupos: pruebas indirectas o directas. Las pruebas de diagnóstico indirecto se basan en la aplicación de métodos serológicos dirigidos a estudiar la respuesta inmune específica frente al VHC mediante la detección de anticuerpos circulantes. Las pruebas de diagnóstico directo son aquellas que detectan la presencia de distintos componentes del virus y nos informan de la existencia de replicación vírica de forma cualitativa o cuantitativa, así como de su clasificación en los diferentes genotipos.

2.1   *Pruebas de diagnóstico indirecto*

2.1.1   *Detección de anticuerpos antiVHC*

La detección de anticuerpos específicos frente al VHC se puede llevar a cabo mediante dos tipos de pruebas: las técnicas de cribado y las técnicas suplementarias o confirmatorias.

Ambas son técnicas inmunoenzimáticas que utilizan inmunoglobulinas marcadas con distintas enzimas (conjugado) y el substrato correspondiente, el cual, al ser metabolizado, produce un cambio de color o emite una fluorescencia detectable con diferentes instrumentos.[4]

- **Pruebas de cribado: técnica de enzimoinmunoanálisis (ELISA):** constituye la primera técnica de laboratorio que debe emplearse para el diagnóstico serológico. A lo largo de los años, se han ido aplicando diferentes generaciones de ELISA, incluyendo en cada nueva versión mayor número de antígenos. En la actualidad, se emplea un ELISA de tercera generación donde varios antígenos virales específicos (core, NS3, NS4 y NS5), obtenidos por ingeniería genética (antígenos recombinantes) o mediante síntesis química (péptidos sintéticos), son fijados a micropocillos de una microplaca y se exponen a suero del paciente. En caso de haber anticuerpos (Ac) específicos que se fijen al antígeno (Ag) inmovilizado, se realizará una serie de lavados para eliminar las inmunoglobulinas no fijadas y se añadirá el conjugado antiinmunoglobilinas humanas, que se unirán al complejo formado Ag-Ac. Tras un nuevo lavado, se añadirá el sustrato correspondiente al enzima utilizado, el cual, en caso de positividad, es metabolizado, y como consecuencia de ello, se produce un cambio de color o emisión de fluorescencia en el pocillo de reacción que indicará la positividad de la prueba.[5] La densidad óptica de la emisión es proporcional a la cantidad de anticuerpo presente en la muestra.

  Esta técnica tiene una especificidad próxima al 99 %, por ello resulta ideal para realizar el cribado en poblaciones de riesgo, de forma que un resultado positivo no necesita ser confirmado con otra técnica. Sin embargo, la sensibilidad es más difícil de determinar, de modo que cuando la prevalencia poblacional de infección es baja (2 %), como ocurre en el cribado poblacional de las muestras de sangre en los bancos de sangre, cerca de un 59 % de las determinaciones del ELISA presentan un resultado falsamente positivo, lo que requiere utilizar pruebas suplementarias o confirmatorias.[6]

  El ELISA puede presentar falsos positivos. La causa más frecuente de ello es la presencia en el suero problema de múltiples inmunoglobilinas circulantes que presentarán interacciones no específicas con los antígenos del VHC empleados en el test. Suele ocurrir en pacientes con enfermedades autoinmunes de base o deberse a contaminaciones en la preparación de los antígenos utilizados.[7]

  Asimismo, se han descrito falsos negativos en aquellas situaciones en las que el sistema inmune del paciente infectado se encuentre especialmente comprometido. Esta circunstancia puede presentarse en pacientes VIH, trasplantados, en tratamiento inmunosupresor, con insuficiencia renal crónica o hemodializados.[8]

- **Pruebas suplementarias o de confirmación:** son técnicas de enzimoinmunoensayo en tira *(recombinant inmunoblot assay*-RIBA) más específicas que las técnicas de cribado, ya que permiten identificar la reactividad frente a los distintos determinantes antigénicos de forma individualizada e incluyen una banda con estreptavidina para detectar reacciones inespecíficas. Suelen emplearse para detectar falsos positivos en los cribados poblacionales de baja prevalencia de infección por VHC. Sin embargo, el desarrollo de técnicas moleculares para determinar el ARN del VHC ha desplazado a esta técnica suplementaria como método confirmatorio, en concreto cuando el paciente en estudio pertenece a un grupo de riesgo con elevada seroprevalencia.[9] Hoy en día, sólo tienen utilidad para diferenciar en los pacientes con ELISA positivo y ARN negativo entre un falso positivo, en los que el RIBA también sería negativo, y una infección resuelta, en los que el RIBA sería positivo.

2.2 Pruebas de diagnóstico directo

2.2.1 Detección del antígeno del core del VHC

El interés por la determinación del antígeno del core surge ante la necesidad de buscar pruebas alternativas a las técnicas de amplificación molecular. Éstas, aunque son sensibles y muy específicas, requieren contar con personal cualificado, ya que se trata de procedimientos complejos, que precisan un espacio dedicado específicamente para realizar estas pruebas, y lentos aún a pesar de su simplificación mediante automatización; además, tienen un coste elevado.

La proteína del core aparece en sangre uno o dos días después del ARN viral y sigue un curso casi paralelo en su evolución natural; además, su secuencia parece mantenerse estable en los diferentes genotipos.

Desde el punto de vista técnico, se lleva a cabo mediante una técnica inmunoenzimática que captura y disgrega los inmunocomplejos circulantes formados por la proteína del core. La concentración de antígeno se determina en picogramos/ml; la técnica posee una sensibilidad del 95 % y una especificidad cercana al 100 %.

Su aplicabilidad práctica se solapa en muchos aspectos con la determinación del ARN del VHC. Es útil en las situaciones en las que se quiere confirmar la presencia de una infección activa por VHC, como ocurre en los cribados de banco de sangre o en los grupos de riesgo. Se ha intentado establecer una relación cuantitativa entre los niveles del core y del ARN viral, de forma que 1 pg del core es equivalente a 8.000 UI de ARN. No obstante, se han reportado discrepancias entre los dos métodos cuantitativos cuando los niveles de viremia eran menores de 20.000 UI,[10] lo que limita su utilidad para el seguimiento del tratamiento antiviral.

Su coste-eficacia y la ausencia de contaminaciones hacen de esta tecnología una alternativa interesante para la detección de viremia, especialmente en aquellas zonas geográficas que no pueden afrontar el coste o no disponen de la tecnología necesaria para emplear las técnicas moleculares.[11]

2.2.2   Detección del ARN del VHC circulante (métodos moleculares)

A medida que la infección por VHC adquirió importancia en los años noventa, se fueron desarrollando por diferentes laboratorios virológicos numerosos métodos de detección del ARN del VHC de fabricación propia; éstos diferían en su sensibilidad, especificidad y en las unidades de medida utilizadas para hacer la cuantificación, lo que imposibilitaba la comparación entre ellas. La solución fue crear un estándar internacional que permitiera la cuantificación homogénea del ARN viral. Las unidades internacionales (UI) estandarizadas para la medición del ARN fueron desarrolladas por la Organización Mundial de la Salud (OMS). El número en UI es 0,8 log menor que el número de copias/ml.[12] En la tabla 1 se muestra la correlación entre diferentes kits comerciales y su homólogo en unidades internacionales.[8] Se ha confirmado que al comparar los resultados de la viremia en UI de dos métodos de detección diferentes (bADN y PCR) son muy similares, de forma que el 90 % de la muestras evaluadas mostraban valores de ARN viral con un margen de 1 log.[13] El uso de estas UI estandarizadas permite obtener recomendaciones y guías extraídas a partir de los ensayos clínicos y su aplicación en la práctica clínica diaria.

a) Metodologías específicas para la determinación del ARN del VHC

El VHC se replica a un nivel relativamente bajo, por lo que para detectarlo en los fluidos corporales no sirven las técnicas clásicas de hibridación, es necesario utilizar técnicas que faciliten la detección del ARN viral aun cuando su presencia sea escasa. A estas técnicas se las denomina de forma genérica técnicas de amplificación del ácido nucleico. Existen tres técnicas para detectar y cuantificar el ARN viral. Las dos primeras (RT-PCR y TMA) se basan en el principio de amplificación genómica, y la tercera (bADN), en el método de amplificación de señal. En la tabla 2 se exponen las técnicas moleculares comerciales disponibles y sus rangos de detección.

- **Reacción en cadena de la polimerasa con sistema de transcriptasa inversa *(RT-PCR):*** la PCR *(polymerase chain reaction)* consiste en amplificar un fragmento de ADN que queda delimitado entre los dos *primers* o cebadores, que son secuencias complemetarias del ácido nucleico diana, previamente seleccionado. El virus C de la hepatitis es un virus ARN, lo que hace necesario realizar una retrotranscripción, es decir, convertir el ARN en ADN complementario (ADNc), para después amplificarlo. Esta técnica recibe la denominación abreviada de RT-PCR. Se selecciona una región conservada como la 5′(UTR) que permita la amplificación de todos los genotipos. Esta descripción corresponde a la denominada *PCR a tiempo final.*

- **Reacción en cadena de la polimerasa en tiempo real *(real time PCR):*** es una variante de la PCR clásica que se ha incorporado recientemente entre los métodos moleculares de detección del VHC. En la PCR clásica el producto amplifi-

Test comercial	1 UI/ml =
NGI QuantaSure	3,4 copias/ml
Roche Amplicor, versión 2.0	2,4 copias/ml
Abbott LCX	3,8 copias/ml
Bayer bADN, versión 3.0	5,2 copias/ml

Tabla 1. Equivalencia numérica entre diferentes tests para la cuantificación del ARN del VHC y Unidades Internacionales (UI). Adaptado de Ferreira-González A et al.[8]

Test comercial	Método de laboratorio	Límite de detección (UI/ml)	Rango dinámico (UI/ml)
Cualitativos			
Amplicor HCV v.2.0	RT-PCR manual	50	
Cobas amplicor	RT-PCR semiautomatizada	50	
Versant HCV ARN	TMA	10	
Cuantitativos			
Cobas amplicor hcv monitor v.2.0	RT-PCR semiautomatizada		600-850.000
Versant HCV ARN v.3.0	bADN		615-8.000.000
Cobas TaqMan HCV	RT-PCR en tiempo real semiautomatizada		10-200.000.000
LCX™ HCV ARN	RT-PCR semiautomatizada		25-2.630.000

Tabla 2. Técnicas moleculares para la detección y cuantificación del ARN del VHC en suero. Semiautomatizada: la reacción de amplificación, detección y cálculo de la cantidad de ARN en la muestra analizada se realiza automáticamente en una plataforma específica. Adaptado de Esteban Mur JI et al.[6]

cado es detectado al *final* de la reacción tras un número de ciclos fijo. Sin embargo, en la *real time PCR* el producto de amplificación se detecta a medida que se va produciendo en cada ciclo. Al igual que en la RT-PCR, se requiere una retrotranscripción previa y la utilización de cebadores que delimiten la zona o región que se desea amplificar, y se intercala una sonda de ADN complementaria a la secuencia problema que se marca con un fluorocromo. A medida que los ciclos se producen, la cantidad de fluorescencia detectada se incrementará.

La *real time PCR* tiene varias ventajas sobre el método clásico. Es una técnica más sensible y rápida. Dado que la amplificación y la detección se producen en el mismo tubo de reacción, no es preciso realizar ninguna manipulación posterior que pueda contaminar la muestra. Tiene una mayor sensibilidad, pues detecta niveles más bajos (< 10 UI) y presenta unos límites dinámicos de detección más amplios (10 UI/ml a 10.000.000 UI/ml) sin necesidad de diluir las muestras.[6]

- **Métodos de amplificación isotérmica basados en la transcripción (TMA):** en esta técnica se obtiene el ADNc del ARN problema mediante la utilización de cebadores específicos que delimitan la región que se debe amplificar y distintos enzimas. Es un proceso secuencial, de modo que las nuevas hebras de ARN se transcriben de nuevo a ADNc, del que se obtiene más ARN. Para detectar el producto amplificado, la TMA utiliza sondas de oligonucleótidos marcadas que emiten una señal quimioluminiscente con un límite de detección de 5 UI/ml.[14]

- **Amplificación de señal mediante sondas de ADN ramificado (bADN):** consiste en un sistema de hibridación tipo sándwich en fase sólida que utiliza distintas sondas de oligonucleótidos para amplificar la señal de detección.

  Las ventajas que presentan estas técnicas con respecto a las de amplificación genómica son la existencia de un menor riesgo de contaminaciones cruzadas y, por lo tanto, de falsos positivos, y el hecho de no ser necesaria una transcripción inversa, lo que permite detectar directamente el ARN.[15]

La determinación de la presencia de ARN del VHC se puede realizar en suero y en plasma, siempre que éste no contenga heparina. Una vez obtenida la muestra, se centrifuga y separa en un plazo inferior a tres horas, y si no se va a estudiar en el momento se congela a –20 ºC (–80 ºC para un almacenamiento prolongado).[16]

b) Detección cualitativa del ARN del VHC

Los métodos utilizados para detectar la presencia de ARN del VHC deben tener la capacidad de determinar ≤ 50 UI/ml de ARN viral manteniendo su sensibilidad entre los diferentes genotipos. Hay dos técnicas comerciales disponibles para la detección cualitativa del VHC: la PCR y la TMA. Y dos tests basados en tecnología PCR (Amplicor® VHC y Cobas® Amplicor®) y uno de TMA (Versant® HCV ARN). Estas pruebas presentan una sensibilidad del 96-98 % con una especificidad del 99 %; los límites de detección de cada técnica son 50 y 5 UI/ml, respectivamente.

c) Determinación cuantitativa del ARN del VHC

El ARN del VHC se puede cuantificar mediante la aplicación de dos técnicas: RT-PCR competitiva / PCR en tiempo real y bADN. Los tests comerciales más utilizados son: Quantiplex® HCV ARN (bADN), Amplicor® HCV Monitor (RT-PCR cuantitativa) y Cobas® Taqman y Taqman Real Time PCR de Abott™ (PCR en tiempo real). Los rangos dinámicos de detección suelen situarse entre 600 UI/ml y 8.000.000 UI/ml, de forma que si el nivel de ARN supera el límite superior del rango dinámico debe retestarse diluyendo la muestra al 1:10 o 1:100 para cuantificarlo de forma precisa.

La tecnología de la PCR en tiempo real ha permitido optimizar la cuantificación viral al ampliar de forma significativa el rango de detección (15 UI/ml y 20.000.000 UI/ml). La ventaja de la PCR en tiempo real es que puede sustituir a las técnicas cualitativas, ya que sus límites de detección son menores: 15 UI/ml (Cobas Ampliprep® y Cobas Taqman®) o 12-30 UI/ml (Abbott Real Time™ VHC Assay).

2.2.3   *Determinación del genotipo del VHC*

El VHC se clasifica en seis genotipos y en numerosos subtipos en función de una variación del 30 % en la secuencia de nucleótidos. Los genotipos tienen una distribución mundial por zonas geográficas. El genotipo más frecuente en EE.UU., Europa y Japón es el 1, que representa más del 70 % de las infecciones; el 30 % restante lo forman los genotipos 2 y 3. El genotipo 4 suele localizarse especialmente en Egipto, el 5 en Sudáfrica y el 6 en Hong Kong y el Sudeste Asiático.[8] En una misma zona geográfica pueden encontrarse variaciones en la prevalencia de los genotipos en función de los factores de riesgo o los mecanismos de transmisión.

El genotipo viral se determina mediante dos métodos: el serológico y el molecular.

2.2.3.1   Métodos serológicos (serotipado)

Se han desarrollado métodos de ELISA basados en la búsqueda de anticuerpos dirigidos contra epítopos específicos de genotipo del VHC (proteína NS4 y core). Si bien permite identificar genotipos en el 90 % de los casos, no diferencia subtipos. Se han reportado reactividades serológicas mixtas sin que estas técnicas permitan distinguir entre una auténtica infección mixta y la presencia de anticuerpos frente a un genotipo del que se ha resuelto la infección en un mismo paciente que presenta replicación viral activa por otro genotipo distinto.[17]

2.2.3.2   Métodos moleculares (genotipado)

- **Método de hibridación inversa en tira:** el producto amplificado de las regiones 5′(UTR) y core obtenido mediante la técnica de PCR se hibrida a las distintas sondas específicas de los diferentes genotipos inmovilizadas en tiras de nitrocelulosa. Existen dos test comerciales (INNO-LiPA® HCV II y Versant® HCV Genotyping Assay) que detectan adecuadamente los seis genotipos principales, aunque no logran identificar el subtipo en el 10-25 % de los casos, lo que carece de relevancia práctica en la decisión terapéutica. El INNO LiPA es uno de los métodos más utilizados por su facilidad de realización e interpretación.

- **Método de secuenciación de ácidos nucléicos:** existen distintos métodos de secuenciación, pero se trata de una técnica compleja y cara que no se utiliza de rutina en los laboratorios de diagnóstico.

  Se dispone de un equipo de secuenciación comercializado para el genotipado del VHC (TruGene® 5′NC HCV Genotyping kit, Bayer™) de la región 5′NCR cuyo coste es similar al de la hibridación en tira.[18] Al igual que el genotipado en tira, es menos preciso en la identificación de los subtipos.

2.2.4　Determinación de cuasiespecies del VHC

El VHC existe dentro de un mismo individuo en forma de múltiples partículas víricas similares entre sí, pero que presentan pequeñas variaciones genéticas inducidas por los errores de la ARN polimerasa vírica durante la fase de polimerización en el proceso de replicación viral. A esta diversidad genética se la denomina cuasiespecies del VHC. Estos fenómenos de variabilidad genética se relacionan con la alta tasa de cronicidad de la enfermedad, ya que las variaciones genómicas inducirán cambios en la estructura antigénica viral que impedirán el reconocimiento inmunológico y favorecerán la persistencia de la infección. También se cree que esta complejidad genómica influye en la respuesta al tratamiento antiviral, de forma que pacientes con mayor diversidad de cuasiespecies tendrían menores tasas de respuesta viral.[19] Las regiones del genoma viral más utilizadas para el estudio de la variabilidad genética son la región hipervariable HVR1 incluida en la región E2 y la región NS5A. En la actualidad, existen técnicas que permiten identificar el número de cuasiespecies virales, pero su complejidad y alto coste limitan su disponibilidad a escasos laboratorios especializados.[20]

3　Aplicaciones prácticas de los métodos serológicos y moleculares en la infección por VHC

Existen tres situaciones clínicas en las que se puede plantear la utilización de los marcadores virales: las estrategias de diagnóstico individual y colectivo (cribados), la evolución y el pronóstico de la enfermedad y la monitorización terapéutica. En la tabla 3 se resumen las diferentes indicaciones y el papel de cada marcador.

3.1　Diagnóstico de infección por VHC

La primoinfección por VHC suele ser asintomática y tan sólo en un 15 % de los pacientes se presenta como una hepatitis aguda. El período de incubación hasta la apa-

Indicación	Objetivo	Marcador recomendado
Diagnóstico infección activa		
Cribado donantes sangre	Identificación de donantes en período ventana	AntiVHC, ARN cualitativo Antígeno core
Hepatitis aguda	Diagnóstico precoz Diagnóstico diferencial	AntiVHC, ARN cualitativo Antígeno core
Hepatitis crónica	Indicación de tratamiento Indicación de tratamiento	AntiVHC, ARN cualitativo
Recién nacidos de madre portadora	Diagnóstico transmisión materno-filial	AntiVHC 18 meses ARN cualitativo 2-4 meses
Elevación ALT en inmunodeprimidos	Diagnóstico infección antiVHC negativa	ARN cualitativo
Exposición accidental a sangre contaminada	Diagnóstico precoz	ARN cualitativo
Tratamiento antiviral		
Evaluación pretratamiento	Confirmación replicación Carga basal de referencia	Genotipo, ARN cuantitativo Antígeno core
Evaluación respuesta virológica a las 12 semanas	Interrupción del tratamiento si no hay respuesta viral precoz	ARN cuantitativo
Evaluación respuesta fin de tratamiento (24-48 semanas)	Diagnóstico precoz de recidiva	ARN cualitativo
Evaluación respuesta fin de seguimiento (48-72 semanas)	Confirmación de una respuesta viral sostenida	ARN cualitativo

Tabla 3. Indicaciones de la determinación de marcadores del VHC y su utilidad clínica. Adaptado de Esteban Mur JI et al.[6]

rición de la sintomatología suele ser de uno o dos meses. Desde los primeros momentos de la infección, la concentración de virus circulantes es muy alta y se mantiene hasta la aparición de los anticuerpos específicos. Este período de tiempo en el que la detección del virus se basa exclusivamente en las técnicas moleculares de cuantificación viral por la ausencia de anticuerpos se denomina período ventana y suele durar cuatro semanas. Cuando aparecen los anticuerpos (seroconversión), la viremia desciende de dos a tres logaritmos, y consigue la negativización en un 25-40 % de los casos. Sin embargo, la mayoría de pacientes mantienen una infección persistente con viremias fluctuantes y pueden evolucionar hacia diferentes grados de lesión hepática, que comprenden desde una lesión histológica leve hasta la cirrosis o el carcinoma hepatocelular.[20]

3.1.1   Cinética de los marcadores virales tras la primoinfección

Tras producirse el primer contacto con el VHC, el primer marcador detectable es el ARN viral circulante, que aparece en las primeras dos semanas del contagio y cuyo nivel se incrementa hasta un máximo antes de aparecer los signos biológicos de hepatitis aguda. Los anticuerpos antiVHC suelen ser detectables a las 6-12 semanas, coincidiendo con la elevación de las transaminasas en más del 80 % de los casos. El ARN viral suele comenzar a descender con la seroconversión hasta su desaparición si la infección se resuelve espontáneamente (15-40 %) o hasta estabilizarse en un nivel determinado si la infección se convierte en persistente. Puede ocurrir que durante la fase aguda el ARN sea indetectable durante semanas y que reaparezca después y establezca la infección persistente. Durante la infección crónica, la cifra de viremia suele mantenerse estable dado que existe un equilibrio entre la cifra de viriones producidos y destruidos diariamente.

El antígeno del core del VHC se presenta como otro marcador alternativo de replicación viral, ya que parece seguir una cinética muy similar al ARN viral, pues aparece uno o dos días después de éste tras la infección aguda y presentando unas variaciones casi paralelas en su evolución hacia la cronicidad.

En la figura 1 se muestra la secuencia temporal de aparición de marcadores virales en las infecciones aguda y crónica.

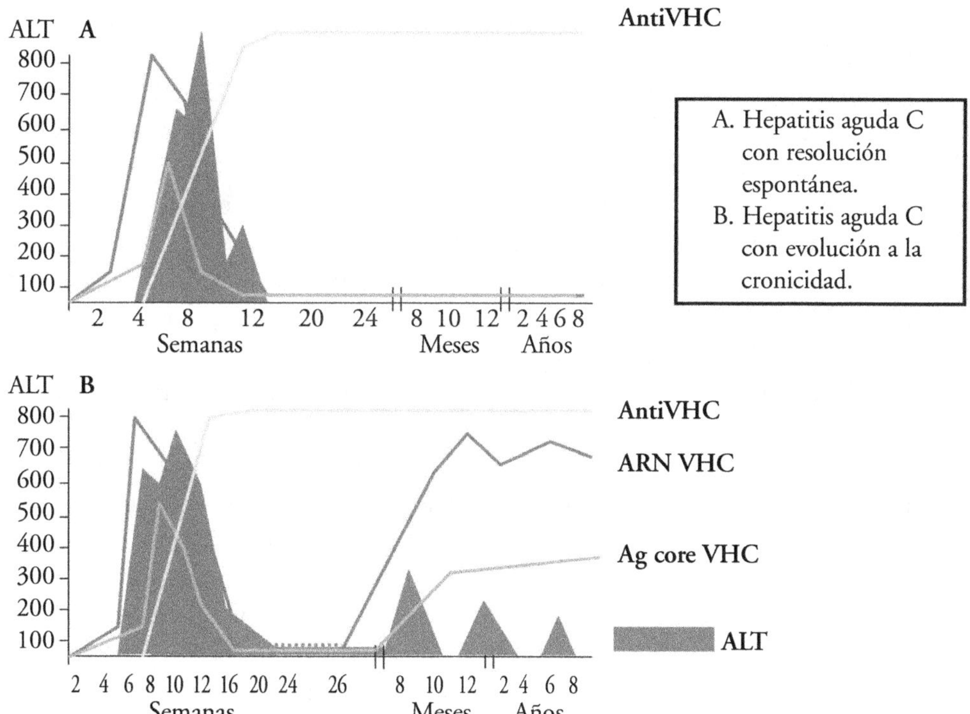

Figura 1. Cinética de los marcadores virales en la hepatitis aguda C. Adaptado de Esteban Mur JI et al.[6]

3.1.2   Diagnóstico de la hepatitis aguda por VHC

Los pacientes que presenten un perfil clínico y analítico de hepatitis aguda deben ser sometidos a una determinación de anticuerpos antiVHC y de ARN del VHC cualitativa mediante una técnica sensible (límite de detección ≤ 50 UI/ml). Se observan cuatro perfiles virológicos diferentes[8,17] cuya interpretación se resume en la tabla 4.

- **ARN VHC positivo con antiVHC negativo:** suele ser muy indicativo de hepatitis aguda por VHC. Se presentará en aquellos pacientes a los que se les realiza la determinación en el período ventana. Se confirmará con la seroconversión unos días o semanas más tarde.
- **ARN VHC positivo y antiVHC positivo:** puede darse en el período de infección aguda tras la seroconversión. Sin embargo, es muy difícil distinguir entre una hepatitis aguda por VHC, una reagudización de una hepatitis crónica también por VHC o una hepatitis aguda por otra causa en un paciente con una hepatitis C crónica. Para aclarar este punto se han empleado varias estrategias. Algunos autores han empleado la determinación de la IgM del VHC. Este marcador serológico por sí solo no parece tener un gran valor en el diagnóstico diferencial entre aguda o crónica, ya que puede aparecer en el 50-93 % de las hepatitis agudas, pero también en el 50-70 % de las crónicas. Sin embargo, los incrementos o descensos en el título del IgM anticore del VHC[21] pueden servir de ayuda a este respecto siempre que se obtengan en tres muestras seriadas; esto supone una limitación temporal en un grupo de pacientes en los que el diagnóstico precoz puede modificarles de forma significativa el tratamiento y su pronóstico futuro. También se ha estudiado la detección de anticuerpos tipo IgG de baja avidez que estarían presentes en el suero o plasma durante los primeros cuatro a seis meses tras la primoinfección. En este sentido, se ha publicado recientemente un estudio[22] en el que se observó que la presencia de un índice de avidez < 0,7 al octavo día de la aparición de síntomas sugestivos de hepatitis aguda ayudaba a distinguir a los pacientes con una auténtica hepatitis aguda C de los pacientes que presentaban un reagudización de una hepatitis crónica C.
- **ARN VHC negativo y antiVHC negativo:** es excepcional que ocurra en el contexto de una hepatitis aguda.
- **ARN VHC negativo y antiVHC positivo:** aunque no parece una situación habitual en la hepatitis aguda C, este perfil virológico obliga a repetir la detección cualitativa del VHC transcurridas dos o tres semanas, ya que puede haber coincidido con una negativización transitoria de la viremia, debida a un control parcial de la replicación viral por el sistema inmune antes de que se produzca el escape virológico y de que se establezca la infección crónica. En los casos en los que se ha producido la resolución espontánea de la infección, la negativización de la viremia deberá confirmarse mediante su repetición en el plazo de tres a seis meses tras la primera determinación negativa. En esta situación clínica, los anticuerpos antiVHC perma-

necerán positivos, aunque tenderán a disminuir de nivel con el paso del tiempo salvo que el paciente sufra nuevos contactos con el virus.

Como se ha indicado previamente en este capítulo, este mismo patrón virológico puede deberse a un falso positivo de la técnica serológica.

3.1.3　Diagnóstico de la hepatitis crónica por VHC

En los pacientes con síntomas o signos sugestivos de enfermedad hepática crónica, la presencia de una determinación cualitativa del ARN del VHC y los anticuerpos antiVHC apoyan el diagnóstico de hepatitis crónica por VHC. En pacientes inmunocompetentes, la presencia de viremia positiva con antiVHC negativo es excepcional; sin embargo, en los pacientes con algún tipo de inmunodeficiencia primaria (hipogammaglobulinemia, insuficiencia renal crónica en hemodiálisis...) o adquirida (sida, tratamientos inmunosupresores agresivos) puede presentarse ese patrón virológico si existe una hepatitis crónica C de base.

3.1.4　Cribado de infección por VHC en bancos de sangre

Como se ha comentado, la utilidad de la serología como método de cribado de grandes grupos poblacionales con riesgo escaso de infección por VHC tiene el riesgo de falsos negativos, sobre todo en el período ventana. La determinación de ARN viral por métodos cualitativos constituye el método de elección para testar las donaciones sanguíneas y de órganos, pues se ha demostrado una reducción en el riesgo de transmisión del VHC de 1 donación cada 276.000 a 1 de cada 2 millones. La mayor sensibilidad de estas técnicas moleculares podrá prevenir anualmente 56 transmisiones del VHC en comparación con los métodos serológicos.[23]

3.1.5　Cribado tras exposición percutánea accidental a sangre contaminada

Esta situación puede ocurrir en cualquier ámbito epidemiológico; no obstante, el personal sanitario constituye la población de mayor riesgo. El riesgo de transmisión del VHC tras una punción accidental está en torno al 1 %. Tras la inoculación accidental a un personal sanitario, el hecho se pondrá en conocimiento de Medicina Preventiva y se procederá a determinar ALT, GGT y ARN viral por técnica cualitativa de alta sensibilidad al sujeto en cuestión, basalmente y una vez al mes. Además, se recomienda realizar determinación de anticuerpos antiVHC basalmente y cada tres meses. Tras seis meses de seguimiento, si los marcadores permanecen negativos se considera personal no infectado. Si aparecen dos determinaciones de ARN viral positivas, separadas por un período de tres a cuatro meses, se planteará el tratamiento como si se tratase de una hepatitis aguda C.[24]

AntiVHC	ARN VHC	Interpretación
–	–	No hepatitis aguda C
–	+	Hepatitis aguda C
+	–	Probablemente, no hepatitis aguda C (repetir ARN)
+	+	Diagnóstico diferencial con hepatitis crónica C

Tabla 4. Perfiles virológicos en la hepatitis aguda C y su interpretación.
Adaptado de Chevaliez S et al.[36]

3.1.6   Diagnóstico de la infección en recién nacidos de madres con hepatitis crónica por VHC

Debido a la transferencia pasiva de anticuerpos intraútero de la madre al hijo, el empleo de técnicas serológicas de detección de anticuerpo antiVHC carece de utilidad hasta más allá del año de vida del niño. Por ello, el diagnóstico de transmisión vertical debe hacerse con la determinación del ARN del VHC. Sin embargo, no está bien establecido en qué momento del nacimiento debe realizarse esta determinación. Actualmente, se recomienda realizar una técnica cualitativa de ARN viral a los dos o cuatro meses del nacimiento y de una serología para anticuerpos antiVHC a los 18-24 meses.[25] La persistencia de los anticuerpos antiVHC más allá de los 18 meses de vida confirma la transmisión del virus, siendo a partir de entonces imprescindible usar técnicas moleculares de ARN para definir la resolución o persistencia de la infección.

3.2   Evolución de la enfermedad por VHC

En los pacientes que no tienen indicación de tratamiento o que presentan una contraindicación absoluta para el mismo, los marcadores virales (anticuerpos, antígeno del core, ARN viral o genotipo) carecen de valor pronóstico y, por lo tanto, no deben repetirse en futuras revisiones. No permiten predecir la historia natural de la enfermedad ni la aparición de manifestaciones extrahepáticas. En los pacientes no tratados, la gravedad de la inflamación hepática y la evolución de la fibrosis debe reevaluarse cada tres a cinco años mediante la realización de una biopsia hepática o por métodos no invasivos, ya sean serológicos o ecográficos (elastografía).[17]

3.3   Manejo de la terapia antiviral

3.3.1   Nociones de cinética viral

Los niveles plasmáticos de ARN viral son un reflejo del equilibrio entre la producción y el aclaramiento viral. Este equilibrio hace que la viremia se mantenga estable en condiciones basales, y ello la hace escasamente útil para el seguimiento de pacientes que no van a someterse a tratamiento. La terapia antiviral produce una alteración en esta situación de equilibrio que genera en los estudios de cinética viral una curva de dos fases (véase la figura 2).[26] La primera fase comprende las primeras 24-48 horas tras la administración del interferón y se caracteriza por un descenso rápido de la viremia, cuya magnitud se relaciona con la dosis de interferón y el genotipo viral. La pendiente de descenso es un 50 % mayor en los genotipos 2 y 3 que en el genotipo 1. Refleja la inhibición directa intracelular de la síntesis de partículas virales y el bloqueo de su liberación. La segunda fase se inicia 48 horas después de la dosis y su extensión es más variable, aunque suele establecerse en 28 días. Está determinada por la persistencia de inhibición de replicación viral y por la destrucción de las células infectadas. Al igual que en la primera fase, el descenso es más marcado en los pacientes con genotipos 2 y 3 y con el uso de interferón pegilado, cuyo perfil farmacocinético evita los picos y valles que se producían con el interferón convencional. Las modificaciones de la viremia observadas en la segunda fase parecen tener un valor predictor de respuesta al tratamiento. De esta forma, según el descenso de la viremia del VHC, en esta segunda fase de cinética viral se describen tres patrones: plano, lento o rápido. La aplicación de este modelo matemático ha demostrado que los pacientes con perfil de respuesta plano tienen un 0 % de posibilidades de alcanzar una respuesta viral sostenida, los respondedores lentos un 27 % y los rápidos un 67 %.[27] Los pacientes con respuesta plana no van a conseguir una respuesta virológica y se beneficiarán de la suspensión precoz de la terapia antiviral. Por ello, es preciso encontrar, con ayuda de los métodos virológicos de cuantificación del ARN viral durante el tratamiento, un perfil de modificación de viremia que permita predecir la respuesta al final del tratamiento.

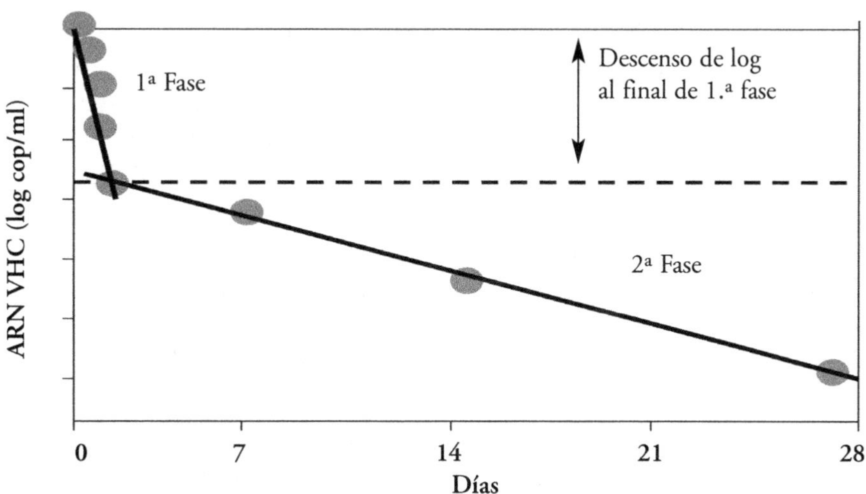

Figura 2. Curva bifásica de cinética viral al inicio del tratamiento. Adaptado de Layden-Almer JE *et al.*[37]

3.3.2 Inicio de la terapia antiviral

A todos los pacientes candidatos a recibir tratamiento antiviral se les debe determinar la carga viral basal, mediante una técnica cuantitativa, y el genotipo.

El genotipo del VHC va a influir en la duración del tratamiento, en la dosis de ribavirina y en el tipo de monitorización necesaria durante la terapia antiviral.

3.3.3 Monitorización de la respuesta al tratamiento antiviral

El objetivo terapéutico del tratamiento del VHC se basa en un concepto virológico denominado *respuesta viral sostenida* (RVS), que se define como la presencia de una determinación cualitativa del VHC negativa, con una técnica sensible, a las 24 semanas de haber suspendido el tratamiento antiviral.

Los pacientes infectados por el **genotipo 1** tienen una probabilidad de alcanzar una RVS del 40-50 % con el interferón pegilado y la ribavirina administrados durante 48 semanas y con dosis plenas de ribavirina ajustadas a su peso corporal.[28-29] Esto obliga a seguir, durante el tratamiento, una estrategia de monitorización de la respuesta viral en la que deben emplearse técnicas moleculares cuantitativas o cualitativas del ARN viral según el momento del tratamiento.

El ARN del VHC debe monitorizarse durante el tratamiento en las semanas 12, 24 y 48 y en la semana 24 tras suspender éste (véase la figura 3). Desde hace poco tiempo, se incluye en este algoritmo la determinación cualitativa del ARN viral en la semana cuatro de tratamiento. Todavía no está del todo aceptado por la comunidad científica, pero existen trabajos en los que la decisión de acortar a 24 semanas o de prolongar a 72 semanas el tratamiento puede estar definida por la respuesta viral en la semana cuatro.[30-31] En la semana 12 debe determinarse cuantitativamente la viremia para valorar la *respuesta viral precoz* (RVP), definida como la reducción superior a 2 $\log_{10}$ en el ARN viral con respecto a la cifra basal o como la negativización de la viremia. Se ha observado que si el tratamiento se interrumpe en los pacientes que no han alcanzado la RVP sólo se pierde un 0,6 % de respondedores potenciales. Además, la posibilidad de conseguir una RVS si se mantiene el tratamiento en un paciente que no ha alcanzado el objetivo de RVP es tan sólo del 1,6 %,[32] lo que apoya la decisión de suspender precozmente la terapia en ese momento. Si la RVP se ha alcanzado sin conseguir la negativización de la viremia, deberá repetirse una nueva determinación cualitativa de ARN en la semana 24. Si ésta es positiva también se interrumpirá el tratamiento por nulas posibilidades de RVS. Si en la semana 12 ó 24 el ARN del VHC es indetectable hay que continuar el tratamiento hasta la semana 48, momento en el que se repetirá la determinación cualitativa del ARN viral. Si esta medición continúa negativa, se habla de *respuesta viral al final del tratamiento* y constituye un predictor favorable de RVS. En este punto, la sensibilidad de la técnica empleada es un factor importante, ya que en algún estudio se ha observado que pacientes con una PCR ne-

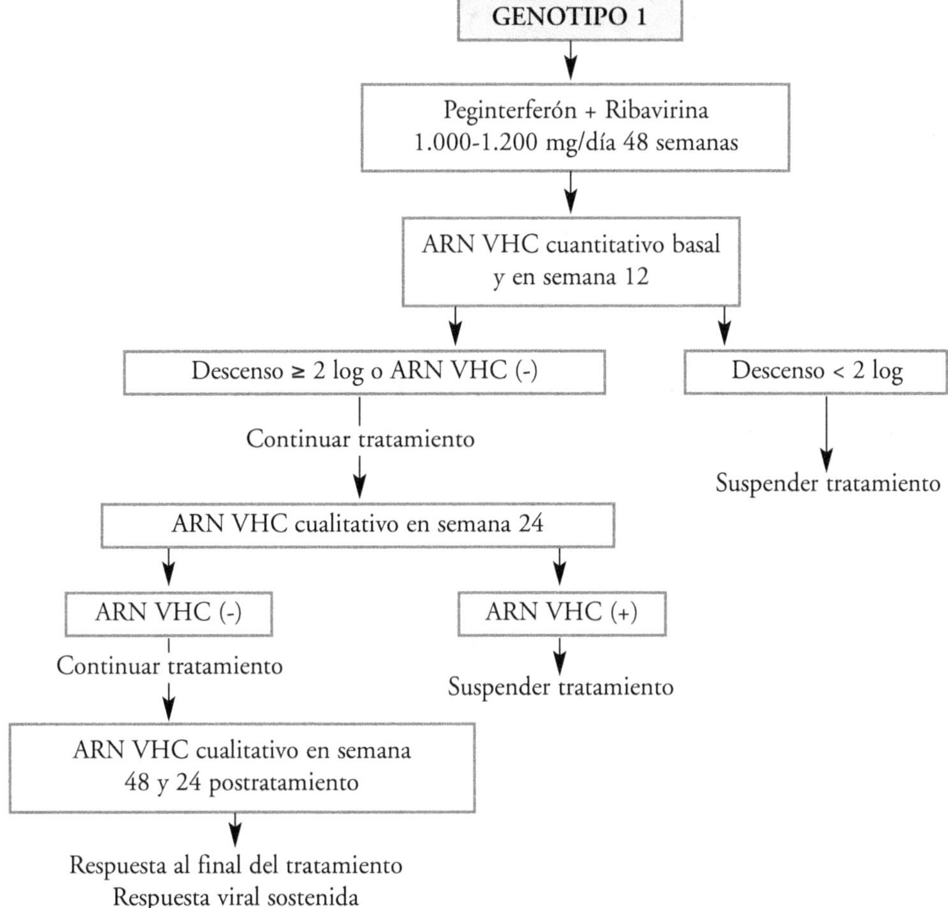

Figura 3. Algoritmo de manejo de la hepatitis crónica VHC genotipo 1. Adaptado de Chevaliez S *et al.*[17]

gativa en la semana 48 de tratamiento que después recidivaron presentaban una viremia positiva en ese mismo momento cuando la determinación se analizaba mediante TMA.[33] En todos los pacientes que finalizan el tratamiento con una viremia negativa debe repetirse una medición cualitativa del ARN viral a las 24 semanas de suspender la terapia para confirmar la consecución del objetivo terapéutico principal y, por lo tanto, la curación de la infección.[2] La positividad del ARN en esa determinación se denomina *recidiva viral* y suele ocurrir en un 20 % de los pacientes. La recidiva se produce en los tres primeros meses tras abandonar el tratamiento en el 95 % de los pacientes que recidivan. Recidivas más tardías de las 24 semanas postratamiento son excepcionales. A pesar de ello, es recomendable el seguimiento de estos pacientes con determinaciones cualitativas del ARN del VHC cada uno o dos años para asegurarse de que no se produce una recidiva tardía.

Los pacientes infectados por un **genotipo 2 ó 3** tienen en los estudios de registro del interferón pegilado y la ribavirina unas tasas de RVS muy superiores (del 70-80 %), incluso empleando 24 semanas de tratamiento y con dosis fijas de ribavirina (800 mg al día).[34] Además, se ha visto que el 96 % de los pacientes de este grupo alcanzan una RVP. Por estos motivos, la estrategia de monitorización viral durante el tratamiento es más sencilla (véase la figura 4). Sólo se tendrá que determinar el ARN cualitativo al final del tratamiento (semana 24) y a las 24 semanas de su finalización para evaluar la RVS.[2]

Los pacientes infectados por un **genotipo 4, 5 ó 6** constituyen una población muy marginal en los ensayos clínicos, por lo que las posibilidades de alcanzar una RVS y el esquema terapéutico óptimo son desconocidas. Las recomendaciones generales para estos pacientes se aproximan a las pautas dictadas para el genotipo 1. Se tratarán con terapia combinada, dosis plenas de ribavirina y durante 48 semanas. Aunque parece que el concepto de RVP es aplicable para el genotipo 4 hacen falta más estudios aleatorizados que lo avalen, ya que se desconoce si el comportamiento de la cinética viral de este grupo de virus es extrapolable a la de los genotipos más frecuentes.[35]

4   Conclusiones

La aplicación de los diferentes métodos virológicos descritos en el campo de la infección por VHC desempeña un papel crucial en el diagnóstico y el manejo adecuado de los pa-

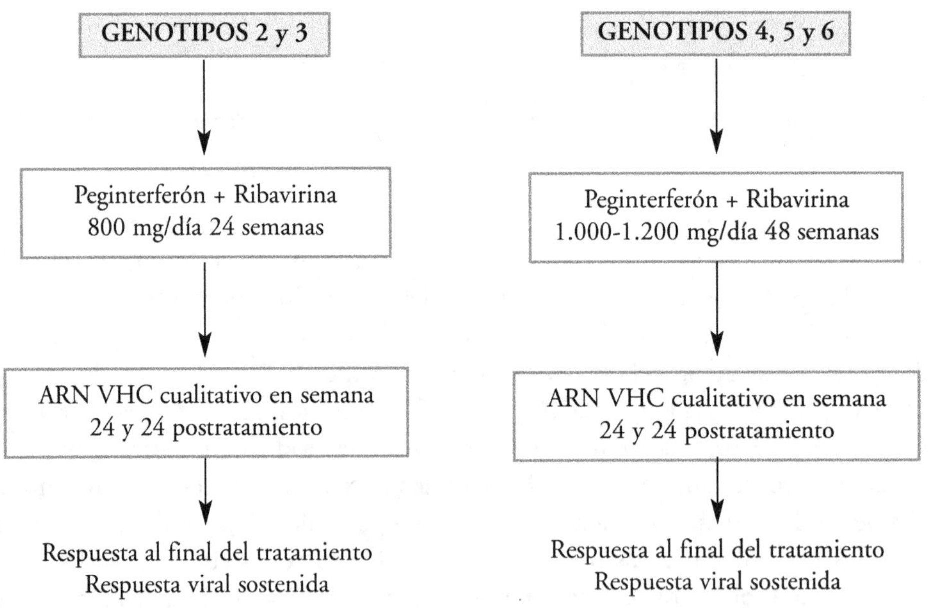

Figura 4. Algoritmos de manejo de hepatitis crónica por el VHC, genotipos 2-3 y 4-6.
Adaptado de Chevaliez S *et al.*[17]

cientes. La infección activa se define por la detección del ARN viral en sangre, independientemente de los niveles de ALT o de la presencia de anticuerpos antiVHC. La monitorización de la viremia durante el tratamiento permite diseñar esquemas terapéuticos adaptados al perfil de cada paciente para optimizar los resultados finales.

Las perspectivas futuras en el ámbito del diagnóstico orientan hacia el desarrollo de técnicas moleculares más sensibles que permitan identificar a los pacientes con mayor riesgo de recidiva para ajustar la duración del tratamiento. Este propósito debe cimentarse en la universalización de las técnicas moleculares ultrasensibles (PCR en tiempo real) en los diferentes laboratorios dedicados a la virología clínica.

El futuro en el ámbito del tratamiento se centra en definir la utilidad óptima de las técnicas virológicas moleculares en las nuevas moléculas antivirales en desarrollo y en la búsqueda de mediciones de carga viral en momentos más iniciales del tratamiento para poder predecir con mayor precocidad la respuesta virológica o su ausencia.

BIBLIOGRAFÍA

1. Penin F, Dubuisson J, Rey FA, Moradpour D, Pawlotsky JM. Structural biology of hepatitis C virus. Hepatology 2004; 39: 5-19.
2. NIH Consensus Statement on Management of Hepatitis C: 2002. NIH Consens State Sci Statements 2002; 19: 1-46.
3. Watanabe H, Saito T, Shinzawa H, Okumoto K, Hattori E, Adachi T *et al.* Spontaneous elimination of serum hepatitis C virus (HCV) RNA in chronic HCV carriers: a population-based cohort study. J Med Virol 2003; 71: 56-61.
4. Betts Carpenter A. Immunoassys for the diagnosis of infectious diseases. Manual of Clinical Microbiology. Ed. Murray, 9.ª edición, 2007, 18: 257-70.
5. Prats G. Pruebas inmunológicas. Microbiología clínica. Editorial Panamericana, 2005, 8: 157-87.
6. Esteban Mur JI, Sauleda Oliveras S. Diagnóstico de laboratorio de la infección por el virus de la hepatitis C. Gastroenterol Hepatol 2006 (Supl 2): 107-12.
7. Chou R, Clark EC, Helfand M. Screening for hepatitis C virus infection: a review of evidence for the U.S. Preventive Services Task Force. Ann Intern Med 2004; 140: 465-79.
8. Ferreira-González A, Shiffman ML. Use of diagnostic testing for managing hepatitis C virus infection. Semin Liver Dis 2004; 24(Suppl 2): 9-18.
9. Alter MJ, Kuhnert WL, Finelli L. Guidelines for laboratory testing and results reporting of antibody to hepatitis C virus. Centers for Disease Control and Prevention. MMWR Recomm Rep. 2003; 52: 1-13.
10. Lorenzo J, Castro A, Aguilera A, Prieto E, López-Calvo S, Regueiro B *et al.* Total HCV core antigen assay. A new marker of HCV viremia and its application during treatment of chronic hepatitis C. J Virol Methods 2004; 120: 173-77.
11. Seme K, Poljak M, Babia DZ, Mocilnik T, Vince A. The role of core antigen detection in management of hepatitis C: a critical review. J Clin Virol 2005; 32: 92-101.
12. Saldanha J, Lelie N, Heath A and WHO Collaborative Group. Stablishment of the first international standard for nucleic acid amplification technology (NAT). Vox Sang 1999; 76: 149-58.
13. Shiffman ML, Ferreira-González A, Reddy KR, Sterling RK, Luketic VA, Stravitz RT *et al.* Comparison of three commercially available assays for HCVRNA utilizing the internacional unit standard: implications for management of patients with chronic hepatitis C virus infection in clinical practic. Am J Gastroenterol 2003; 98: 1159-166.
14. Ross RS, Viazov S, Hoffman S, Roqqendorf M. Performance characteristics of a transcription-mediated nucleic acid amplification assay for qualitative detection of hepatitis C virus RNA. J Clin Lab anal 2001; 15: 308-13.

15. Nolte FS, Caliendo AM. Molecular detection and identification of microorganism. Manual of Clinical Microbiology. Ed. Murray, 9.ª edición, 2007, 16: 218-44.

16. Lee SC, Anthony A, Lee N, Leibow J, Yang JQ, Soviero S *et al.* Improved versión 2.0 qualitative and quantitative AMPLICOR reverse transcription-PCR tests for hepatitis C virus RNA: calibration to internacional units, enhanced genotype reactivity, and performance characteristics. J Clin Microbiol 2000; 38: 4171-179.

17. Chevaliez S, Pawlotsky JM. Hepatitis C virus: virology, diagnosis and management of antiviral therapy. World J Gastroenterol 2007; 13: 2461-466.

18. Halfon P, Trimoulet P, Bourliere M, Khiri H, de Léndinqhen V, Couziqou P *et al.* Hepatitis C virus genotyping based on 5′noncoding sequence analysis (Trugene). J Clin Microbiol 2001; 39: 1771-773.

19. Thelu MA, Baud M, Leroy V, Seigneurin JM, Zarsky JP. Dynamics of viral quasiespecies during interferon therapy in non-responder chronic hepatitis C patients. J Clin Virol 2001; 22: 125-31.

20. Scott JD, Gretch DR. Molecular diagnostics of hepatitis C virus infection: a systematic review. JAMA 2007; 297: 724-32.

21. Sagnelli E, Coppola N, Marrocco C, Coviello G, Battaglia M, Messina V *et al.* Diagnosis of HCV related acute hepatitis by serial determination of IgM anti-HCV titres. J Hepatol 2005; 42: 646-51.

22. Coppola N, Pisapia R, Marrocco C, Martín S, Vatiero LM, Messina V *et al.* Anti-HCV IgG avidity index in acute hepatitis C. J Clin Virol 2007; 40: 110-15.

23. Stramer SL, Glynn SA, Kleinman SH, Strong DM, Caglioti S, Wright DJ *et al.* Detection of HIV-1 and HCV infections among antibody-negative blood donors by nucleic acid-amplification testing. N Eng J Med 2004; 351: 760-68.

24. Martínez-Bauer E. Prevención de la transmisión nosocomial por VHC. Gastroenterol Hepatol 2006; 29(Supl 2): 113-16.

25. Jara Vega P. Hepatitis C: tratamiento en niños y gestantes. Gastroenterol Hepatol 2006; 29(Supl 2): 150-53.

26. Neumann AU, Lam NP, Dehari H, Gretch DR, Wiley TE, Layden TJ *et al.* Science 1998; 282: 103-07.

27. Zeuzem S, Herrmann E, Lee JH, Fricke J, Neumann AU, Modi M *et al.* Viral kinetics in patients with chronic hepatitis treated with standard and peginterferon alfa-2a. Hepatology 2001; 120: 1438-447.

28. Fried MW, Shiffman ML, Reddy KR, Smith C, Marinos G, Goncales FR jr *et al.* Peginterferon alfa-2a plus ribavirin for chronic hepatitis C virus infection. N Eng J Med 2002; 347: 975-82.

29. Manns MP, McHutchinson JG, Gordon SC, Rustgi VK, Shiffman M, Reindollar R *et al.* Peginterferon alfa-2b plus ribavirin compared with interferon ala-2b plus ribavirin for inicial treatment of chronic hepatitis C: a randomised trial. Lancet 2001; 358: 958-65.

30. Zeuzem S, Buti M, Ferenci P, Sperl J, Horsans Y, Cianciara J *et al.* Efficacy of 24 weeks with peginterferon alpha-2b plus ribavirin in patients infected with genotype 1 and low pretreatment viremia. J Hepatol 2006; 44: 97-103.

31. Sánchez-Tapias JM, Diago M, Escartin P, Enríquez J, Romero-Gómez M, Bárcena R *et al.* Peginterferon-alfa2a plus ribavirin for 48 versus 72 weeks in patients with detectable hepatitis C virus RNA at week 4 of treatment. Gastroenterology 2006; 131: 451-60.

32. Davis GL. Monitoring of viral levels during therapy of hepatitis C. Hepatology 2002; 36(Suppl 1): S145-51.

33. Hill CS. Molecular diagnostic testing for infectious diseases using TMA technology. Expert Rev Mol Diagn 2001; 1: 445-55.

34. Hadziyannis SJ, Sette H jr, Morgan TR, Balan V, Diago M, Marcellin P *et al.* Peginterferon-alfa2a and ribavirin combination therapy in chronic hepatitis C: a randomized study of treatment duration and ribavirin dose. Ann Intern Med 2004; 140: 346-55.

35. Diago Madrid M. Tratamiento de pacientes genotipo 4. Gastroenterol Hepatol 2006: 29(Supl 2): 146-49.

36. Chevaliez S, Pawlotsky JM. Use of virological assays in the diagnosis and management of hepatitis C virus infection. Clin Liver Dis 2005; 9: 371-82.

37. Layden-Almer JE, Cotler SJ, Layden TJ. Viral kinetics in the treatment of chronic hepatitis C. J Viral Hepat 2006; 13: 499-04.

Capítulo 3
Características epidemiológicas de la infección por el virus de la hepatitis C

J. M.ª BARRERA

Servicio de Hepatología
Hospital Clínic Universitari de Barcelona
IDIBAPS
Barcelona

Dirección para correspondencia
Hospital Clínic Universitari
de Barcelona
Dr. J. M. Barrera
jbarrera@clinic.ub.es

1   Introducción

La infección por el virus de la hepatitis C (VHC) se ha convertido en la principal causa de enfermedad hepática en todo el mundo.[1] Más de la mitad de las infecciones agudas progresan a la cronicidad y ocasionan una enfermedad crónica del hígado de gravedad variable. Es, asimismo, la primera causa de trasplante hepático en los países desarrollados y sus consecuencias tardías, la cirrosis hepática y el carcinoma hepatocelular, son una causa importante de mortalidad.

El curso evolutivo de las hepatitis crónicas por VHC es lento y no se conoce si la progresión de la enfermedad se produce de forma lineal, pero existen evidencias que el ritmo de progresión de la lesión histológica hepática varía extraordinariamente de unos pacientes a otros. Así, en algunos casos la evolución a cirrosis es rápida, en un período inferior a diez años, sobre todo cuando la infección se produce en personas de mediana edad o edad más avanzada o en pacientes inmunocomprometidos, aunque en la mayoría de los casos la fibrosis progresa de una forma mucho más lenta, durante más de treinta años.[2]

El VHC se transmite principalmente por vía parenteral. Sin embargo, en la mayoría de estudios epidemiológicos efectuados en los años siguientes al descubrimiento del VHC (1989), sólo la mitad de los pacientes con infección crónica C reconocían antecedentes de transfusión sanguínea, incluyendo los hemoderivados, o de uso de droga por vía intravenosa (DVI), que son las vías de transmisión parenteral mejor caracterizadas.[3] En el resto de pacientes no se identificaban factores de riesgo percutáneo. Para estos casos se utilizó el término de hepatitis esporádica.

Algunos investigadores sugirieron que en casos concretos de infección esporádica aguda o crónica podía haber existido una transmisión nosocomial. Asimismo, en estudios epidemiológicos retrospectivos se demostró, mediante análisis de regresión logística múltiple, que la exposición en el pasado a material no desechable, como jeringuillas de vidrio y agujas, constituía un factor de riesgo independiente de infección por VHC.[4] Por consiguiente, es razonable pensar que en muchos pacientes con hepatitis C la infección pudo haberse adquirido por algún procedimiento médico, diagnóstico o terapéutico, diferente de las transfusiones sanguíneas.

La epidemiología y los parámetros epidemiológicos (prevalencia, incidencia, distribución, patrones de transmisión de la infección por VHC, distribución de genotipos, prevención, efecto demográfico, económico y social) de la infección por VHC han cambiado de forma importante en los últimos 20 años. Los factores que han contribuido a este cambio son: las estrategias empleadas por los bancos de sangre para aumentar la seguridad en transfusión de sangre y hemoderivados, la mejora de los cuidados sanitarios, la continua expansión de los adictos a drogas intravenosas y la inmigración procedente de zonas endémicas.

La proporción de casos con infección aguda por VHC en los que no se identifica la vía de contagio ha aumentado de forma considerable, debido a la eliminación casi absoluta de la hepatitis C postransfusional y a la disminución de las hepatitis relacionadas con el uso de DVI en los países con programas para prevenir el intercambio de jeringuillas entre los adictos.

El objeto de este capítulo es efectuar una revisión actual de la prevalencia de infección por VHC, explicando la evolución de los cambios ocurridos, los mecanismos de transmisión del VHC, prestando particular detalle a la transmisión por procedimientos sanitarios y a las medidas pertinentes adoptadas para reducir el contagio. Finalmente, se analiza la epidemiología molecular del VHC, atendiendo a la prevalencia, la distribución y los cambios observados de los diferentes genotipos y subtipos.

2   Epidemiología

2.1   *Distribución y prevalencia*

La infección por VHC es una de las infecciones más frecuentes en la actualidad. El virus C es un agente ubicuo y, a pesar de su carácter endémico, en ocasiones se producen brotes epidémicos en determinadas zonas.

La Organización Mundial de la Salud (OMS) estima que un 3 % de la población mundial (unos 170 millones de personas) están infectados por VHC y entre 3 y 4 millones se infectan *de novo* cada año. Unos 4 millones de estas personas se encuentran en EE.UU., donde además se infectan 30.000 personas nuevas al año y solo el 17 % presentan sintomatología de hepatitis aguda.[3] Dado que en 3 de cada 4 personas se detecta la presencia de viremia, se estima que alrededor de 2,7 millones de personas en EE.UU. padecen una infección activa por VHC.[5] La figura 1 muestra la distribución estimada en todo el mundo de las personas infectadas por VHC.[6,7]

La prevalencia de la infección por VHC presenta diferencias importantes en la distribución geográfica y en el tiempo, tanto en Europa como en EE.UU. Se sugiere que la difusión inicial de la infección por VHC se produce por el uso de material no desechable utilizado en las inyecciones parenterales (durante las décadas de los sesenta, setenta y parte de los ochenta), procedimientos médicos invasivos y actos quirúrgicos, así como por la transfusión de hemoderivados. La explosión epidémica del uso de drogas parenterales (DVP) a partir de 1980 contribuyó de forma importante a la difusión de la infección por VHC e introdujo cambios en la distribución geográfica, principalmente en la epidemiología molecular.

Las medidas preventivas adoptadas de forma gradual para prevenir la hepatitis en los países industrializados han contribuido a un cambio progresivo de las causas de infección, así como a una disminución importante de la incidencia de hepatitis aguda postransfusional y esporádica.

Cronológicamente, las estrategias que se han utilizado en las últimas décadas para prevenir la hepatitis son las siguientes.

1. La utilización de material sanitario desechable y los cambios introducidos en los métodos de esterilización del material médico quirúrgico (entre 1975 y 1980).
2. La obligatoriedad de excluir a los donantes de sangre retribuidos y, posteriormente, a los de plasma (entre 1980-1983).

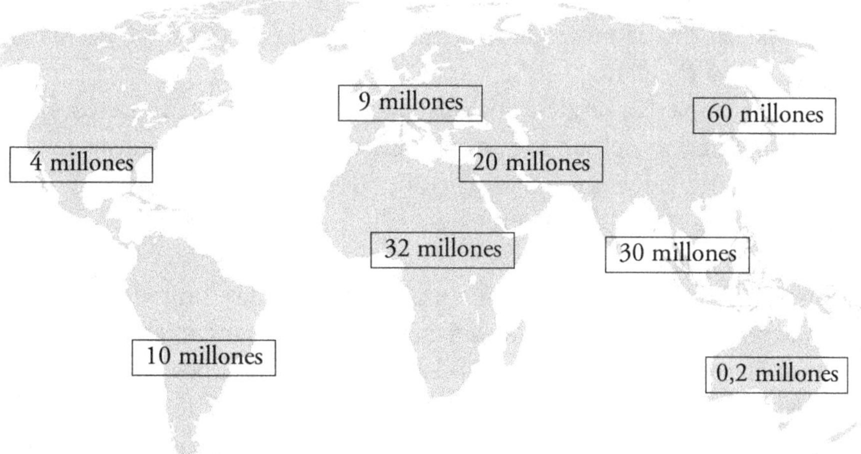

Figura 1. Distribución estimada a nivel mundial de la población infectada por VHC.

3. La exclusión de la sangre procedente de donaciones efectuadas en las cárceles (1982).[8]
4. La exclusión en algunos países de las unidades de sangre y de hemoderivados con niveles de transaminasas elevados.[7]
5. La exclusión de las unidades antiHBc positivo, en algunos países, con prevalencia baja de infección por virus de la hepatitis B (1983-1986).[7]
6. En 1989, el descubrimiento del VHC[9] y el desarrollo de pruebas para la determinación de anticuerpos antiVHC en suero.
7. La obligatoriedad, entre 1990 y 1991, de los bancos de sangre de determinar la presencia de antiVHC en suero a los donantes y excluir a los positivos y, posteriormente, a la industria con la obligatoriedad de efectuar la determinación antiVHC a todas las unidades fraccionadas y la exclusión posterior de las antiVHC positivas

La prevalencia de infección crónica por VHC es elevada en África y Asia (> 3 %),[10,11] y en menor proporción en países industrializados de Occidente (< 2 %). En Australia es del 1 % y en Norteamérica es más elevada en EE.UU. (1,8 %) que en Canadá (0,8 %).[7] En América Latina se estima que hay unos 10 millones de personas infectadas. Las publicaciones revisadas sólo se refieren a la prevalencia de infección por VHC en donantes de sangre, con índices de prevalencia que oscilan entre el 0,30 % en Chile y el 2 % en Uruguay, y aunque apenas hay datos sobre la población general, existe un estudio efectuado en Chile de seroprevalencia de antiVHC de 1,15 % y una tasa de infección anual del 15 por 1.000 en el período comprendido entre los años 1993 y 2000.[12]

En Europa, se calcula que hay unos 9 millones de personas infectadas y en los índices de prevalencia se observa un gradiente de norte a sur, objetivándose tres patrones distintos de transmisión.

En el norte de Europa, la principal causa de transmisión es el uso de DVP, con una prevalencia global que no sobrepasa el 1 %. La mayor prevalencia se encuentra en adultos de entre 30 y 50 años.[1,7,13]

En la Europa central, la prevalencia es inferior al 1 % en Holanda, Alemania y Gran Bretaña y del 1,2 % en Francia.[7,13,14]

En el sur de Europa, la prevalencia global es más elevada: oscila alrededor del 2 % en España,[15] Italia,[16] Grecia[17] y el sur de Francia.[13] En estos países, se ha constatado que el inicio de la infección tiene lugar después de cumplidos los 50 años y afecta principalmente a pacientes de edad avanzada. Sin embargo, la infección transmitida por el uso de DVP afecta a gente más joven.[7]

En la Europa del Este, los datos epidemiológicos son más limitados. Los índices publicados[18] refieren una elevada prevalencia en donantes de sangre (entre el 0,9 y el 5 %), en los trabajadores sanitarios (entre el 1 y el 10 %) y en los grupos de riesgo de infección como los pacientes hemofílicos (entre el 50 y el 92 %) y los que asisten a hemodiálisis (entre el 13 y el 48 %). La transmisión nosocomial (por métodos diagnósticos o procedimientos terapéuticos) también constituye una causa importante de infección por VHC (del 40 al 70 % de los casos). La incidencia de hepatitis aguda C reportada oscila entre

2,2 y 9 casos por 100.000 habitantes, y se objetiva en la última década un incremento progresivo de la hepatitis aguda C entre la población joven de entre 15 y 29 años, como resultado de un aumento importante de la ADVP.[7,13,18,19]

2.2　*España*

La prevalencia de antiVHC en España se ha examinado a partir de los datos obtenidos de:

a) Cinco estudios seroepidemiológicos en muestras aleatorias de la población general de La Rioja, Murcia, Cataluña, Asturias y Zamora.
b) Uno en población general de dos zonas de Cataluña.
c) Otro en trabajadores de una empresa de Madrid.
d) Tres estudios efectuados en escolares de la región central del país.
e) Cuatro efectuados en embarazadas de Cataluña, Granada, Asturias y Salamanca.[15,20-24]

Los resultados de estos estudios permiten señalar que la prevalencia de antiVHC en España oscila entre el 1 y el 2,6 % y que la prevalencia estimada de infección activa por VHC, considerando que aproximadamente en el 75 % de los casos antiVHC positivo se detecta la presencia de viremia, se situaría entre el 1,2 y el 1,9 %. Estos resultados sugieren que el número de individuos infectados en España por VHC estaría entre 480.000 y 760.000.

El análisis de los resultados obtenidos en estos estudios permite objetivar que la prevalencia antiVHC aumenta con la edad. Se observa una curva con dos picos: uno en el grupo de edad comprendido entre los 25 y los 45 años, que incluiría casos que en su mayoría se habrían infectado a través del uso de DVP; y otro en el grupo de edad de mayores de 65 años, que habrían sido infectados probablemente por vía transfusional antes de 1990 o por el uso de jeringuillas no estériles para la administración de medicamentos antes de 1975, que fue cuando se estableció la utilización de material de un solo uso. El grupo de edad intermedia, entre 46 y 65 años, habría estado menos expuesto que los otros dos a factores de riesgo. El grupo de edad de menores de 25 años presentó tasas de prevalencia antiVHC bajas (entre el 0,3 y el 0,7 %), lo que confirma que existe una menor difusión del virus a esta edad (véase la figura 2). En relación con la distribución geográfica, existen diferencias de prevalencia de antiVHC entre unas regiones y otras, siendo más elevada en las más industrializadas como la Comunidad de Madrid y Cataluña (del 2,5 y el 2,6 %, respectivamente), que en las zonas rurales como La Rioja (2 %) y Asturias (1,6 %).[13,15,24]

En los países europeos la prevalencia de infección por VHC no es homogénea. Existen algunas zonas aisladas, por ejemplo en Italia y Grecia, donde los índices de prevalencia son muy dispares, pues oscilan entre el 7 y el 20 % de la población general adulta; ello, probablemente, es debido a la utilización en el pasado de prácticas médicas poco seguras.[1,7,25]

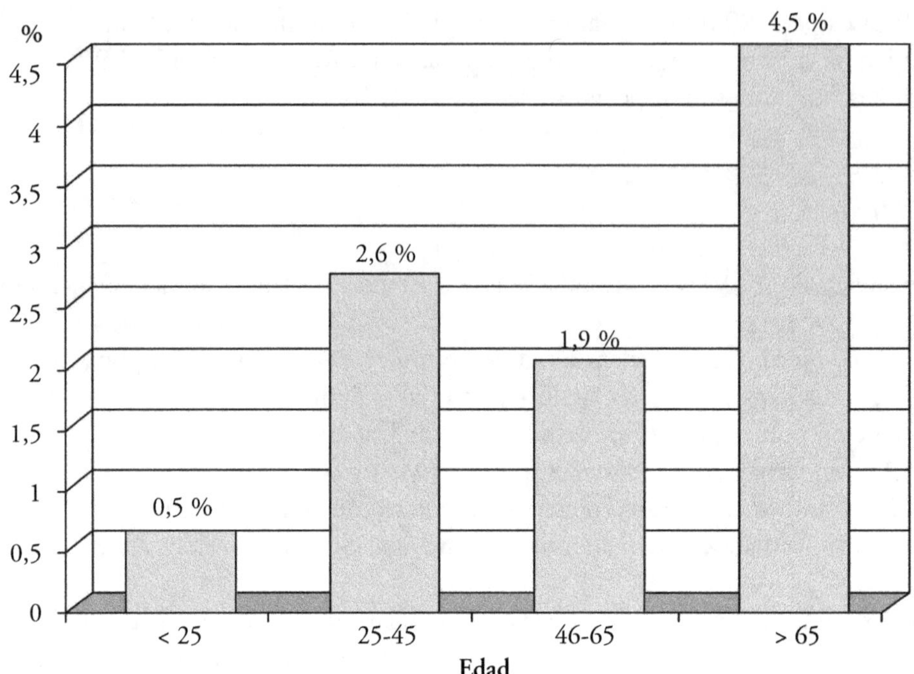

Figura 2. Prevalencia de antiVHC en España según edad.

2.3 Epidemiología molecular

2.3.1 Variabilidad geográfica

La historia de la epidemiología del VHC se basa en la tasa de cambios de sus secuencias nucleotídeas. En opinión de algunos autores, la distribución geográfica y la diversidad de los genotipos puede proporcionar claves acerca del origen histórico del VHC.[26] La presencia de numerosos subtipos de cada genotipo en algunas regiones del mundo como África y el Sudeste Asiático puede sugerir que el VHC ha sido endémico durante mucho tiempo. Por el contrario, la limitada variedad de subtipos observada en EE.UU. y Europa podría estar relacionada con la reciente introducción de estos virus desde zonas de infección endémica.[26,27]

En el momento actual, existe una gran divergencia geográfica que se explicaría por los movimientos poblacionales, el uso de drogas por vía parenteral y la contaminación por transfusiones de sangre y hemoderivados. Los genotipos más repartidos son el 1, el 2 y el 3, aunque su prevalencia varía de una zona a otra (véase la figura 3).[13,26,27]

Los subtipos 1a y 1b son los más frecuentes y causan más del 40 % de todas las infecciones por VHC en EE.UU.[32] Estos subtipos son predominantes en Europa, especial-

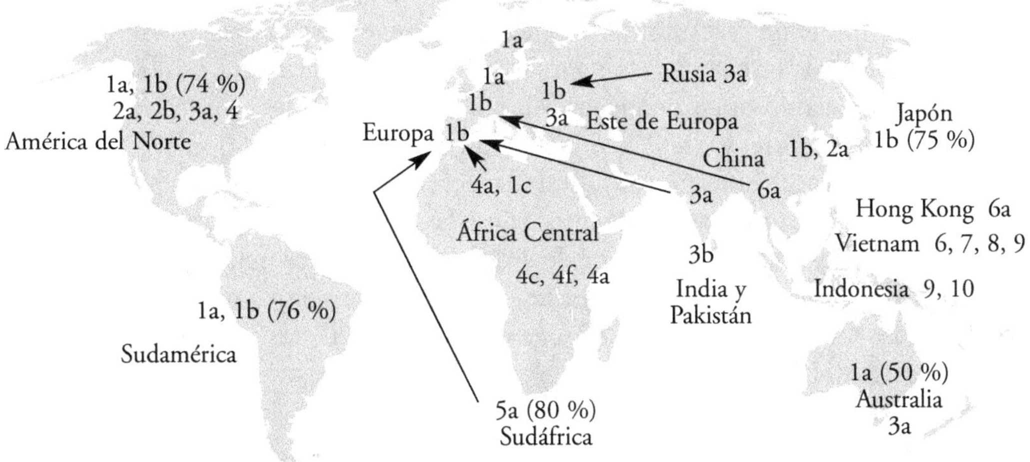

Figura 3. Genotipos del virus de la hepatitis C: posibles rutas de difusión de la infección por VHC a través de ADVP y de la inmigración.

mente el 1b, que es el más prevalente en el sur y en el este de Europa. Además, el 1b es muy frecuente en China y en Japón, donde es el responsable del 73 % de los casos de infección por VHC. En Irán el subtipo que más prevalece es el 1a (60 %) y no existen diferencias estadísticas entre los factores de riesgo analizados.[27,28]

El subtipo 2a es frecuente en Japón y China y el 2b en Norteamérica y en el norte de Europa; el subtipo 2c se encuentra de forma común en el sur de Italia, con una frecuencia entre el 25 y el 30 %, en adultos de edad avanzada.[27-29]

El genotipo 3 es altamente prevalente en zonas del Nepal, Bangladesh, India y Pakistán, con una frecuencia del 49 % el subtipo 3a y del 20 % el 3b. En más del 70 % de los casos, la infección fue adquirida en el hospital por utilizar material médico y quirúrgico poco seguro.[30] En los países occidentales destaca la mayor prevalencia del subtipo 3a entre los jóvenes, especialmente entre los usuarios de drogas por vía parenteral.[13,19,31]

El genotipo 4 es más frecuente en África del norte, central y Oriente Próximo. No obstante, la distribución geográfica de este genotipo va cambiando de forma gradual, y aunque con una frecuencia baja de entre el 4 y el 6 %, se detecta ya en países del sur de Europa. La forma de difusión de este genotipo se asocia al consumo de DVI en la mayoría de los casos[32,33] y a la inmigración. En el sur de Francia y en un distrito de París donde el 19 % de la población es de origen africano, se ha reportado la presencia de 7 subtipos diferentes del genotipo 4, estimándose que las personas infectadas por seis de ellos han adquirido la infección en su país de origen.

Los genotipos 5 y 6 parecen estar relegados en Sudáfrica y Hong Kong, respectivamente. Sin embargo, el genotipo 5 se detecta desde hace tiempo y de forma endémica en zonas aisladas del centro de Francia y oeste de Flandes.[34]

Los genotipos 7, 8 y 9 han sido identificados sólo en pacientes vietnamitas, y los genotipos 10 y 11 fueron identificados en pacientes procedentes de Indonesia.[35,36]

Existe desacuerdo en cuanto al número de genotipos en que hay que clasificar al VHC. Algunos autores han propuesto que los genotipos del 7 al 11 deberían considerarse variantes del mismo grupo y clasificarse como un genotipo simple, el tipo 6.[27,28]

Es necesario hacer hincapié en la importancia de la variabilidad de los genotipos según el modo de transmisión de la infección VHC. El ejemplo más frecuente son los genotipos 1a, 3a y 4a, en los usuarios de drogas por vía parenteral, y los genotipos 1b y 2 asociados con la transfusión sanguínea y los procedimientos médicos poco seguros. La figura 4 muestra la distribución geográfica actual de los principales genotipos y subtipos del VHC.[13,26,32,33]

La inmigración también desempeña un papel importante en los cambios que se producen en la epidemiología molecular, como lo demuestran los subtipos del genotipo 4 reportados por Francia en una población de inmigrantes procedentes de África. En Holanda se han detectado varios subtipos poco frecuentes en inmigrantes donantes de sangre de primera donación (1g, 2e, 3k, 4a y 4k).[13,28,32,35]

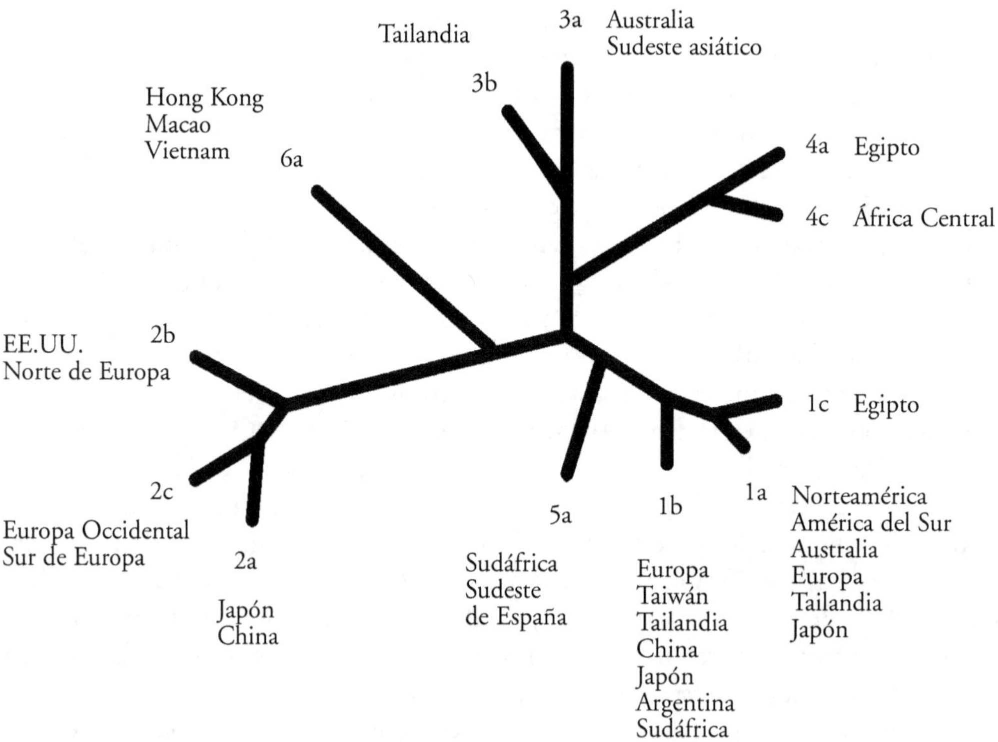

Figura 4. Distribución de los diferentes genotipos y subtipos.

2.3.2 Los genotipos como trazadores epidemiológicos

El estudio de los genotipos puede ser útil para el control de migraciones o del comercio de productos sanguíneos, pero en ambos casos este estudio es poco determinante para analizar la transmisión entre individuos o para comprobar una contaminación por la misma cepa. Para esto son necesarios estudios filogenéticos más profundos a partir de diferentes regiones, lo que nos permitiría conocer la transmisión nosocomial, sexual o materno-filial.[26,27]

En las últimas décadas, el cambio en los factores epidemiológicos ha sido progresivo y se ha debido a una combinación de varios factores.

1. La erradicación de la infección por VHC en la transfusión de sangre y de hemoderivados.
2. La protocolización y los cuidados introducidos en los centros de salud.
3. La expansión continua del uso de DIV con cambios en las áreas geográficas, aumentando considerablemente en los países de Europa del Este.
4. El constante incremento y movimiento de la inmigración procedente de zonas endémicas del planeta.

En la figura 5 se representa el modo en que estos factores han modificado la epidemiología del VHC. A continuación, se ofrece una explicación más detallada de la incidencia y prevalencia del VHC, los modos de transmisión y la epidemiología molecular.

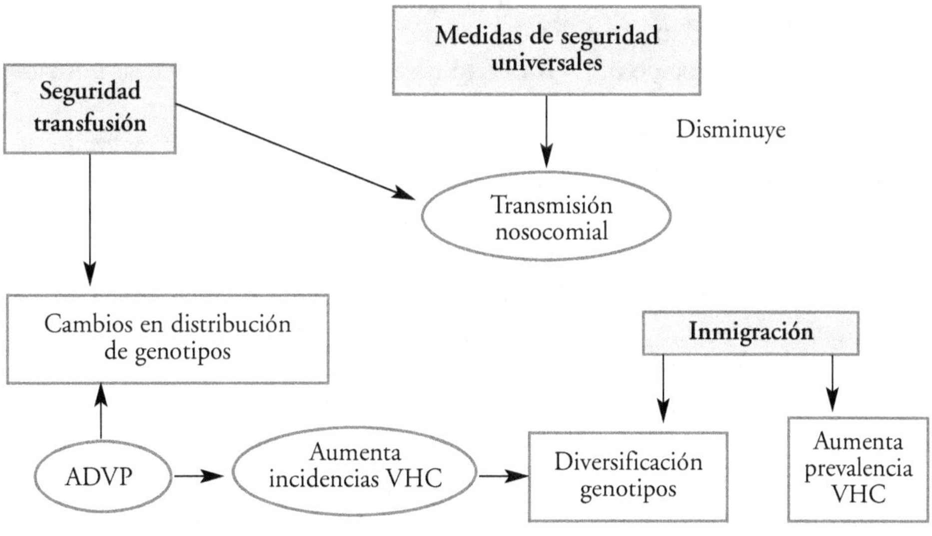

Figura 5. Consecuencias de los cambios epidemiológicos.

3   Incidencia de nuevas infecciones

El conocimiento de la tasa de nuevas infecciones causadas por VHC es muy importante para juzgar la eficacia de las medidas preventivas que se aplican para frenar la difusión de la infección. Sin embargo, la determinación de la incidencia de la hepatitis aguda C es menos conocida que la de la prevalencia de la infección crónica, ya que la mayoría de infecciones agudas pasan desapercibidas, lo que justifica que incluso en los lugares con buenos sistemas de notificación de enfermedades infecciosas haya un elevado grado de infraestimación de su incidencia.

A pesar de este inconveniente, se ha apreciado en los países desarrollados una disminución progresiva de la tasa de notificación de las hepatitis agudas C que presentan clínica de enfermedad,[3] lo cual sugiere una reducción real del número de casos incidentes.

4   Modos de transmisión del virus de la hepatitis C

4.1   Transfusión sanguínea

En la década de los ochenta, los estudios prospectivos de hepatitis postransfusional efectuados constataron una incidencia elevada de hepatitis aguda No-A, No-B (HPT-NANB) después de la transfusión de sangre o hemoderivados. El examen serológico retrospectivo en 1989, para determinar la presencia de anticuerpos antiVHC en las muestras de suero obtenidas de forma prospectiva y conservadas a −80 °C de los pacientes que habían desarrollado una HPT-NANB, constató que, entre el 80 y el 90 %, la infección era causada por el VHC y en la mayoría de los casos se pudo demostrar que, por lo menos, había un donante infectado por VHC involucrado en la donación de las unidades transfundidas.[37]

En 1990-1991 se estableció en todos los países del mundo industrializados la obligación de efectuar a todos los donantes voluntarios de sangre el examen para determinar la presencia de antiVHC y excluir de la donación a los positivos. La aplicación en los bancos de sangre de los métodos de enzimoinmunoanálisis (ELISA 1) de primera generación para la detección de antiVHC se siguió de una reducción del 80 % en la incidencia de la hepatitis postransfusional, al excluir la sangre y los donantes antiVHC positivo.[38] La introducción de ELISAs de segunda y tercera generación, de mayor sensibilidad y especificidad,[39] redujo el riesgo residual de hepatitis C postransfusional a 1 caso por cada 127.000 donaciones en Italia,[40] 1 por 149.000 en España,[41] 1 por 276.000 en EE.UU.[42] y 1 por 860.000 en Francia.[43] El riesgo residual de hepatitis C con un índice global estimado de < 1: 200.000[7,13] unidades de sangre transfundidas, fue debido a las donaciones efectuadas en el intervalo entre la infección y la aparición en el suero de anticuerpos antiVHC por ELISA (período ventana), que suele durar entre 2 y 12 semanas.[2]

La magnitud del riesgo residual depende básicamente de la prevalencia del VHC en la población general.

En algunos países, en EE.UU. en 1999 y en España a principios de 2003, para reducir el riesgo residual durante el período ventana, se ha introducido la determinación de ARN-VHC por tecnología de amplificación de ácidos nucleicos (HCV-NAT).[54] El HCV-NAT consiste en el examen del ARN-VHC en mezclas de muestras de suero que corresponden a 16 ó 24 donantes. Si el resultado es positivo deben investigarse todas las muestras para identificar al donante o a los donantes con presencia de ARN-VHC. La evaluación de esta tecnología efectuada entre los tres y los seis años de su utilización, se estima que ha disminuido el riesgo de infección a índices de entre 0,1 y 2,33 por millón de donaciones.[44] En los países en vías de desarrollo el alto coste económico de esta tecnología impide la aplicación de las medidas necesarias para hacer la sangre transfundida mucho más segura.

4.2 Tratamientos con hemoderivados

El riesgo de infección por VHC en los hemofílicos politransfundidos era muy elevado antes de que se desarrollaran métodos de inactivación viral. En diversos países se han encontrado tasas de prevalencia de infección VHC variables, pero siempre altas, por ejemplo del 44,2 % en Marruecos,[45] 44,6 % en Brasil,[46] 59 % en Reino Unido,[47] o 66 % en Francia.[7]

Desde 1990, el cribado sistemático de los derivados plasmáticos para el examen de agentes patógenos transmisibles a través de la sangre en los donantes y la incorporación de tecnologías de inactivación viral (pasteurización y tratamiento con detergentes), redujo de forma drástica la propagación del VHC en los pacientes hemofílicos.[47] Actualmente, el empleo de factores de la coagulación obtenidos mediante tecnología de recombinación genética ha hecho desaparecer la transmisión del VHC en estos pacientes.

La contaminación de lotes de inmunoglobulina intravenosa antiD para prevenir la incompatibilidad feto-materna y para el tratamiento de la agammaglobulinemia o de la hipoagammaglobulinemia causó de 1983 a 1994 al menos ocho brotes epidémicos de hepatitis C, uno en EE.UU. y los demás en países europeos, que afectaron a varios cientos de personas.[48] Desde 1994 no se han producido nuevos casos de transmisión de VHC porque este mecanismo está eliminado debido al cribado de los donantes de plasma y a los procedimientos de inactivación viral. Nunca se han descrito casos de hepatitis C transmitida por inmunoglobulina intramuscular.[7,25]

5 Infección nosocomial

La hospitalización, tanto por causas médicas como quirúrgicas, puede ser una fuente de difusión de infección por VHC y que hoy en día tiene una mayor relevancia, ya que otras formas de transmisión del VHC que en el pasado eran muy comunes, como la transfusión sanguínea, han desaparecido prácticamente.[49] La magnitud de la hepatitis C transmitida por procedimientos médicos comunes es difícil de analizar, pero hay estudios retrospectivos de casos y controles que demuestran una mayor frecuencia de antecedentes de hospitalización en los pacientes con infección por VHC que en los no infectados.[4]

La utilización de material desechable, la mejora de las técnicas de desinfección del material médico-quirúrgico y la utilización de protocolos de medidas para prevenir las infecciones han disminuido la transmisión iatrogénica de la infección por VHC. Sin embargo, continúan apareciendo infecciones por VHC en países con niveles sanitarios relativamente seguros, sobre todo en las áreas con prevalencia de VHC alta.[49,50]

5.1 Hemodiálisis

La infección por VHC de los pacientes hemodializados por insuficiencia renal crónica terminal es el ejemplo más evidente de transmisión nosocomial del VHC. Los pacientes en hemodiálisis (HD) se hallan con un riesgo elevado de infectarse por VHC, debido a que las unidades de HD son áreas médicas en la que la exposición a la sangre es frecuente.[51] De hecho, la hepatitis C es la enfermedad hepática más frecuente entre los pacientes de HD.[52] Poco después del descubrimiento del VHC, se constató que la prevalencia de antiVHC era mucho más elevada entre los pacientes en hemodiálisis (HD) (del 4 al 60 %) que en los donantes de sangre de la misma zona geográfica y que en la población general[1,7,16] y con una tasa anual de incidencia de infección *de novo* por VHC de entre el 2,6 y el 6 %. Tanto la prevalencia de infección por VHC como la incidencia varían notablemente entre unas unidades y otras, no sólo entre países distintos, sino incluso en diferentes ciudades pertenecientes al mismo país e incluso en la misma ciudad, en función del rigor con que se aplican las medidas de prevención de la transmisión de la infección.[53] Los factores asociados al riesgo de infección por VHC en los primeros estudios fueron el número de transfusiones recibidas, el tiempo que los pacientes habían estado en diálisis y el número de trasplantes recibidos.[7] Ambos factores influían de forma independiente, lo que sugería que la infección por VHC se podía transmitir en las unidades de HD por uno o más mecanismos, al margen de la transfusión.[49,52,54]

Los estudios prospectivos efectuados en la década de los noventa en unidades de HD demostraron que la tasa anual de incidencia de infección *de novo* persistía elevada, a pesar de la reducción del número de transfusiones administradas a los pacientes desde la introducción de la eritropoyetina recombinante y de la eliminación de los donantes de sangre antiVHC positivo. Se observó también que la incidencia de hepatitis C era mayor en las unidades de HD con prevalencia de infección en los pacientes elevada, lo que sugiere que la transmisión del VHC se produce en las propias unidades de unos pacientes a otros. La aplicación de técnicas de biología molecular, y en particular la demostración de homología en la secuencia de nucleótidos entre los aislados virales de varios pacientes de la misma unidad infectados por VHC, confirma que la infección se ha producido en la propia unidad.[55]

El mecanismo de la difusión no transfusional de la infección por VHC en las unidades de HD no está claramente reconocido, aunque se atribuye a deficiencias en el cumplimiento de las precauciones estándar por el personal sanitario. Ello explicaría, probablemente, la mayoría de los casos de infección en estos pacientes. De hecho, un estudio japonés parece confirmar la hipótesis de que la transmisión del VHC está relacionada con el incumplimiento de las precauciones estándar, ya que demostró la reducción a cero de la incidencia de hepatitis C desde que se aplicó estrictamente la obligatoriedad del cambio de guantes tras atender a cada paciente hemodializado.[56] Del mismo modo, la separación de pacientes VHC positivo y VHC negativo en las unidades ha contribuido a reducir la incidencia de la infección.[57,58]

En los últimos 10 años, la incidencia de infección por VHC en los pacientes en programa de HD ha disminuido de forma considerable, lo cual se ha asociado a una reducción de las tasas de prevalencia de antiVHC, que ha descendido en Europa del 21 % en 1992 al 12,5 % en 1999.[58] En el estudio de la DOPPS, la tasa de seroconversión anual osciló entre el 1,1 y el 3,6 %. La frecuencia de seroconversión varió notablemente de una unidad a otra. El 55,6 % de las unidades no tuvieron ningún caso de seroconversión anual y el resto registró una incidencia variable. La mayoría de hepatitis C que aparecen en las unidades de HD son casos esporádicos, pero todavía se observan pequeños brotes epidémicos.[59,60]

5.2　*Transmisión en otras unidades de hospitalización*

De forma similar a lo que ocurre en las unidades de HD, también se ha demostrado la aparición de nuevos casos de hepatitis C en unidades de onco-hematología, hepatología o cuidados intensivos.[61] Aunque con una incidencia mucho menor que en las unidades de HD, el riesgo de transmisión también parece estar relacionado con el incumplimiento de las medidas de precaución universal. El hecho de que en estas unidades haya pacientes de gran complejidad sometidos a un elevado número de procedimientos médicos (extracción de sangre, colocación de catéteres, curación de heridas quirúrgicas) y que requieren hospitalizaciones largas, parece constituir un factor de riesgo para adquirir la infección. Entre individuos con un único factor de riesgo, la hospitalización en los seis meses precedentes a la hepatitis aguda C fue la única fuente potencial de adquisición de la infección del VHC en el 73 % de los casos.[61]

Se ha demostrado que la contaminación de viales multidosis de heparina (utilizados frecuentemente para la heparinización de catéteres endovenosos) es una causa de transmisión del virus con brotes generalmente limitados a un número reducido de pacientes. En todos los casos, la contaminación se ha atribuido a la reinserción accidental de una aguja contaminada en un vial o a la reutilización de una jeringuilla.[62]

5.3 Otras causas de transmisión nosocomial

5.3.1 Cirugía

La transmisión del VHC por personal sanitario infectado es un evento extremadamente raro. Sin embargo, se ha documentado algún caso de transmisión en relación con la intervención quirúrgica. La primera observación bien documentada de transmisión del VHC de un médico a su paciente en un acto quirúrgico fue reportada por Esteban *et al.*[63] Se trataba de un cirujano cardiovascular que contagió a cinco pacientes durante un recambio valvular. Tras comprobar que ninguno de los donantes de la sangre que fue transfundida a estos cinco pacientes estaba infectado, se efectuó un examen serológico a los miembros del equipo quirúrgico, y se descubrió que el cirujano estaba infectado por el genotipo 3, que presentaba una gran homología con el genoma del VHC de los cinco pacientes. Se interpreta que la transmisión del VHC se produce como consecuencia del re-contacto de un instrumento cortante (bisturí) o punzante (aguja) que ha herido los dedos o la mano del cirujano infectado y que luego penetra en los tejidos del paciente. Otro mecanismo sería el paso de sangre de una herida en las manos del cirujano al campo operatorio del paciente, por ejemplo, durante maniobras de riesgo como el cierre del esternón.

También se ha relacionado la transmisión del VHC con la mala manipulación de catéteres endovenosos durante procedimientos anestésicos.[64]

5.3.2 Endoscopia

La primera observación bien documentada de transmisión del VHC en el curso de una endoscopia es la descrita por Bronowski *et al.*[65] en dos pacientes que desarrollaron un episodio de hepatitis aguda C causada por la misma cepa viral, a los tres meses de haber sido sometidos a una colonoscopia en la que se efectuaron varias biopsias de mucosa. En la misma sesión se había efectuado, con anterioridad a estos dos pacientes, una polipectomía a un paciente con hepatitis crónica C y se había utilizado el mismo colonoscopio. Se demostró el mismo genotipo e idéntica secuencia de nucleótidos en los aislados de los tres pacientes. La transmisión del virus es atribuible a una deficiente esterilización de material utilizado para la toma de biopsias o la resección de pólipos.

5.3.3 Trasplante de órganos

La demostración de que el trasplante de riñón, corazón, hígado, pulmón, páncreas o medula ósea de donantes infectados por VHC comportaba un elevado riesgo de transmisión de la infección en el receptor se hizo poco después del reconocimiento del virus.

Pereira *et al.*[66] demostraron que casi todos los receptores de órganos de un paciente cuyo suero era ARN-VHC positivo estaban infectados después del trasplante.

En la actualidad, el riesgo de transmisión del VHC a través de un trasplante es muy bajo, ya que todos los donantes de órganos o tejidos, vivos o cadáveres, son examinados serológicamente para desestimar aquellos que están infectados por VHC, cuando no se dispone de un candidato a receptor que ya esté infectado por VHC. Los casos residuales de trasplantados con infección adquirida por VHC pueden deberse a que no se llegó a identificar el VHC en el donante o a infecciones *de novo* adquiridas después del trasplante.[7]

5.3.4   Tratamientos odontológicos

La práctica odontológica podría, desde el punto de vista hipotético, facilitar la transmisión del VHC a los pacientes tratados con el uso de material contaminado con sangre y/o saliva de pacientes infectados. Sin embargo, nunca se ha documentado ningún caso de paciente contagiado por un tratamiento odontológico, a pesar de que el registro del Instituto Superior de Sanidad Italiano mostraba que el 9 % de las hepatitis agudas C sólo reconocían como un posible factor de riesgo el antecedente de un tratamiento dental reciente.[5] Los dentistas tampoco constituyen un grupo de riesgo de contraer la hepatitis C.[67]

Piazza *et al.*[68] demostraron que se podía detectar ARN-VHC en distintos instrumentos (fórceps, espejitos, separadores, aspiradores) a las pocas horas de haber sido utilizado en pacientes con hepatitis crónica C. Esto sugiere que si los procedimientos de esterilización seguidos en las consultas odontológicas no fueran adecuados, podría haber riesgo de transmisión del VHC de pacientes infectados a pacientes susceptibles.

5.3.5   Personal sanitario

Debe considerarse el riesgo de adquisición del VHC en personal sanitario tras un pinchazo accidental o una exposición a material contaminado. En general, el riesgo de contagio es bajo si lo comparamos con el virus de la hepatitis B. En un estudio efectuado en un centro hospitalario de Barcelona ninguno de los 83 empleados que reportaron un pinchazo accidental contrajeron la infección.[69] No obstante, el riesgo medio en estos casos se ha cuantificado en alrededor de un 2 %.[7,49]

5.3.6   Amniocentesis

La amniocentesis es un procedimiento invasor utilizado en la práctica obstétrica para detectar posibles anomalías del cariotipo. Comporta el riesgo de introducir sangre de la madre en compartimientos fetales y, de este modo, transmitir una infección de la madre al feto.

La primera advertencia de que la amniocentesis comportaba el riesgo de transmitir la hepatitis C fue efectuada por Cohen *et al.*[70] al comprobar que en una serie de 44 niños con infección por VHC, en el 25 % de ellos se había efectuado una amniocentesis a sus madres, frecuencia mayor a la esperada para este procedimiento (estimada en el 10 %).

Posteriormente, se describió un caso de infección por VHC en uno de dos mellizos nacidos de la misma madre antiVHC positivo después de practicarle una amniocentesis. Sin embargo, en un estudio reciente de casos y controles efectuados por investigadores franceses no se ha detectado ningún caso de transmisión materno-fetal relacionado con este procedimiento.

En definitiva, el riesgo de infección vertical del VHC por amniocentesis es probablemente muy bajo, pero debe tenerse en cuenta antes de iniciar esta exploración en una embarazada infectada por VHC, sobre todo si la carga viral es elevada.

5.3.7   Reproducción asistida

Se ha documentado la transmisión del VHC a dos mujeres que fueron sometidas a una punción folicular inmediatamente después de practicársela a una mujer infectada por VHC, pero no se consiguió identificar el mecanismo de transmisión.

En algunos países, entre ellos Francia e Inglaterra, no está autorizada la fecundación asistida (FA) en las mujeres infectadas por VHC por el riesgo de transmisión del virus al feto o al recién nacido, ni la donación de esperma de varones con VHC por el riesgo teórico de contaminación cruzada, en el laboratorio, de gametos provenientes de parejas no infectadas o del personal sanitario al manipular el semen.

En España no hay disposiciones legales que restrinjan la práctica de la FA a las personas infectadas por VHC, por lo que los centros que efectúan este procedimiento aceptan parejas en las que alguno de los dos miembros esté infectado por VHC. En este caso, debe darse la información suficiente a los candidatos a FA sobre los riesgos relacionados con la infección en uno u otro miembro de la pareja para que tomen una decisión informada sobre si procede o no esta práctica.

5.3.8   Drogadicción intravenosa

En algunos países europeos como Reino Unido, Suecia y Noruega, el uso ilegal de inyección de drogas fue la vía de transmisión más importante del VHC durante los pasados 35 años, con una prevalencia de infección de entre el 60 y el 90 %. Los drogadictos que utilizan la vía intravenosa constituyen el grupo de población con tasas más altas de infección por VHC y representan el reservorio de la infección para la comunidad más importante. La prevalencia de la infección entre los ADVP aumenta proporcionalmente a la duración del hábito de inyectarse. La transmisión se produce por el uso compartido de jeringuillas y agujas para inyectarse la droga.[7,13]

En el momento actual, es el mecanismo de transmisión de infección por VHC más importante en el oeste de Europa y se incrementa de una forma muy importante en los países del Este, que constituyen el centro de la epidemia.[7,13]

La European Monitoring Centre for Drugs and Drug Addiction (EMCDDA)[71] estima una media de ADVP de 5,3 por 1.000 entre la población de edades comprendidas entre los 16 y los 64 años. La prevalencia real en Europa está probablemente infravalorada debido a que no se dispone de datos de algunos países del sur y del este de Europa.

La ADVP es una de las rutas más eficientes para la transmisión de la infección por VHC. Se adquiere de una forma más rápida que en otras infecciones virales, especialmente durante el primer año, y después de cinco años, entre el 50 y el 90 % de los ADVP han estado expuestos al VHC. En la actualidad, la prevalencia de infección VHC en los ADV es mucho más elevada que a finales de los años ochenta. La prevalencia más elevada de infección por VHC en ADVP se detecta en los países que formaban la antigua Unión Soviética.[13,71]

En algunos países que cuentan con programas para prevenir el intercambio de jeringuillas entre los usuarios de drogas, el temor de éstos a contraer el sida y la sustitución, en algunos casos, de la heroína por la cocaína y por otras sustancias de administración no parenteral, así como los tratamientos sustitutivos con metadona, han reducido de forma paulatina la incidencia de infección entre los adictos. Se han reportado índices de prevalencia inferiores al 40 % en algunas regiones de Bélgica, Grecia, Reino Unido, Austria, República Checa, Chipre, Finlandia, Hungría, Malta, Holanda y Eslovenia. Sin embargo, en muchos países la transmisión por ADVP continúa incontrolada, y se objetiva un aumento en la incidencia y en la prevalencia siendo la situación más dramática en los países del este de Europa.[7,13,71,72] El análisis filogenético de aislados de HCV de ADVP en diferentes ciudades de Europa muestra el típico perfil epidémico (un elevado número de aislados por subtipo, con una distancia genética muy pequeña), y estos hallazgos de epidemiología molecular sugieren que se ha producido un intercambio de VHC entre los ADVP a gran escala.[3,13,26]

5.3.9 Cocaína

La vía intranasal asociada al consumo de cocaína es también una posible vía de infección. Las lesiones provocadas en la mucosa nasal así como el posible uso de instrumentos para la inhalación podrían explicar el mecanismo de transmisión de la infección por VHC.[7,73]

5.4 Transmisión sexual

La transmisión sexual del VHC es muy poco frecuente, especialmente entre las parejas monógamas de pacientes con hepatitis C. No obstante, esta vía de transmisión es posible, como lo demuestra la prevalencia de antiVHC mayor en pacientes que acuden a centros de enfermedades de transmisión sexual, en prostitutas y en otras personas con promiscuidad sexual que en la población general. El riesgo de infección por VHC se relaciona con la no utilización de preservativo, la penetración anal receptiva y la existencia de lesiones en la mucosa genital. El riesgo de infección es mucho más elevado cuando se transmite junto al VIH o coexiste alguna otra enfermedad de transmisión sexual.[7,31,74]

5.5 *Tatuajes y piercings*

Existen estudios que han demostrado la aparición de hepatitis C en personas cuyo único factor de riesgo es la aplicación de tatuajes o la colocación de piercings. A diferencia de lo que ocurre en la drogadicción por vía endovenosa, el riesgo asociado a estos procedimientos no debe de ser muy elevado, pues no todos los estudios caso-control han demostrado dicho efecto.[75]

Es evidente que la práctica de estos procedimientos en establecimientos que no cumplen con la normativa vigente, en cuanto a la esterilización y la reutilización de materiales empleados para el tatuaje o la colocación de piercings, supone un riesgo para los usuarios.

6 Prevalencia de antiVHC en inmigrantes

La inmigración podría formar parte del cambio epidemiológico ya que algunos países de Europa tienen un elevado índice de inmigración controlado; sin embargo, lo preocupante es la inmigración no controlada. Se estima que en Europa viven unos 20 millones de inmigrantes y que la mayoría han llegado en los últimos 15 años.[13,49]

En España, la población inmigrante alcanza los 4,6 millones de personas, de las cuales el 33 % proceden de América Latina, con un prevalencia de antiVHC estimada del 1,2 %, aunque los estudios efectuados en España muestran una prevalencia mucho más baja, del orden del 0,3 %.[99] El 22 % proceden de países del este de Europa, con una prevalencia de infección por VHC estimada del 4 %; no obstante, los datos seroepidemiológicos obtenidos muestran que la prevalencia es más baja, del 1 %.[49]

La prevalencia baja de infección por VHC en los inmigrantes latinoamericanos se podría relacionar con el hecho de tratarse de una población joven procedente de regiones con baja prevalencia de antiVHC en la población general, probablemente porque no se produjo en el pasado una utilización generalizada de jeringas de más de un uso.

La baja prevalencia del antiVHC en los sujetos procedentes del este de Europa se debe probablemente al número escaso de población estudiada y constituida en su mayoría por gente joven (prostitutas) que tienen menos riesgo de haberse infectado.[49]

El 20 % de personas emigrantes provienen del oeste de Europa, con una prevalencia de antiVHC del 1 %. La inmigración procedente de zonas endémicas y con diversidad de genotipos VHC representan el 23 % de la población de emigrantes (el 18 % procede de África, de la zona norte y subsahariana, y el 5 % de países asiáticos). Los exámenes seroepidemiológicos efectuados constataron una prevalencia de infección por VHC elevada, del 8,7 y del 15,3 %, respectivamente.

7 Consecuencias de los cambios epidemiológicos del VHC en España y en el resto de la Comunidad Europea y posibles pautas de actuación

Los cambios epidemiológicos de la infección por VHC se han constatado revisando y analizando los estudios epidemiológicos reportados hasta el momento actual y varias bases de datos reportadas en Internet que se mencionan en la bibliografía.

Todavía es pronto para conocer las consecuencias de estos cambios epidemiológicos en toda su extensión. No obstante, podrían influir tanto en la difusión de la infección como en la eficacia de los tratamientos antivirales.

Es importante establecer estrategias para efectuar un seguimiento continuado de la situación epidemiológica de la incidencia de nuevas infecciones por VHC y procurar que se notifiquen todas ellas al Departamento de Epidemiología del Servicio Nacional de Salud correspondiente. Además, sería conveniente disponer de métodos muy sensibles y específicos para caracterizar la infección a través de los distintos subtipos, con el objeto de conocer los cambios que, presumiblemente, se producirán en un futuro reciente y reportarlos con el máximo de detalle al citado departamento.

Hay que disponer de un control lo más exhaustivo posible de la población de ADVP, debido a que son uno de los reservorios más importantes de la infección por VHC. Se debe evitar en lo posible que existan grupos incontrolados, adaptando programas accesibles de rehabilitación. Además, se debería efectuar un seguimiento y establecer programas de tratamiento en los centros penitenciarios y en los correccionales. Deberían adecuarse programas de tratamiento antiviral para el VHC accesible a todos los ADVP.

En relación con la infección por VHC por transmisión nosocomial, se debería:

- Efectuar controles en los bancos de sangre y en la industria productora de hemoderivados de forma continuada, y comprobar la evolución de la sensibilidad y especificidad (inter e intraensayo) de los test de diagnóstico serológico empleados para el cribado de donantes de sangre y hemoderivados, haciendo énfasis cuando se producen cambios de «Lotes» referidos por el suministrador.
- Comprobar que se cumplen estrictamente todas las medidas de seguridad universales en la atención primaria, en los servicios de urgencias y en todas las áreas hospitalarias, sean públicas o privadas.
- Evaluar de forma continuada las infecciones nosocomiales y comunicarlas al Departamento de Epidemiología del Servicio Nacional de Salud.

Finalmente, sería muy importante conocer la situación epidemiológica de forma continuada de la población inmigrantes, por medio de la integración social y sanitaria, evitando así los grupos no controlados y sin papeles.

BIBLIOGRAFÍA

1. Shepard CW, Finelli L, Alter MJ. Global epidemiology of hepatitis C virus infection. Lancet Infect Dis 2005; 5: 558-67.

2. Barrera JM, Bruguera M, Ercilla MG, Gil C, Celis R, Gil MP, del Valle Honorato M, Rodés J. Persistent hepatitis C viremia alter acute self-limiting posttrasnfusion hepatitis. Hepatology 1995; 3: 639-44.

3. Maheshwari A, Ray S, Thuluvath PJ. Acute hepatitis C. Lancet 2008; 372: 321-32.

4. Spada E, Mele A, Ciccozzi M *et al.* Changing epidemiology of parenterally transmitted viral hepatitis: results from the hepatitis surveillance system in Italy. Dig Dis Liver 2001; 33: 778-84.

5. Lauer GM, Walter BD. Hepatitis C virus infection. N Eng J Med 2001; 345: 41-52.

6. World Health Organization. HepatitisC. http://www.who.int/mediacentre/factsheets/fs164/en/ 2002.

7. Yen T, Keeffe EB, Ahmed A. The Epidemiology of Hepatitis C Virus Infection. J Clin Gastroenterol 2003; 36(1): 47-53.

8. Bruguera M, Barrera JM, Costa J, Sanchez Tapias JM, Gelabert A, Ercilla MG, Herranz J, Rodés J. Infeccion by hepatitis virus in inmates and personnel of penal institution. Med Clin (Barc) 1986; 3: 378-83.

9. Choo QL, Kuo G, Weiner AJ, Overby LR, Bradley DW, Houghton M. Isolation of a DNA clone derived from a blood-borne non-A, non-B viral hepatitis genome. Science 1989; 244: 359-62.

10. Xia GL, Liu CB, Cao HL *et al.* Prevalence of hepatitis B and C virus infection in the general Chinese population: results from a nationwide cross-sectional seroepidemiological study of hepatitis A, B, C, D, and E virus infections in China, 1992. Internat Hepatol Commun 1996; 5: 62-73.

11. Mujeeb SA, Shahab S, Hyder AA. Geographical display of health information: study of hepatitis C infection in Karachi, Pakistan. Public Health 2000; 114: 413-15.

12. Alejandro Soza R, Marcelo López-Lastra. Hepatitis C en Chile: Magnitud del problema. Rev Med Chile 2006; 134: 777-88.

13. JI Esteban, S Sauleda, J Quer. The changing epidemiology of hepatitis C virus infection in Europe. J Hepatol 2008; 48: 148-62.

14. Touzet S, Kraemer L, Colin C, Pradat P, Lanoir D, Bailly F, *et al.* Epidemiology of hepatitis C virus infection in seven European Union countries: a critical analysis of the literature. HENCORE Group. Hepatitis C European Network for Cooperative Research. Eur J Gastroenterol Hepatol 2000; 12: 667-78.

15. Dominguez A, Bruguera M, Vidal J, Planes P, Salleras L, Community-based seroepidemiological survey of HCV infection in Catalonia, Spain. J Med Virol 2001; 65: 688-93.

16. Puro V, Petrosillo N, Ippolito G, Aloisi MS, Boumis E, Rava L. Occupational hepatitis C virus infection in Italian health care workers. Am J Public Health 1995; 85: 1272-275.

17. Gogos CA, Fouka KP, Nikiforidis G *et al.* Prevalence of hepatitis B and C infection in the general population and selected groups in south western Greece. Eur J Epidemiol 2003; 18: 551-57.

18. Naoumow NV. Hepatitis C virus infection in Eastern Europe. J Hepatol 1999; 31: 84-7.

19. Tallo T, Norder H, Tefanova V, Krispin T, Schmid J, Ilmoja M, *et al.* Genetic characterization of hepatitis C virus strains in Estonia: fluctuations in the predominating subtype with time. J Med Virol 2007; 79: 374-82.

20. Sacristan B, Gastanares MI, Elena A, Sacristan M, Barcenilla J, García JC, Yangela J. Seroepidemiologic study of hepatitis C virus infection a general population from the region of la Rioja. Spain. Med Clin (Barc) 1996; 107: 331-35.

21. Riestra S, Fernandez E, Leiva P, García S, Ocio G, Rodrigo L. Prevalence of hepatitis C virus infection in the general population of north Spain. EUR J Gastroenterol Hepatol 2001; 13: 477-81.

22. Solá R, Cruz de Castro E, Hombrados M, Planas R, Coll S, Jardí R, Sunyer J, Covas MI, Marrugat J. Prevalence of hepatitis B and hepatitis C viruses in different counties of Catalonia, Spain: cross-sectional study. Med Clin (Barc) 2002; 119: 90-6.

23. Prieto Domingo JJ, Carrion Bolanos JA, Brandes Moya F, Prevalence of hepatitis C virus and excessive consumption in a non hospital worker population. Gastroenterol Hepatol 1997; 20: 479-83.

24. García-Bengoechea M, Emparanza JI, Sarriugarte A, Cortes A, Vega JL, Gonzalez F, Arenas JI. Antibodies of hepatitis C virus: a cross-sectional study in patients attending a trauma unit or admitted to hospital for elective surgery. Eur J Gastroenterol Hepatol 1995; 7: 237-41.

25. Wasley A, Alter MJ. Epidemiology of hepatitis C: geographic differences and temporal trends. Semin Liver Dis 2000; 20: 1-16.

26. Peter Simmonds. Genetic diversity and evolution of hepatitis C virus. – 15 years on (Review) Journal of General Virology 2004; 85: 3173-188.

27. Zein NN. Clinical Significance of Hepatitis C Virus Genotypes. Clin Microbiol Rev 2000; 13: 223-35.

28. Holland PV, Barrera JM, Ercilla MG, Yoshida CF, Wang Y, de Olim GA, Betlach B, Kuramoto K, Okamoto H. Genotyping hepatitis C virus isolates from Spain, Brazil, China, and Macau by a simplified PCR method. J Clin Microbiol 1996; 10: 2372-378.

29. Ansaldi F, Bruzzone B, Salmaso S, Rota MC, Durando P, Gasparini R, *et al.* Different seroprevalence and molecular epidemiology patters of hepatitis C Viruses infection in Italy. J Med Virol 2005; 76: 327-32.

30. Idrees M, Riazudin S. Frequency distribution of hepatitis C virus genotypes in different geographical regions of Pakistan and their possible routes of transmission. BCM Infect Dis 2008; 8: 69.

31. García Retortillo M, Forns X. Variabilidad genómica e historia natural de la infección por el virus de la hepatitis C. Gastroenterol Hepatol 2002; 25: 514-20.

32. Pawlotsky JM, Tsakiris L, Roudot-Thoraval F, Pellet C, Stuyver L, Duval J *et al.* Relationship between hepatitis c virus genotype and sources of infection in patients with Chronic hepatitis C. J Infect Dis 1995; 171: 1607-610.

33. Sanchez-Quijano A, Abad MA, Torronteras R, Rey C, Pineda JA, Leal M *et al.* Unexpected high prevalence of hepatitis C virus genotype 4 in Southern Spain. J Hepatol 1997; 27: 25-9.

34. Henquell C, Cartau C, Abergel A, Laurichese H, Regagnon C, De Champs C, *et al.* High prevalence of hepatitis C virus type 5 in central France evidenced by a prospective study from 1996 to 2002. J Clin Microbiol 2004; 42: 3030-035.

35. Tokita H, Okamoto H, Tsuda F, *et al.* Hepatitis C virus variants from Vietnam are classifiable into the seventh, eighth and ninth major genetic groups. Proc Nati Acad Sci USA 1994; 91: 1122-126.

36. Tokita H, Okamoto H, Lizuka H, *et al.* Hepatitis C virus variants from Jakarta, Indonesia classifiable into novel genotypes in the second (2e and 2f), tenth (10 a) and eleventh (11 a) genetics groups. J Gen Virol 1996; 77: 293-301.

37. Barrera JM, Bruguera M, Ercilla MG, Sánchez Tapias JM, Gil MP, Costa J *et al.* Incidence of Non-A, Non-B hepatitis alter screening blood donors for antibodies to hepatitis C virus and surrogate markers. Ann Intern Med 1991; 115: 596-600.

38. Alter HJ, Houghton M. Hepatitis C virus and eliminating post-transfusion hepatitis. Nature Medicine 2000; 6: 1082-086.

39. Barrera JM, Francis B, Ercilla G, Nelles M, Achord D, Darner J Lee SR. Improved detection of anti-CV in post-transfusion hepatitis by a third generation ELISA. Vox Sang 1995; 68: 15-8.

40. Valeti C, Romano L, Baruffi L, Pappaletera M, Carrera V, Zanetti AR. Residual risk of transfusion-transmitted HCV and HIV infection by antibody-screened blood in Italy. Transfusion 2002; 42: 989-93.

41. Álvarez M, Oyonarte S, Rodríguez PM, Hernandez JM. Estimated risk of transfusion - transmitted viral infections in Spain. Transfusion, 2002; 42: 994-98.

42. Dodd RY, Notari IV EP, Stammer SL. Current prevalence and incidence of infectious disease Markers and estimated window-period risk in the American Red Cross blood donor population. Transfusion 2002: 42: 975-79.

43. Allain JP. Transfusion risk of yesterday and of today. Transfus Clin Biol 2003; 10: 1-5.

44. Laperche S. Blood safety and Nucleic acid testing. Euro Surveill 2005; 10: 3-4.

45. Bejjelloun S, Bahbouhi B, Bennani A, Hda N, Benslimane A. Anti-HCV Seroprevalence and risk factor of hepatitis C virus infection in Moroccan population groups. Res Virol 1996; 147: 247-55.

46. Carmo RA, Oliveira GC, Guimaraes MS, Lima AA, Buzek SC, Correa-Oliveira R, Rocha MO. Hepatitis C virus infection among Brazilian hemophiliacs: a virological, clinical and epidemiological study. Braz J Med Biol Res 2002; 35: 589-98.

47. Bray Gl, Gomperts ED, Courter S, Gruppo R, Gordon EM, Manco-Johnson M *et al.* A multicenter study of recombinant factor VIII (recombinate): safety efficacy, and inhibitor risk in previously untreated patients with haemophilia A. The Recombinate Study Group Blood 1994; 83: 2428-435.

48. BjoroK, Frolan S, Yun Z, Sandal HH, Haaland T. Hepatitis C infection in patients with primary hypogammaglobulinemia after Treatment with contaminated immune globulin. N Engl J Med 1994; 331: 1607-611.

49. Forns X, Bruguera M. Nosocomial transmission of HCV. Hepatology Reviews 2004; 1: 52-6.

50. MMWR. Recommendations for prevention and control of hepatitis C virus (HCV) infection and HCV related chronic disease. Centres for Disease Control and Prevention. MMWR Recomm Rep 1998; 47: 1-39.

51. Wreghitt TG. Blood-borne virus infections in dialysis units: a review. Rev Med Virol 1999; 9: 101-09.

52. Natov SN, Pereira B. Routine serologic testing for hepatitis C virus infection should be instituted among dialysis patients. Semin Dial 2000; 13: 393-98.

53. Finelli L, Millar JT, Tokars L, Alter MG, Arduino MJ. National surveillance of dialysis associated diseases in the United Status, 2002. Semin Dial 2005; 18: 52-61.

54. Forns X, Fernandez-Llama P, Pons M, Costa J, Ampurdanes S, Lopez-Labrador FX, *et al.* Incidence and risk factors of hepatitis C virus infection in haemodialysis unit. Nephrol Dial Transplant 1997; 12: 736-40.

55. Allander T, Medin C, Jacobson SH, Grillner L, Persson MAA. Hepatitis C transmission in haemodialysis unit: molecular evidence of spread among patients not sharing equipment. J Med Virol 1994; 43: 415-19.

56. Okuda K, Hayashi H, Kobayashi S, and Irie Y. Mode of hepatitis C infection not associated with blood transfusion among chronic haemodialysis patients. J Hepatol 1995; 23: 28-31.

57. Barril G, Traver JA. Decrease in the hepatitis C virus (HCV) prevalence in hemodialysis patients in Spain: effect of time, initiating HCV prevalence studies and adoption of isolation measures. Antiviral Res 2003; 60: 129-34.

58. Jadoul M, Poignet JL, Geddes C, Locatelli F, Medin C, Krajewska M *et al.* The changing epidemiology of hepatitis C virus (HCV) infection in haemodialysis: European multicentre study. Nephrol Dial Transplant 2004; 19: 904-09.

59. Castell J, Gutierrez G. Outbreak of 18 cases of hepatitis C in a hemodialysis Unit. Gac Sanit 2005; 19: 214-20.

60. Savey A, Simon F, Izopet J, Lepoutre A, Fabry J, Desenclos JC. A large nosocomial outbreak of hepatitis C virus infection a at a hemodialysis centre. Infection Control Hosp Epidemiol 2005; 26: 752-60.

61. Martínez-Bauer E, Forns X, Armelles M, Planas R, Solà R, Vergara M, *et al.* Hospital admission is a relevant source of hepatitis C virus acquisition in Spain. J Hepatol 2008; 48: 20-7.

62. Bruguera M, Saiz JC, Franco S, Jiménez-Barcons M, Sanchez-Tapias JM, Fabregas S *et al.* Outbreak of nosocomial hepatitis C virus infection resolved by genetic analysis of HCV-RNA. J Clin Microbiol 2002; 40: 4363-366.

63. Esteban JI, Gomez J, Martell M, Cabot B, Quer J, Campos J *et al.* Transmission of hepatitis C by a cardiac surgeon. N Eng J Med 1996; 334: 555-60.

64. Ross RS, Wazov S, Gross T, Hofman F, Seipjo HM, Roggendorf M. Transmission of hepatitis C virus from a patient to an anaesthesiology assistant to five patients. N Eng J Med 2000; 343: 1851-854.

65. Bronowski JP, Venard V, Botte C, Monhoven N, Gastin J, Chone L *et al.* Patient to patient transmission of hepatitis C virus during colonoscopy. N Eng J Med 1997; 337: 237-40.

66. Pereira BJ, Milford EL, Firman RL *et al.* Prevalence of hepatitis C virus RNA in organ donors positive for hepatitis C antibody and in the recipients of their organs. N Eng J Med 1992; 327: 910-15.

67. Porter SR, Lodi G. Hepatitis C virus – an occupational risk to dentists? Br Dental J 1996; 12: 473-74.

68. Piazza M, Borgia G, Picciotto L, Cicciarello S, Oriando R. Detection of hepatitis C virus RNA by polymerase chain reaction in dental surgeries. J Med Virol 1995; 45: 40-2.

69. Hernandez ME, Bruguera M, Poyuelo T, Barrera JM, Sanchez Tapias JM, Rodés J. Risk of needle-stick injuries in the transmission of hepatitis C virus in hospital personnel. J Hepatol 1992; 16: 56-8.

70. Cohen J, Dussaix E, Bernard O. Transmission du virus de l'hépatite C de la mère à l'enfant: une étude de 44 enfants. Gastroenterol Clin Biol 1998; 22: A179.

71. European Monitoring Centre for Drugs and Drug Addiction (EMCDDA 2006; report update, que se encuentra en http://www.emcdda.europa.eu/.

72. Sutton AJ, Edmunds WJ, Gil ON. Estimating the cost-effectiveness of detecting cases of chronic hepatitis C infection on reception into prision. BMC Public Health 2006; 6: 170.

73. Conry-Cantinela, van Raden M, Gible J, *et al.* Routes of infection, viremia and liver disease in blood donors found to have hepatitis C virus infection. N Engl J Med 1996; 334: 1691-696.

74. Terrault NA. Sexual activity as a risk factor for hepatitis C. Hepatology 2002; 36 (5 suppl 1): S99-S105.

75. Alter MJ. Prevention of spread of hepatitis C. Hepatology 2002; 36(5 Suppl 1): S93-8.

76. López-Vélez R, Huerga H, Turrientes MC. Infectious diseases in immigrants from the perspective of a tropical medicine referral unit. Am J Trop Med Hyg 2003; 69(1): 115-21.

Capítulo 4
Mecanismos patogénicos de lesión tisular
en la hepatitis crónica C

R. Moreno-Otero, L. García-Buey

Servicio de Aparato Digestivo
Hospital Universitario de La Princesa
Universidad Autónoma de Madrid
Madrid

Dirección para correspondencia
Hospital Universitario
de La Princesa
Dr. R. Moreno-Otero
rmoreno.hlpr@salud.madrid.org

1 Introducción

La infección por el virus de la hepatitis C (VHC) tiende a cronificarse en la mayoría de los pacientes infectados, sin que se conozcan con precisión los mecanismos que determinan la existencia de una respuesta inmune antiviral deficitaria para erradicar el virus. En múltiples estudios se han analizado las diferentes anomalías de la respuesta inmune, tanto de la inmunidad innata como adquirida, que pudieran ser responsables de inducir y mantener la persistencia del VHC en el hígado. En este órgano diana se pone en marcha una compleja serie de mecanismos patogénicos enfocados a la eliminación del virus y a la reparación del tejido dañado. El fracaso de ambos efectos propicia el mantenimiento de la infección por VHC y la progresión de la enfermedad hepática. A continuación, se repasan someramente los mecanismos de interacción entre este virus hepatotropo, los linfocitos y las células diana.

2 Interacciones del virus con el hepatocito

La infección depende de la unión efectiva del VHC a la superficie de la célula hepática.[1] Esta interacción necesita de un reconocimiento específico entre las glicoproteínas estructurales que conforman la cubierta del virus y determinadas moléculas de la membrana celular. El VHC penetra seguidamente en el hepatocito mediante alguno de los siguientes procesos dependientes de energía:[1]

– Traslocación de la partícula viral completa a través de la membrana celular.
– Endocitosis mediada por receptores celulares.
– Fusión de la envoltura del VHC con la membrana del hepatocito.

Una vez en el citoplasma, el VHC se desprende de la envoltura y expone su genoma para que se produzcan los procesos de traducción y replicación. Posteriormente, tiene lugar el ensamblaje del virus y su salida de la célula infectada a través del sistema vesicular de secreción celular.

Las proteínas estructurales del VHC determinan su unión a la membrana hepatocelular. El procesamiento de la poliproteína precursora, mediado por una combinación de proteasas virales y del huésped, genera 10 proteínas distintas; de éstas, cuatro tienen características estructurales: core, que forma la nucleocápside; E1 y E2, que constituyen la envoltura; y p7, cuya función es aún desconocida. Las proteínas E1 y E2 presentan múltiples residuos susceptibles de glicosilación y sus regiones carboxiterminales son de naturaleza hidrofóbica.[2]

Estas glicoproteínas son, en principio, las responsables de establecer la interacción con la célula diana, ya que permanecen expuestas en la superficie del VHC mediante la formación de protuberancias a través de la envoltura del virus. La expresión transitoria de ambas proteínas en cultivos celulares ha revelado que la formación de heterodímeros no covalentes constituye, probablemente, el complejo funcional en la superficie del virus, ya que la existencia de agregados covalentes parece corresponder a su producción excesiva en los sistemas de expresión empleados.[3] A pesar de la gran variabilidad de secuencia que muestran estas proteínas, principalmente atribuible a la elevada presión inmunológica del huésped, su exposición en la superficie del VHC también determina su más que probable implicación en el reconocimiento de la célula diana.

2.1 Receptores celulares del VHC

La expresión diferencial de distintas moléculas (receptores) en función de la especie y del tipo celular constituye uno de los factores más influyentes en la restricción del huésped y del tejido susceptible de infectarse por el virus, además de ser en gran parte responsable de su patogenicidad. Se han propuesto varios receptores celulares del VHC: probablemente, todos participan en el anclaje celular del virus, bien de manera secuencial o actuando de forma independiente. La existencia de diversos accesos parece constituir una ventaja evolutiva considerable y es una estrategia empleada por numerosos microorganismos.

El VHC, al igual que otros virus de la familia de los *Flaviviridae,* como el virus del Dengue, puede fijarse a las moléculas de heparán sulfatos (HS), las cuales, aunque con algunos cambios de estructura y complejidad, están presentes en todas las membranas celulares; es decir, en el VHC se ha descrito la existencia de dominios de unión a este tipo de glicosaminos (GAG).[1] La elevada carga negativa de estas sustancias es capaz de establecer una interacción de naturaleza electrostática con dominios proteicos ricos en residuos básicos. Por lo tanto, estas moléculas pueden actuar como receptores de baja afinidad al aglutinar de forma reversible gran cantidad de partículas virales en la superficie celular, facilitando así su interacción con otros receptores más específicos.

Otra hipótesis se basa en la capacidad de diversos virus, incluidos los *Flaviviridae*, para asociarse a lipoproteínas séricas de baja densidad (LDL), y utilizar la endocitosis de estas proteínas mediada por sus receptores como vehículo para la invasión celular. En este sentido, se han identificado tanto la asociación entre el VHC y las LDL en suero humano como la interacción entre el VHC o el complejo VHC-LDL con el receptor celular de las LDL (LDLr).[3] La evidencia directa de que la entrada del VHC en la célula podría realizarse a través de estos receptores se observó por experimentos que mediaban su inhibición, de forma dosis dependiente, preincubando las células con diversas concentraciones de anticuerpos frente al LDLr. Sin embargo, este sistema no debe de ser el único eficiente para la entrada del VHC, según se deduce de los estudios realizados en una línea de fibroblastos que carecen de estos receptores. La sospecha que sugiere la existencia de receptores adicionales para el VHC ha surgido de la incapacidad de las LDL para bloquear totalmente la unión del virus a la membrana celular de la línea humana MOLT-4 de linfocitos.[4]

La interacción específica del VHC con la superficie celular parece estar mediada por la glicoproteína estructural E2. En estudios recientes se ha demostrado que puede desempeñar un papel decisivo en el anclaje del virus en la membrana de la célula diana, de forma que sólo la proteína recombinante E2 expresada en células de mamífero, no así la expresada en levaduras o en células de insectos, se unía con alta afinidad a la superficie celular de líneas derivadas de linfoma y hepatocarcinoma humanos.[5] También se observó que E2 era capaz de interaccionar de un modo eficaz con la molécula CD81 en la superficie de la línea celular MOLT-4.[5] Posteriormente, en el dominio extracelular de mayor tamaño (LEL o EC2) de CD81 se mapearon algunos de los residuos más importantes para su unión a E2 y se enunció la importancia de su conformación tridimensional. Este dominio está ampliamente conservado en los seres humanos y en los chimpancés, las únicas especies susceptibles de ser infectadas por VHC. Sin embargo, el hecho de que se haya detectado la existencia de unión entre la glicoproteína E2 y el dominio EC2 de hepatocitos de los monos tamarindos sugiere que esta interacción no es suficiente para el establecimiento de la infección por VHC.[6]

Por otra parte, los ensayos de la expresión de E2 en líneas celulares de mamífero han revelado que la región hipervariable (HVR1), situada en su extremo aminoterminal, no interviene en la interacción con el dominio EC2 de CD81, al igual que tampoco la zona hidrofóbica carboxiterminal. En cambio, esta última parece estar implicada en la interacción con la región transmembrana de E1 para la formación del heterodímero funcional de la envoltura del VHC.[7]

La proteína CD81, también denominada TAPA-1, pertenece a la familia de las tetraspaninas, la cual engloba un conjunto de proteínas transmembrana de estructura similar implicadas en importantes procesos celulares como la activación, la proliferación, la adhesión y la motilidad, que adquieren suma trascendencia en el correcto funcionamiento del sistema inmunitario.[8] Estas tetraspaninas muestran una elevada capacidad de asociación a miembros de su misma familia y a otras proteínas, principalmente integrinas β1, con los que constituye grandes complejos moleculares de membrana celular, cuya existencia en numerosos tipos celulares indica su importancia fisiológica generalizada. La amplia gama de procesos en los que se involucran las tetraspaninas está relacionada con la variedad de moléculas a las que se asocian, por lo que se postula que su función es localizar y facilitar determinadas interacciones moleculares para formar complejos funcionales.

La multitud de asociaciones que CD81 es capaz de establecer se confirma por la variedad de efectos que pueden generar distintos anticuerpos frente a esta molécula; así, se ha comprobado que su interacción con la glicoproteína E2 es eficaz para reproducir muchos de ellos. Esta circunstancia puede explicar parte de la fisiopatología del VHC, ya que los procesos celulares en los que están implicados los complejos multiproteicos constituidos por CD81 pueden alterarse en la interacción con este virus.[1]

2.2   Interacciones E2-CD81 y respuesta inmunitaria

El VHC condiciona un aumento de la expresión de CD81 en células mononucleares, como linfocitos B y T.[1] La unión física de CD81 con CD19, CD21 y Leu-13 en la superficie de los linfocitos B es de gran relevancia funcional para su desarrollo y diferenciación, ya que este complejo está involucrado en la amplificación de la cascada de señalización generada a través del receptor de las células B. Por lo tanto, la unión de E2 a CD81 en la superficie de los linfocitos B puede desencadenar una serie de acontecimientos que explique la elevada prevalencia de infección por VHC en pacientes con enfermedades linfoproliferativas. Además, la interacción del VHC con CD81 en las células B determina que se pongan en marcha los procesos de activación y proliferación linfocitarios responsables del desarrollo de trastornos proliferativos o de fenómenos autoinmunitarios.[9]

También se ha demostrado que CD81 se asocia en los linfocitos T a las moléculas CD4 y CD8, generando una señal coestimuladora junto a CD3. La unión de E2 a CD81 en células T humanas genera un incremento de su proliferación al disminuir el umbral necesario para la expresión del receptor de interleucina 2 (IL-2r) y aumentar la síntesis de IL-2. Asimismo, esta interacción induce la síntesis de interferón gamma (IFN-γ) e IL-4 y aumenta la regulación negativa del receptor de las células T (TcR); ambos fenómenos poseen la capacidad de facilitar la expansión clonal de células que reciben estímulos subóptimos, como los que se pueden originar por la exposición excesiva de autoantígenos en el hígado dañado por VHC. De esta forma, la coestimulación de células T autorreactivas por VHC puede contribuir tanto en el daño hepático como en los fenómenos de autoinmunidad observados en la hepatitis crónica C.[9] Además, en estudios recientes se ha demostrado que los anticuerpos anti-CD81 o la proteína E2 del VHC son capaces de inhibir la activación y proliferación de las células *natural killer* (NK), así como la producción precoz de IFN-γ por estas células, constituyendo otro mecanismo empleado por el VHC para evadir la respuesta inmunitaria.[10]

3 Patogenia de la hepatitis crónica C

No existen evidencias de que el VHC sea directamente citopático; por el contrario, la patogénesis de la hepatitis crónica C (HCC) está mediada por la respuesta inmunitaria frente a antígenos virales (el core, en especial).[11] Los linfocitos T citotóxicos activados (fenotipo CD8+CD69+) reconocen el complejo «antígeno viral-molécula HLA de clase I», expresado en la superficie de la célula diana, y causan la lisis de los hepatocitos infectados.[12,13] En este proceso también participan otras moléculas de adhesión intercelular y de activación linfocitaria, atribuyéndose una función determinante a los distintos mediadores solubles o citocinas.[14]

3.1 *Mecanismos citotóxicos*

La lisis hepatocelular puede producirse por dos mecanismos: apoptosis o necrosis.[14] La necrosis produce una alteración irreversible de las funciones metabólicas de la célula y la pérdida estructural o rotura de la membrana plasmática (citolisis). La exposición de las células diana a los gránulos citolíticos de los linfocitos (perforina) puede causar disrupción de la membrana y necrosis.[15] La apoptosis es un fenómeno de fragmentación nuclear y celular; durante el mismo, la membrana plasmática permanece intacta, dando lugar a los cuerpos apoptóticos (cuerpos acidófilos de Councilman), que son fagocitados por los macrófagos.

Los linfocitos T citotóxicos CD8+ (LCT) activados (CD69+) reconocen a los hepatocitos infectados porque expresan antígenos virales en su membrana, destruyéndolos por citolisis directa o mediante inducción de apoptosis.[16,17] Pero también las células NK, los linfocitos T no específicos y otras células mononucleares reclutadas en el foco inflamatorio *(bystander activation)* participan en la destrucción hepatocelular. La inducción de apoptosis de las células infectadas está mediada fundamentalmente a través de dos vías:[17-19]

- *Complejo perforina-granzima.* Ambas proteasas son exocitadas por gránulos citolíticos de los LTC activados.
- *Interacción FAS/FAS ligando.* Los LTC activados expresan el FAS ligando (FAS L/CD95) en su superficie e interaccionan con el FAS receptor (APO-1/CD95) en la célula diana.

El resultado final de ambas vías de señalización es la activación de otra serie de moléculas apoptóticas (endonucleasas) que conducen a la destrucción de los hepatocitos infectados. Los LTC sólo expresan FAS L/CD95 al activarse, mientras que el receptor FAS es constitutivo de la superficie celular de los hepatocitos y su reactividad se incrementa por el estímulo inflamatorio de determinadas citocinas, entre ellas la IL-1.[17]

Además, los LTC activados sintetizan los factores de necrosis tumoral alfa (TNF-α) e IFN-γ, que actúan directamente sobre receptores de la célula diana e inducen su apoptosis. El TNF-α también puede inducir apoptosis al interaccionar con el receptor del TNF (TNF-R1), que se expresa intensamente en hepatocitos y células de Kupffer.[20-22] El TNF-α induce a una cascada de activación de una serie de enzimas apoptóticas (caspasas) de forma similar a como la desencadena el mecanismo apoptótico FAS L/FAS. En la HCC se ha demostrado un incremento de la expresión de TNF-R1, a la vez que una síntesis mayor de TNF-α por células mononucleares de sangre periférica.[22,23] El factor de transformación del crecimiento β1 (TGF-β1), producido por los macrófagos y caracterizado por su papel decisivo en la fibrogénesis hepática, también posee la capacidad de inducir apoptosis.[24]

3.2 Secuencias de acontecimientos en el proceso citotóxico

La lisis de la célula diana, los hepatocitos en el caso de la HCC, por los LTC depende de una secuencia de acontecimientos:[14,17]

- Reclutamiento intrahepático de linfocitos en las zonas de lesión tisular.
- Adhesión intercelular.
- Reconocimiento antigénico.
- Activación linfocitaria.
- Desarrollo de la función efectora citotóxica.

La interacción celular y el reconocimiento antigénico implican la presentación del antígeno viral y su procesamiento por los LTC, los cuales destruyen a la célula diana a través de mediadores citolíticos (perforina/granzima), por expresión de FAS ligando o, probablemente, mediante síntesis de citocinas.

3.2.1 Reclutamiento intrahepático (extravasación) de linfocitos circulantes

Las células de estirpe linfoide no interaccionan cuando circulan en reposo; por el contrario, tras el reconocimiento específico de un antígeno, los linfocitos se adhieren entre sí, formando agregados linfoides, o se unen a otras células de estirpe diferente como el endotelio.[25-27] En condiciones fisiológicas normales, los linfocitos circulantes presentan una baja afinidad para adherirse a las células endoteliales. Pero en el contexto de un proceso inflamatorio, con la consiguiente producción de citocinas, las células endoteliales se activan y aumentan la expresión en su membrana de moléculas de adhesión como ICAM-1 *(intercellular cell adhesion molecule-1)*, con propiedad para interaccionar con los distintos tipos de leucocitos, y VCAM-1 *(vascular cell adhesion molecule-1)*, que es el ligando de la integrina VLA-4 expresada de forma constitutiva en la membrana de los linfocitos.[28,29] Estas moléculas de adhesión participan en el reclutamiento y migración de los leucocitos desde el espacio intravascular hacia las zonas intersticiales inflamadas.[30]

Las quimiocinas son moléculas solubles que también participan en la extravasación leucocitaria, de forma que son decisivas para la activación de las integrinas adhesivas leucocitarias con capacidad funcional para unirse a moléculas de adhesión vascular, como VCAM-1 y PECAM-1 *(platelet/endotelial cell adhesion molecule-1)*, que se expresan en el endotelio y propician el atrapamiento de los leucocitos circulantes. Siguiendo signos direccionales de gradientes de quimiocinas, y utilizando integrinas para la tracción, los leucocitos cruzan el endotelio vascular y así penetran en los tejidos inflamados. Dentro del infiltrado inflamatorio portal, la expresión de VCAM-1 en la HCC adopta la morfología de células dendríticas.[31]

Un avance importante ha sido la detección de microvasos neoformados en los espacios porta de pacientes con HCC.[32] Esta neovascularización ha sido reconocida por su inmunorreactividad frente a anticuerpos monoclonales que reconocen moléculas de adhesión vascular como CD31 (PECAM-1) y cadherina 5. La ausencia de microvasos en el tejido hepático normal sugiere que en la HCC existe un proceso de angiogénesis portal y periportal dependiente de la respuesta inflamatoria. La molécula CD31 (PECAM-1) pertenece a la superfamilia de las inmunoglobulinas y desempeña un papel decisivo en la migración transendotelial de los linfocitos.[33] Este proceso de neoangiogénesis, probablemente mediado por citocinas y factores de crecimiento vascular secretados por células inmunitarias activadas o por otras estirpes celulares intrahepáticas, podría ser decisivo para facilitar la extravasación y el posterior reclutamiento de linfocitos en el hígado de los pacientes con HCC.

3.2.2 Adhesión intercelular

La adhesión intercelular depende de diferentes moléculas caracterizadas por mediar fenómenos de interacción entre células presentadoras de antígeno, células diana y linfocitos efectores.[17] La molécula ICAM-1 se comporta funcionalmente como el ligando natural de la integrina LFA-1 *(lymphocyte function associated antigen-1)* y se expresa de manera exclusiva en los leucocitos. La adhesión de un linfocito T efector LFA-1+ a una célula diana ICAM-1+ constituye un paso imprescindible para que se inicie la respuesta inmunitaria celular.[34] Mediante técnicas de inmunohistoquímica se ha detectado en biopsias de HCC una clara expresión hepatocelular de ICAM-1, especialmente en las zonas de necrosis periportal o hepatitis de la interfase *(piecemeal)* y lobulillar. Por el contrario, en el hígado normal los hepatocitos no expresaban ICAM-1.[35]

La adhesión intercelular también está mediada por la interacción entre LFA-2 (CD2), de exclusiva expresión leucocitaria, y la molécula LFA-3, expresada en las células diana.[36]

Por inmunohistoquímica se apreció en muestras de HCC un patrón de reactividad hepatocelular para LFA-3 similar en distribución e intensidad al de ICAM-1.[35] Distintas citocinas regulan de forma positiva la expresión de estas moléculas de adhesión, aunque también el propio virus podría estar directamente implicado en su inducción.

3.2.3   Presentación y reconocimiento antigénico

Los linfocitos T reconocen a los antígenos virales cuando se expresan en la superficie celular en asociación con glicoproteínas codificadas por los genes del sistema mayor de histocompatibilidad (HLA). Este fenómeno se denomina reconocimiento restrictivo o restricción inmune.[37] Los antígenos HLA de clase I se expresan constitutivamente en la membrana de la mayoría de las células y constan de una cadena pesada que se une de forma no covalente a una cadena ligera denominada β2 microglobulina (β2-MG). El antígeno viral y la β2-MG interaccionan con los diferentes dominios de la cadena pesada, así como con el TcR y la molécula CD8, y se considera que estas interacciones son cruciales para que se produzca la activación de los LTC.[38]

En la HCC existe un claro aumento de la reactividad hepatocelular de un epítopo conformacional de la β2-MG, correlacionándose dicha expresión con la actividad histológica. El incremento de la expresión hepatocelular de esta molécula en la HCC puede estar inducido por la acción de determinadas citocinas, entre ellas el IFN-α. Curiosamente, se ha observado que en los pacientes con respuesta sostenida el tratamiento antiviral regula de forma negativa esta expresión aumentada.

3.2.4   Activación linfocitaria

Los linfocitos T CD8+ que infiltran el tejido hepático son las células efectoras de la lesión hepatocelular de la HCC. Estos LTC activados predominan específicamente en las zonas de necrosis periportal (hepatitis de la interfase). Para que ejerzan sus funciones efectoras (producción de citocinas y función citotóxica) tienen que sufrir un proceso de activación linfocitaria.[14] Se ha demostrado mediante inmunohistoquímica que están activados, ya que expresan en su membrana distintas moléculas, como CD69/AIM *(activation inducer molecule)*, DR y CD25, ausentes en la fase de reposo, que se denominan antígenos de activación linfocitaria.[39] Estos LTC activados son responsables de la actividad citolítica característica de la HCC, modulando el daño histológico del hígado.

3.2.5 Mediadores solubles de la inflamación

Las citocinas, producidas por las células mononucleares que infiltran el hígado o por los propios hepatocitos, son decisivas para el comienzo y perpetuación de la lesión hepática asociada a la infección crónica por VHC.[11,40-42] También son mediadores solubles («proteínas mensajeras») de la comunicación intercelular, directamente citotóxicas y con capacidad para mediar apoptosis o para reclutar y amplificar los componentes de la respuesta inmunitaria innata y adaptativa. Las citocinas, producidas en el foco inflamatorio donde está el estímulo antigénico, activan los linfocitos T y B, macrófagos y fibroblastos, determinando el patrón predominante de respuesta inmunitaria y la evolución de la infección, a la vez que participan en la génesis de fibrosis hepática.[43-45]

En suma, las distintas citocinas colaboran en la patogenia de la hepatopatía modulando la expresión de moléculas de adhesión y contribuyendo en el reclutamiento de células inflamatorias. Así, el IFN-γ induce la expresión hepatocelular de moléculas HLA de clase I y el procesamiento adecuado del antígeno viral.

Asimismo, se ha demostrado una clara inducción y expresión hepatocelular de TNF-α en la HCC, de forma que la infección viral podría ser capaz de inducir tanto *in vivo* como *in vitro* la síntesis de TNF-α por los hepatocitos.[23] El TNF-α participa en la patogenia de la HCC a través de un incremento de la expresión hepática de las moléculas de adhesión ICAM-1 y VCAM-1. Los datos respecto a la expresión intrahepática de otras citocinas proinflamatorias como la IL-1 y la IL-6 son menos concluyentes, aunque se han detectado valores séricos aumentados de ambos mediadores solubles en pacientes con HCC.[41-43]

El balance en el patrón de citocinas TH1/TH2 es crucial para establecer una reacción inmune efectiva,[46] de forma que el predominio TH1 se asocia a una respuesta celular vigorosa capaz de limitar o eliminar la infección viral.[40-46] La IL-12 es un potente estímulo de la respuesta TH1, a la vez que induce en células NK y en linfocitos T la producción de IFN-γ. El IFN-γ induce la activación de células fagocíticas, así como la síntesis de quimiocinas y otras citocinas, incluida la propia IL-12. Ambos, la IL-12 y el IFN-γ, actúan sobre células T específicas de antígeno facilitando su proliferación, diferenciación y activación. La IL-12 también se ha implicado en los procesos de aclaramiento no citolítico de virus hepatotropos al inhibir su replicación. Finalmente, el IFN-γ puede actuar como un potente inductor de la IL-12 y, por lo tanto, desempeñar una acción importante en la respuesta humoral TH2, potencialmente responsable de la evolución a la cronicidad en la infección viral.[46,47]

Las citocinas proinflamatorias (TNF-α, IL-1, IL-6, IFN-γ e IL-12) inducen la síntesis de citocinas quimiotácticas (quimiocinas) y moléculas de adhesión vascular, participando en el proceso de reclutamiento de los leucocitos circulantes al activar los receptores que regulan las interacciones con el endotelio.[48-50] Es decir, los gradientes de quimiocinas inducidas por citocinas proinflamatorias activan moléculas de adhesión leucocitaria causando el enlentecimiento, atrapamiento y diapédesis de las células mononucleares hacia los tejidos inflamados. Las quimiocinas activan las integrinas β1 y β2 en la superficie de los leucocitos y, en especial, las quimiocinas CXC y CC son decisivas en el control de los infiltrados de células inflamatorias en el tejido hepático de pacientes con HCC.[51,52]

La citocina TGF-β1 induce la síntesis de colágeno y otros componentes de matriz extracelular[53] en cultivos de fibroblastos. En pacientes con hepatitis crónica viral se ha observado un incremento de la expresión tisular de ARNm-TGF-β1 en estrecha correlación con la expresión hepática ARNm del procolágeno I, con los valores séricos del procolágeno III (PIIIP) y con el índice de actividad histológica.[54] En biopsias de HCC también se ha observado un aumento de la expresión de endoglina, receptor específico del TGF-β1, lo que sugiere que esta citocina profibrogénica y su receptor participan de forma activa en el desarrollo de fibrosis.[32]

3.2.6 *Producción de óxido nítrico*

El oxido nítrico (ON) es un importante mediador de la respuesta inflamatoria y además puede participar en la inmunopatogenia de la infección crónica por VHC[55] gracias a sus propiedades nitrosativas. El ON se genera en distintas estirpes celulares por la acción de la enzima óxido nítrico sintasa inducible (ONSi). La ONSi está presente en hepatocitos y macrófagos que sintetizan grandes cantidades de ON después de la activación por determinadas citocinas proinflamatorias: el IFN-γ, el TNF-γ y la IL-1.

En la HCC está aumentada la expresión hepatocelular de la sintasa inducible del ON (ONS),[55] al contrario que en el hígado normal, donde la reactividad es negativa. Es probable que los hepatocitos infectados sean una fuente de ON, como se ha demostrado en líneas celulares hepatocitarias, donde el incremento de la expresión de ONSi en las células transfectadas se correlacionaba con la cantidad de nitritos liberados.[56] Estos hallazgos sugieren que la sobreproducción de ONSi genera grandes cantidades de ON con capacidad para mediar acontecimientos patogénicos decisivos en el curso de la HCC.

El ON es estimulante de la inmunorrespuesta, actúa como un factor angiogénico y de acción citotóxica. El mecanismo de citotoxicidad inducido por el ON durante la inflamación puede ser atribuido, en parte, a su reacción con el anión superóxido (SOX) para formar peroxinitrito (PNT), un potente agente oxidante. El PNT interacciona con las proteínas celulares y promueve la nitritación en posición *ortho* de aminoácidos aromáticos, formándose con ello la nitrotirosina (n-TIR), un producto final estable que se acumula en las células de los tejidos lesionados.

Se ha demostrado que la cantidad de n-TIR intrahepática está claramente inducida en la HCC y que la acumulación de n-TIR se correlaciona de manera significativa con la gravedad de la lesión hepática.[57] Estos datos sugieren que la disrupción del balance oxidantes-antioxidantes hepatocelulares puede ser otro factor responsable de la progresión de la HCC.

4   Conclusiones

En la actualidad, se conocen sólo parcialmente los complejos mecanismos implicados en la infección hepatocelular por VHC y en el desarrollo de la lesión crónica y progresiva del hígado. La existencia de una respuesta inmune potente resolvería la infección viral y supondría la reparación del daño hepático. Por el contrario, una respuesta intermedia o deficiente acarrea incapacidad para inhibir la replicación del VHC, a la vez que facilita o es permisiva con la progresión del daño necroinflamatorio. Las investigaciones de múltiples laboratorios se centran en esclarecer los aspectos referentes a la entrada del VHC en el hepatocito,[58] a los mecanismos angiogénicos intrahepáticos,[59] a la implicación de los linfocitos T con capacidad reguladora en la patogenia de la hepatopatía[60] y a los nuevos tratamientos antivirales con inhibidores de distintas enzimas del VHC.[61]

BIBLIOGRAFÍA

1. Sanz-Cameno P, Borque MJ, García Buey L, Moreno Otero R. Interacción del virus de la hepatitis C con la membrana celular. Gastroenterol Hepatol 2002; 25: 521-25.
2. Cocquerel L, Meunier JC, Pillez A, Wychowski C, Dubuisson J. A retention signal necessary and sufficient for endoplasmic reticulum localization maps to the transmembrane domain of hepatitis C virus glycoprotein E2. J Virol 1998; 72: 2183-191.
3. Dubuisson J. Folding, assembly and subcelullar localization of hepatitis C virus glycoproteins. Curr Top Microbiol Immunol 2000; 242: 135-48.
4. Agnello V, Abel G, Elfahal M, Knight GB, Zhang QX. Hepatitis C virus and other *flaviviridae* viruses enter cells via low density lipoprotein receptor. Proc Natl Acad Sci USA 1999; 96: 12766-771.
5. Wunschmann S, Medh JP, Klinzmann D, Schmidt WN, Stapleton JT. Characterization of hepatitis C virus (HCV) and HCV-E2 interactions with CD81 and the low density lipoprotein receptor. J Virol 2000; 74: 10055-062.
6. Pileri P, Uematsu Y, Campagnoli S, Galli G, Falugi F, Petracca R *et al*. Binding of hepatitis C virus to CD81. Science 1998; 282: 938-41.
7. Meola A, Sbardellati A, Bruni Ercole B, Carretani M, Pezzanera M, Ceccacci A *et al*. Binding of hepatitis C virus E2 glycoprotein to CD81 does not correlate with species permissiveness to infection. J Virol 2000; 74: 5933-938.
8. Cocquerel L, Wychowski C, Minner F, Penin F, Dubuisson J. Charged residues in the transmembrane domains of hepatitis C virus glycoproteins play a major role in the processing, subcellular localiza-

tion, and assembly of these envelope proteins. J Virol 2000; 74: 3623-633.
9. Maecker HT, Todd SC, Levy S. The tetraspanin superfamily: molecular facilitators. FASEB J 1997; 11: 428-42.
10. Wack A, Soldaini E, Tseng C, Nuti S, Klimpel G, Abrignani S. Binding of the hepatitis C virus envelope protein E2 to CD81 provides a co-stimulatory signal for human T cells. Eur J Immunol 2001; 31: 166-75.
11. Tseng CT, Klimpel GR. Binding of the hepatitis C virus envelope protein E2 to CD81 inhibits natural killer cell functions. J Exp Med 2002; 195: 43-50.
12. Cerny A, Chisari FV. Pathogenesis of chronic hepatitis C: immunological features of hepatic injury and viral persistence. Hepatology 1999; 30: 595-601.
13. Koziel MJ, Walker BD. Characteristics of the intrahepatic cytotoxic T lymphocyte response in chronic hepatitis C virus infection. Springer Semin Immnunopathol 1997; 19: 69-83.
14. García Buey L, López Botet M, García Sánchez A, Balboa MA, Aramburu J, García Monzón C, Acevedo A. Moreno Otero R. Variability in the expression of a beta 2-microglobulin epitope on hepatocytes in chronic type C hepatitis on treatment with interferon. Hepatology 1993; 17: 372-82.
15. García Monzón C, García Buey L, Moreno Otero R. Mecanismos de lesión hepatocelular por los virus de la hepatitis. Gastroenterol Hepatol 1997; 20: 461-66.
16. Rosser BG, Gores GJ. Liver cell necrosis: cellular mechanism and clinical implications. Gastroenterology 1995; 108: 252-75.

17. Nelson DR, Marousis CG, Davis GL, Rice CM, Wong J, Houghton M, Lau JY. The role of hepatitis C virus-specific cytotoxic T lymphocytes in chronic hepatitis C. J Immunol 1997; 158: 1473-481.

18. Ando K, Hiroishi K, KanekoT, Moriyama T, Muto Y, Kayagaki N, Yagita H *et al.* Perforin, Fas/Fas ligand and TNF-α pathways as specific and bystander killing mechanisms of hepatitis C virus-specific human CTL. J Immunol 1997; 158: 5283-291.

19. Lau J, Xie X, Lai M, Wu PC. Apoptosis and viral hepatitis. Semin Liver Dis 1998; 18: 168-76.

20. Galle PR, Hofmann WJ, Walczak H, Schaller H, Otto G, Stremmel W, Krammer PH *et al.* Involvement of the CD95 (APO-1/Fas) receptor and ligand in liver damage. J Exp Med 1995; 182: 1223-230.

21. Zhu N, Khoshnan A, Schneider R, Matsumato M, Dennert G, Wave C, Lai MMC. Hepatitis C virus core protein binds to the cytoplasmic domain of tumor necrosis factor (TNF) receptor 1 and enhances TNF-induced apoptosis. J Virol 1998; 72: 3691-697.

22. Ray RB, Meyer K, Shrivastava A, Aggawaland BB, Ray R. Inhibition of tumor necrosis factor (TNF-α) mediated apoptosis by hepatitis C virus core protein. J Biol Chem 1998; 273: 2256-259.

23. You L-R, Chen C-M, Lee Y-HW. Hepatitis core protein enhances NF-K, signal pathway triggering by lymphotoxin-, receptor ligand and tumor necrosis factor alpha. J Virol 1999; 73: 1672-681.

24. González Amaro R, García Monzón C, García Buey L. Moreno Otero R *et al.* Induction of tumor necrosis factor alpha production by human hepatocytes in chronic viral hepatitis. J Exp Med 1994; 179: 841-48.

25. Wells RG. Fibrogenesis: TGF-β1 signalling pathways. Am J Physiol Gastrointest Liver Physiol 2000; 279: G845-G850.

26. Patarroyo M, MaKgoba MW. Leukocyte adhesion to cells in immune and inflammatory responses. Lancet 1989; 2: 1139-142.

27. Salmi M, Adams D, Jalkanen S. Cell adhesion and migration. IV Lymphocyte trafficking in the intestine and liver. Am J Physiol 1998; 274: G1-G6.

28. Springer TA. Traffic signals for lymphocyte recirculation and leukocyte emigration: the multisted paradigm. Cell 1994; 76: 301-14.

29. Adams DH. Lymphocyte-endothelial cell interactions in hepatic inflammation. Hepatogastroenterology 1996; 43: 32-43.

30. Steinhoff G, Behrend M, Scharader B, Duijvestijn AM, Wonigeit K. Expression patterns of leukocyte adhesion ligand molecules on human liver endothelia. Lack of ELAM-1 and CD 62 inductibility on sinusoidal endothelia and distinct distribution of VCAM-1, ICAM-1, ICAM-2 and LFA-3. Am J Pathol 1993; 142: 481-88.

31. Berg EL. Goldstein LA, Jutila MA *et al.* Homing receptors and vascular addresing: cell adhesion molecules that direct lymphocyte traffic. Immunol Rev 1989; 108: 1-16.

32. McNab G, Reeves JL, Salmi M, Hubscher S, Jalkanen S, Adams DH. Vascular adhesion protein 1 mediates binding of T cells to human hepatic endothelium. Gastroenterology 1996; 110: 522-28.

33. García Monzón C, Sánchez Madrid F, García Buey L, García Arroyo A, García Sánchez A, Moreno Otero R. Vascular adhesion molecule expression in viral chronic hepatitis: evidence of neoangiogenesis in portal tracts. Gastroenterology 1995; 108: 231-41.

34. Newman PJ, Berndt MC, Gorski J *et al.* PECAM-1 (CD31) cloning and relation to adhesion molecules of the immunoglobulin gene superfamiliy. Science 1990; 247: 1219-222.

35. Marlin SD, Springer TA. Purified intercellular adhesion moelcule-1 is a ligand for lymphocyte function-associated antigen-1. Cell 1987; 51: 813-18.

36. García-Monzón C, García Buey L, García Sánchez A, Pajares JM, Moreno Otero R. Down regulation of intercellular adhesion molecule-1 on hepatocytes in viral chronic hepatitis treated with interferon alfa-2b. Gastroenterology 1993; 105: 462-64.

37. Springer TA, Dustin ML, Kishimoto TK, Marlin SD. The lymphocyte function associated antigen LFA-1, CD2 and LFA-3 molecules: cell adhesion receptors of the immune system. Ann Rev Immunol 1987; 5: 223-52.

38. McMichael AJ, Ting A, Zweerink HJ, Askanas BA. HLA restriction of cell mediated lysis of influenza virus infected human cells. Nature 1977; 270: 524-26.

39. Salter RD, Norment AM, Cohen BP *et al.* Polymorphism in the alpha 3 domain of HLA-A

molecules affects binding to CD8. Nature 1989; 338: 345-47.

40. García Monzón C, Moreno Otero R, Pajares JM *et al.* Expression of a novel activation antigen on intrahepatic CD8+ T lymphocytes in viral chronic active hepatitis. Gastroenterology 1990; 98: 1029-035.

41. Koziel MJ. Cytokines in viral hepatitis. Sem Liver Dis 1999; 19: 157-69.

42. Tilg H, Wilmer A, Vogel W, Herald M, Nölchen B, Judmaier G, Huber C. Serum levels of cytokines in chronic liver diseases. Gastroenterology 1992; 103: 264-74.

43. Dumoulin FL, Bach A, Leifeld L *et al.* Semiquantitative analysis of intrahepatic cytokine mRNAs in chronic hepatitis C. J Infected Dis 1997; 175: 681-85.

44. Cacciarelli TV, Martínez OM, Gish RG, Villanueva JC, Krams SM. Immunoregulatory cytokines in chronic hepatitis C virus infection. Hepatology 1996; 24: 6-9.

45. Kakumu S, Okumura A, Ishikawa T, Iwata K, Yano M, Yoshika K. Production of interleukin 10 and 12 by peripheral blood mononuclear cells (PBMC) in chronic hepatitis C virus (HCV) infection. Clin Exp Immunol 1997; 108: 138-43.

46. Friedman SL. Cytokines and fibrogenesis. Semin Liver Dis 1999; 19: 129-40.

47. Tsai SL, Liaw YF, Chen MH, Huang CY, Kuo GC. Detection of type 2-like T-helper cells in hepatitis C virus infection: implications for hepatitis C virus chronicity. Hepatology 1997; 25: 449-58.

48. Lee JH, Teuber G, Von Wagner M, Roth WK, Zeuzem. Antiviral effect of human recombinant interleukin-12 in patients infected with hepatitis C virus. J Med Virol 2000; 60: 264-68.

49. Luster AD. Chemokines-chemotactic cytokines that mefiate inflammation. N Engl J Med 1998; 338: 436-45.

50. Bone-Larson CL, Simpson KJ, Colletti LM, Lukacs NW, Chen SC, Lira S *et al.* The role od chemockines in the immunopathology of the liver. Immunol Rev 2000; 177: 8-20.

51. Cambell JJ, Butcher EC. Chemokines in tissue-specific and microenvironment-specific lymphocyte homing. Curr Opin Immunol 2000; 12: 336-41.

52. Shields PL, Morland CM, Salmon M, Qin S, Hubscher SG, Adams DH. Chemokine and chemokine receptor interactions provide a mechanism for selective T cell recruitment to specific liver compartments within hepatitis C-infected liver. J Immunol 1999; 163: 6236-243.

53. Kusano F, Tanaka Y, Maruno F, Sato C. Expression of C-C chemokines is associated with portal and periportal inflammation in the liver of patients with chronic hepatitis C. Lab Invest 2000; 80: 415-22.

54. Blobe GL, Schiemann WP, Lodish HF. Role of transforming growth factor , in human disease. N Engl J Med 2000; 342: 1350-358.

55. Castilla A, Prieto J, Fausto N. Transforming growth factor β1 and in chronic liver disease. Effects of interferon alpha therapy. N Engl J Med 1991; 324: 933-40.

56. Majano PL, García Monzón C, López Cabrera M *et al.* Inducible nitric oxide synthase expression in chronic viral hepatitis. Evidence for a virus-induced gene upregulation. J Clin Invest 1998; 101: 1343-352.

57. García Monzón C, Majano PL, Zubia I, Sanz P, Apolinario A, Moreno Otero R. Intrahepatic accumulation of nitrotyrosine in chronic viral hepatitis is associated with histological severity of liver disease. J Hepatol 2000; 32: 331-38.

58. Paloma Sanz-Cameno, Samuel Martín-Vílchez, Yolanda Rodríguez-Muñoz, Ricardo Moreno-Otero. Implication of tetraspanin-enriched microdomains (TEMs) in hepatitis C virus. Hepatology 2008; 48: 346-48.

59. Chaparro M, Sanz-Cameno P, Trapero-Marugan M, García-Buey L, Moreno-Otero R. Mechanisms of angiogenesis in chronic inflammatory liver disease. Ann Hepatol 2007; 6: 208-13.

60. Dolganiuc A, Szabo G. T cells with regulatory activity in hepatitis C virus infection: What we know and what we don't. J Leukoc Biol 2008; 84.

61. Modi AA, Hoofnagle JH. New therapies for hepatitis C. Hepatology 2007; 46: 615-17.

Capítulo 5
Historia natural y manifestaciones extrahepáticas de la infección por VHC

J. Fuentes

Servicio de Aparato Digestivo
Hospital Universitario Miguel Servet
Zaragoza

Dirección para correspondencia
Hospital Universitario
Miguel Servet
Dr. J. Fuentes
jfuentesolmo@sepd.es

1 Historia natural de la hepatitis C

La historia natural de la hepatitis C es, probablemente, uno de los aspectos menos conocidos de una enfermedad que, en la mayoría de los pacientes, se comportará como una patología crónica con un curso clínico muy variable. En unos casos habrá una progresión inexorable hacia la cirrosis hepática y las complicaciones derivadas de la misma en un tiempo no definido, mientras que en otros muchos pacientes seguirá un curso indolente, benigno y sin complicaciones, siendo esto expresión de la heterogeneidad del virus de la hepatitis C (VHC) y de los diversos cofactores que influyen en la evolución y la gravedad de la progresión. Sin embargo, el conocimiento de la historia natural de la infección es importante para los pacientes y para los médicos que los atenderán, de cara a establecer un pronóstico e instaurar con mayor o menor celeridad un tratamiento antiviral o programas de vigilancia de complicaciones. En la figura 1 se presenta un esquema general de la historia natural de esta infección.

El diseño de los estudios adecuados para conocer la historia natural de la enfermedad no es sencillo y éstos deberían reunir, al menos, los siguientes requisitos.

a) Identificación del momento exacto del contagio.
b) Conocimiento del amplio abanico de manifestaciones de la infección aguda para evitar el sesgo de seleccionar sólo los casos más graves o con más síntomas.
c) Hacer el seguimiento de la enfermedad hasta su resolución o hasta que acontezca el evento final (cirrosis, descompensación, etc.), independientemente de la duración, que puede ser muy prolongada.

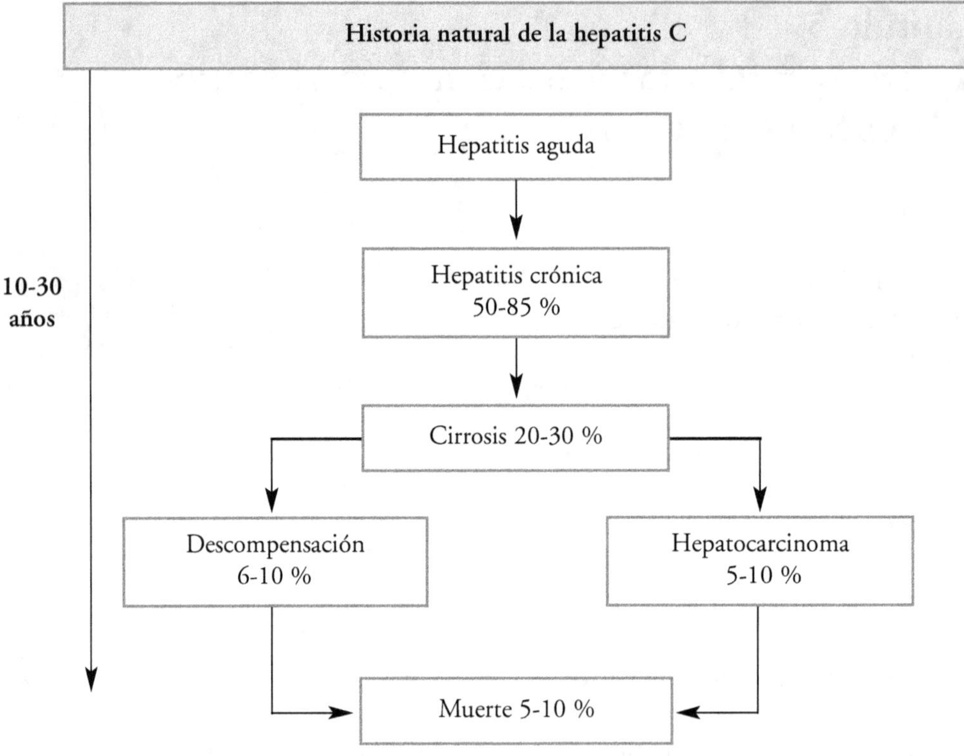

Figura 1. Historia natural de la hepatitis C.

d) Evaluar la evolución sin instaurar tratamientos que modifiquen el curso de la enfermedad.

e) Seleccionar un grupo control adecuado para hacer un estudio caso-control, que difiera sólo de los casos en la ausencia de infección por VHC y al que se le haga un seguimiento similar al de los infectados por este virus.

Y por lo tanto, las dificultades que se van a encontrar para diseñar estos estudios son las siguientes.

a) En la mayor parte de los pacientes, no se conoce el momento exacto de contagio de la enfermedad.

b) La fase aguda de la enfermedad no presenta síntomas, por lo que no se detectan los casos leves.

c) La hepatitis crónica por infección por VHC es de evolución muy lenta, por lo que transcurrirán muchos años antes de que aparezcan los eventos.

d) El tratamiento de la hepatitis crónica C (HCC) se ha generalizado en los últimos años, y ello ha modificado la historia natural de la enfermedad.

e) Para elaborar el grupo control sería necesario conocer el momento de inicio de la hepatitis C.

La dificultad para evaluar la historia natural de la HCC ha sido analizada en diferentes publicaciones,[1,2] en las que se detallan las limitaciones y las ventajas que tienen los estudios que abordan esta cuestión. En este capítulo nos limitaremos a presentar los datos más o menos contrastados de la historia natural de esta enfermedad.

2　Transmisión

Básicamente, la hepatitis C se transmite a través del contacto con sangre contaminada con el VHC. Esto significa que las posibles vías de transmisión son las transfusiones con sangre contaminada (algo inusual en las realizadas después de 1992 aproximadamente), la adicción a drogas intravenosas, las conductas sexuales de riesgo, el trasplante de órganos sólidos a partir de donantes infectados, la exposición ocupacional, la hemodiálisis, la convivencia con personas infectadas, la transmisión vertical (de madres infectadas a sus hijos) y el consumo de cocaína nasal. Aproximadamente en el 90 % de los casos se encuentra un factor de riesgo.

3　Hepatitis aguda

Una vez que el VHC entra en el huésped por cualquiera de las vías mencionadas, alcanza las células susceptibles de ser infectadas y se introduce en ellas por mecanismos mediados por receptores de la superficie celular, y ya en el interior de la célula comienza el ciclo replicativo.[3] Desde un punto de vista clínico, esta fase inicial de la infección corresponde a la hepatitis aguda, entidad que suele ser silente. Los datos de contagios postransfusión muestran que el 70-80 % de los pacientes no presentan síntomas.[4] En el 20-30 % de los adultos con infección aguda, los síntomas aparecen a las 3-12 semanas del contagio, en forma de astenia, anorexia e ictericia. La elevación de transaminasas suele detectarse a las 2-8 semanas y a menudo alcanza valores 10 veces superiores al valor normal. Los anticuerpos frente al VHC aparecen aproximadamente al mismo tiempo que los síntomas, aunque un 30 % de los pacientes no tienen antiVHC en ese momento. Sin embargo, el marcador más precoz de infección es la presencia de ARN del VHC, que aparece entre una y dos semanas después de la exposición. Aunque la infección aguda por VHC puede ser grave, el fallo fulminante no es frecuente. Se estima que sólo el 15-25 % de los pacientes con infección aguda logran eliminar el virus y normalizar los valores de transaminasas. En el 75-85 % restante, el virus permanece durante más de seis meses y se desarrollará la hepatitis crónica C.

4   Hepatitis crónica

El grupo de pacientes con HCC es muy heterogéneo, porque engloba a pacientes con niveles normales de transaminasas y sin evidencia de daño hepático; pacientes con transaminasas persistentemente elevadas, pero sin signos de progresión de la enfermedad hepática; y pacientes que progresarán a cirrosis, entre los cuales unos tendrán enfermedad compensada y otros evolucionarán hacia el fallo hepático o el hepatocarcinoma. Sin duda alguna, lo que más preocupa al clínico y, por supuesto, al paciente es conocer si la enfermedad sigue una progresión lineal y si es inevitable el paso a estadíos cada vez más avanzados y graves. Como ya se ha señalado, sólo con estudios prospectivos correctamente diseñados y con un tiempo de seguimiento muy largo, puede darse una respuesta a esta cuestión que clínico y paciente se plantean.

Algunos de los factores que inciden en la posibilidad de cronicidad de la infección son los siguientes.

a)   *Edad del paciente en el momento de contraer la infección.* Los individuos que adquieren la infección a edades tempranas presentan tasas más bajas de cronicidad. El estudio NHANES, llevado a cabo en Estados Unidos, demostró que la tasa de HCC era del 30 % en los menores de 20 años y ascendía hasta el 76 % en los mayores de esa edad.[5] En el seguimiento de niños infectados por transfusión se ha visto que sólo el 55-60 % de ellos siguen teniendo ARN del VHC en la edad adulta,[6] y en los niños infectados en el momento de nacimiento (transmisión vertical), una proporción considerable tienen infección transitoria y logran eliminar el VHC.[7]

b)   *Sexo.* La tasa de cronicidad parece ser menor en mujeres, especialmente si son jóvenes. Los datos que lo corroboran proceden de estudios en mujeres embarazadas que fueron infectadas por transfusión de inmunoglobulinas Rh. Tras períodos de seguimiento en torno a los 20 años, demostraron tasas de cronicidad del 55 %.[8,9] En cambio, no se apreciaron diferencias entre hombres y mujeres en estudios transversales.[5]

c)   *Raza.* Por razones no claramente explicadas, la tasa de cronicidad del VHC es significativamente superior en afroamericanos que en caucásicos o hispanos.[5] Y, de igual modo, el riesgo de desarrollar hepatocarcinoma también es superior en la población negra y asiática.[10]

d)   *Ictericia y respuesta inmune.* Los pacientes que en la infección aguda presentan ictericia evolucionan a HCC con menos frecuencia que aquellos que no la presentan. Esto se ha comprobado, al menos, en dos estudios: en un grupo de 142 infectados por drogas intravenosas, quienes eliminaron el virus habían tenido más síntomas e ictericia;[11] y en el seguimiento de 917 mujeres embarazadas que habían sido tratadas con inmunoglubolina Rh infectada, donde se constató que el virus cronificó en el 43 % de ellas, las que presentaron ictericia, y no se cronificó en el 60 %, las que no la presentaron.[12] Probablemente, la ictericia sea la expresión de una respuesta inmune más vigorosa que logra eliminar el virus y, de hecho, es bien conocido que cuando la inmunidad está deteriorada, como sucede en la infección por VIH, las tasas de cronicidad del VHC son muy elevadas.

Sin embargo, los pacientes con HCC presentan notables diferencias en cuanto al grado de lesión hepática. Básicamente, la estadificación de la HCC se hace en función de la actividad y la fibrosis, ambas evaluadas en la biopsia hepática mediante diferentes sistemas de puntuación. Uno de estos sistemas, sencillo y validado en varios estudios, es el METAVIR.[13] Las lesiones histológicas de la HCC se valoran con dos puntuaciones diferentes: una para la actividad necroinflamatoria (A0-A3) y otra para el estadío de fibrosis (F0-F4). La actividad no es ni mucho menos un buen predictor de fibrosis y en un tercio de los pacientes no hay una buena correlación entre actividad y fibrosis.[13] En cambio, el estadío de fibrosis refleja, por un lado, la vulnerabilidad del paciente para la lesión hepática y, por otro, predice de algún modo la probabilidad de progresión a cirrosis, así como la velocidad de progresión de la fibrosis, ya que se ha visto que se correlaciona con la edad en el momento de la biopsia y la duración de la infección. Los resultados de varios estudios observacionales han permitido distinguir tres grupos de pacientes en función de cuál sea la velocidad de progresión de la fibrosis (rápida, intermedia o lenta), y ello viene determinado por algunos factores que se van a analizar a continuación. En otros modelos,[14] se estima que la progresión es lineal, pero con cuatro fases en las que la fibrosis progresa con diferente rapidez: muy lentamente en la fase inicial y seguida de períodos de progresión lenta, intermedia o rápida, excepto cuando hay asociada infección por VIH o la infección se contrae después de los 50 años, situaciones ambas en las que la progresión es rápida desde el comienzo.

## 4.1	*Factores asociados con la progresión de la fibrosis*

Víricos	Huésped	Externos
Carga viral	Edad	Alcohol
Genotipo	Sexo	Tabaco
Cuasiespecies	Raza	Contaminantes
	Coinfección VHB o VIH	
	Hemocromatosis	
	Esteatosis/esteatohepatitis	
	Diabetes/obesidad	
	Factores genéticos (HLA)	

Tabla 1. Factores relacionados con la progresión de la hepatitis crónica C.

4.1.1   Edad

Varios estudios demuestran que existe una correlación entre la edad a la que se contrae la infección y la fibrosis. A igualdad en la duración de la infección, los pacientes que se infectan después de los 40 años tienen más probabilidades de desarrollar fibrosis que los que adquieren la infección antes de esa edad,[15] probablemente en relación con una vulnerabilidad superior a factores ambientales (sobre todo estrés oxidativo) o con una reducción del flujo sanguíneo o un deterioro de las actividades mitocondrial e inmune.[13]

4.1.2   Sexo

Independientemente de la edad, algunos autores han observado que los varones presentan una progresión de la fibrosis 10 veces más rápida que las mujeres, lo cual podría deberse a la acción de las hormonas femeninas. Esto se ha constatado en algún modelo experimental de lesión en el que los estrógenos modulan la fibrogénesis, bloquean la proliferación de las células estrelladas y pueden modificar la expresión de algunos factores solubles como el factor de transformación del crecimiento.[16]

4.1.3   Raza

Hay algunas evidencias que demuestran que la cirrosis es menor en los afroamericanos que en caucásicos, aunque paradójicamente, este grupo racial es el que tiene una tasa mayor de infección con una tasa también más alta de progresión a HCC y con menor tasa de respuesta al tratamiento.

4.1.4   Coinfección

También es bien conocido que la infección con otros virus que comparten las mismas vías de transmisión que el VHC (VIH y hepatitis B) es un factor de progresión más rápido,[1] especialmente en los sujetos en los que la inmunosupresión es mayor.

4.1.5   Condiciones asociadas

Sobrecarga de hierro. Los depósitos hepáticos de hierro se han asociado con la progresión de la HCC y con la menor respuesta al tratamiento. En vista de estos resultados, se ha intentado encontrar una relación entre las mutaciones responsables de la hemocromatosis (C282Y) y la mayor lesión hepática en pacientes con HCC. Se evaluaron 137 pacientes, de los que 10 tenían el alelo C282Y, ninguno homocigoto. Los portadores del alelo presentaban mayor lesión hepática y la tasa de cirrosis también era superior.[17]

Esteatosis/esteatohepatitis. En general, la mayoría de las publicaciones que han evaluado la influencia de la esteatosis en la fibrosis hepática de los pacientes con HCC han demostrado que se relaciona tanto con la severidad de la actividad necroinflamatoria como con la fibrosis.[13] Además, la velocidad de progresión parece estar en relación con el mayor grado de esteatosis. Sin embargo, no hay estudios que demuestren esta asociación independientemente de otras variables de confusión, lo que genera dudas en cuanto a la relevancia real de la esteatosis *per se* en la fibrogénesis.

Diabetes. Muchos autores han encontrado una asociación epidemiológica entre la HCC y la diabetes tipo 2. No obstante, muy pocos se han centrado en demostrar las consecuencias de esta asociación en la lesión hepática. Habitualmente, el grado de fibrosis es superior en los pacientes con diabetes, pero cuando se tienen en cuenta otros factores de riesgo para el desarrollo de fibrosis, los resultados son discordantes. Un estudio en el que se incluyeron 710 pacientes con infección por VHC de duración conocida, reveló que las cifras elevadas de glucosa se asociaban con fibrosis más avanzada, así como con una tasa de progresión más rápida, independientemente de otros factores de riesgo.[18] Pero también es conocido que la cirrosis hepática induce alteraciones del metabolismo de la glucosa, lo que puede conducir a interpretaciones erróneas de la relación niveles altos de glucosa/diabetes con la fibrosis hepática. No obstante, en el estudio anterior, la asociación se mantuvo tras excluir del análisis a los pacientes con cirrosis, y además se observó que ésta era sólo con los estadíos intermedio o avanzado de fibrosis y no con los iniciales, por lo que parece que la hiperglucemia tiene un papel importante en la perpetuación de la fibrogénesis más que en la iniciación de la misma.

Obesidad. En general, los pacientes obesos con HCC tienen más fibrosis que los no obesos, pero parece que esta relación no es independiente de otros factores como la hiperglucemia o la diabetes. Probablemente, ello se deba a que en la mayoría de los estudios no se diferencia entre obesidad visceral y periférica, ya que sólo la primera se correlaciona con una resistencia a la insulina y las complicaciones derivadas de la misma, en particular la esteatosis hepática. Debido a la complejidad de las interacciones entre la resistencia a la insulina y el daño hepático, resulta bastante difícil determinar cuál es la contribución exacta de la obesidad en la lesión histológica. Otro punto de discrepancia es la presencia de estatohepatitis no alcohólica en pacientes obesos con HCC, que podría favorecer la progresión de la fibrosis hepática. Sin embargo, la histología de las lesiones por HCC y esteatohepatitis es muy parecida, por lo que no es fácil establecer la presencia de esteatohepatitis en la HCC.

En cualquier caso, la pérdida de peso en los pacientes con HCC mediante dieta y ejercicio les beneficia, pues mejora la esteatosis y la fibrosis.[19]

4.1.6   Genes

Se ha estudiado la influencia genética en los pacientes con HCC para evaluar la capacidad de eliminar el VHC y la progresión de la enfermedad.[1] Como resultado de estos estudios, se han encontrado algunos antígenos HLA de clase I y II, que se asocian con una mayor progresión (B54, DRB*0405, y DQB1*0401), y otros (DRB1*1302, DRB1*1101, y DQB1*0604) con actividad muy baja de la hepatitis y transaminasas normales. Otros factores genéticos involucrados en la mayor progresión son los polimorfismos en los genes del factor de transformación de crecimiento β1 y angiotensina II.

4.1.7   Factores virales

Ni el genotipo ni la carga viral en el momento de la biopsia ni las cuasiespecies se han asociado con el grado de fibrosis. Únicamente el genotipo 3 podría tener alguna relación debido a la asociación entre la esteatosis y este genotipo concreto.[20] En cambio, todos estos factores son muy importantes al evaluar las posibilidades de respuesta al tratamiento.

4.1.7   Factores externos

Alcohol. El consumo de alcohol es uno de los factores que más influyen en la progresión de la HCC, especialmente cuando la ingesta es elevada y de forma continuada. El dintel para considerar que la ingesta de alcohol es nociva se ha establecido en unos 20 g diarios para las mujeres y 30 g diarios para los hombres, pero cantidades menores podrían facilitar la progresión de la enfermedad en las personas con HCC.[15] No obstante, quedan cuestiones por dilucidar sobre la influencia del consumo del alcohol en la progresión: tipo de ingesta (ocasional *versus* continuada), la cantidad de alcohol consumida a lo largo de la vida, el tipo de bebida alcohólica, la posible acción sobre la replicación viral, posibles diferencias entre hombres y mujeres, etc.

Tabaco. La posible influencia del tabaco como factor de riesgo independiente de la progresión de las enfermedades hepáticas en general es difícil de determinar porque en algunos grupos de pacientes como los alcohólicos, se trata de personas con predisposición a fumar, lo que puede enmascarar los resultados. En un estudio de 310 pacientes con HCC, se observó que los fumadores tenían más fibrosis que los no fumadores, en el análisis multivariante y ajustado por edad.[21] Los autores sugieren que algún producto hepatotóxico del tabaco sería el responsable.

Otros. La posibilidad de que determinados elementos de la dieta y ambientales puedan ejercer alguna influencia en la progresión de la HCC es atractiva, pero a fecha de hoy no se dispone de resultados concluyentes.

5   Complicaciones a largo plazo de la HCC

5.1   Cirrosis hepática

La evolución de la HCC hacia la cirrosis suele ser silente, hasta tal punto que muchos pacientes no conocen que tienen una infección por VHC hasta que presentan complicaciones de la enfermedad hepática terminal o desarrollan un hepatocarcinoma. Las descompensaciones de la cirrosis incluyen la ascitis, la hemorragia digestiva alta ya sea por varices o por gastropatía de la hipertensión portal, el síndrome hepatorrenal y la encefalopatía hepática. La supervivencia estimada a los 3, 5 y 10 años en los casos de cirrosis compensada es del 96, 91 y 79 %, respectivamente. La probabilidad acumulada de presentar un episodio de descompensación clínica es del 5 % a un año vista, pero aumenta hasta el 30 % a los 10 años de diagnosticada la cirrosis. Además, una vez que ya ha habido descompensaciones, la supervivencia a los cinco años cae hasta el 50 %.

5.2   Hepatocarcinoma

El diagnóstico del hepatocarcinoma en los pacientes con HCC suele hacerse cuando ya han desarrollado una cirrosis, siendo excepcional su aparición cuando no la hay. No obstante, la infección por VHC por sí misma confiere un riesgo 17 veces mayor para el desarrollo del hepatocarcinoma comparado con los pacientes no infectados, y ello se ha corroborado en estudios retrospectivos en los que se ha constatado que el tratamiento con interferón reduce el riesgo de evolución hepatocarcinoma, sobre todo en aquellos que presentan respuesta viral sostenida. El riesgo de aparición de hepatocarcinoma está en relación con la cirrosis, aunque hay algunas evidencias de que los pacientes con cirrosis por VHC tienen un riesgo mayor que los pacientes con cirrosis alcohólica, lo que indicaría que el VHC desempeña algún papel en la carcinogénesis, ya sea directamente o a través de las lesiones que produce.

Al igual que sucede con la cirrosis, no es sencillo calcular el tiempo que transcurre desde la adquisición de la infección hasta que aparece el hepatocarcinoma. La situación habitual es que el momento de la infección no se conoce en la mayoría de los casos; pero, por otra parte, en aquellos casos en que sí se conoce, como en las transfusiones o intervenciones quirúgicas, suele realizarse un control y seguimiento más estrechos que permitirían extraer más conclusiones. Se estima que desde que se contrae la infección hasta que aparece el hepatocarcinoma transcurren aproximadamente unos treinta años. Ahora bien, una vez que se ha establecido la cirrosis, las tasas de hepatocarcinoma anual son del 1 al 4 %, y ligeramente superiores en Japón (5-7 %).

6 Manifestaciones extrahepáticas de la hepatitis crónica C

La infección por VHC no solamente afecta al hígado, sino que en la historia natural de la HCC se han descrito varias manifestaciones que involucran a diferentes órganos, constituyendo lo que se denomina manifestaciones extrahepáticas de la hepatitis C. Según distintos estudios, entre el 40 y el 74 % de los pacientes con HCC pueden presentar al menos una de estas manifestaciones en el curso de la enfermedad,[22] e incluso en ocasiones pueden ser la primera expresión de ésta. La primera asociación que se describió fue con la crioglobulinemia mixta esencial, pero hay otras muchas que se pueden clasificar en cuatro grupos (véase la tabla 2) según el grado de implicación del virus en la patogénesis.

Grupo A	Asociación definida basada en una prevalencia alta y un mecanismo patogénico claro.
Grupo B	Prevalencia mayor que en los controles.
Grupo C	Síndromes no bien caracterizados.
Grupo D	Observaciones anecdóticas.

Tabla 2. Clasificación de las manifestaciones extrahepáticas de la HCC.

6.1 Patogénesis

A pesar de que muchos autores han investigado los mecanismos patogénicos de la infección por VHC, no está claro por qué algunos pacientes sólo tienen enfermedad hepática crónica y otros presentan manifestaciones extrahepáticas. Teóricamente, los tejidos infectados diferentes al hígado podrían actuar como reservorios del VHC a partir de los que se produciría la persistencia o la reactivación de la infección. Uno de los tejidos por los que el VHC tiene afinidad es el tejido linfático, lo que unido a la capacidad de evitar el sistema inmune de este virus, explica muchas de estas manifestaciones. Así, una de las alteraciones inmunes que podrían deberse a la infección es la activación policlonal o monoclonal responsable de la crioglobulinemia mixta. La activación monoclonal, unida a reajustes moleculares, translocaciones cromosómicas o sobreexpresión de bcl-2, podría ser la responsable del desarrollo de un linfoma no Hodgkin.

6.2 Crioglobulinemia mixta (CM)

Es el síndrome más estudiado y conocido de los asociados con la infección por VHC. Básicamente, las crioglobulinas son inmunoglobulinas que precipitan a temperaturas por debajo de los 37 ºC. En función de su clonalidad se clasifican en tres categorías, tal y como se refleja en la tabla 3. Concretamente, la infección por VHC se asocia con los tipos II y III y los crioprecipitados suelen contener grandes cantidades de antígenos del VHC o anticuerpos frente al VHC.[22] La activación de los linfocitos se produce por la unión del VHC a través de la proteína E2 al receptor CD81 de la superficie del linfocito B, y la consiguiente activación del mismo.[23] Al principio la producción de inmunoglobulinas es policlonal, hasta que surge un clon de células B dominante, responsable de la producción monoclonal.

Tipo	Clonalidad inmunoglobulinas	Enfermedad asociada
Tipo I	Monoclonal IgG o IgM	Enfermedades linfoproliferativas
Tipo II (mixta)	Policlonal (principalmente IgG) y monoclonal (IgG, IgM, IgA)	Crioglobulinemia mixta
Tipo III (mixta)	Policlonal IgG e IgM	Crioglobulinemia mixta

Tabla 3. Clasificación de las crioglobulinas.

Se trata de una vasculitis sistémica de los vasos de pequeño y mediano calibre, producida por depósitos de los inmunocomplejos circulantes. Aunque las crioglobulinemias pueden encontrarse hasta en el 50 % de los pacientes con infección por VHC según algunos estudios, sólo una pequeña proporción (15 %) presentan síntomas relacionados con la misma, siendo los más frecuentes el malestar general, los dolores articulares y la astenia. Otros signos son:

a) *Piel.* Se afecta hasta en el 95 % de los casos, en forma de una vasculitis cutánea que va desde una púrpura palpable y petequias en miembros inferiores hasta úlceras necróticas.

b) *Riñón.* Aproximadamente el 35-60 % de los pacientes con CM presentan afectación renal, siendo la glomerulonefritis membranoproliferativa el cuadro más común.[24] Aproximadamente en el 85 % de los pacientes con glomerulonefritis membranoproliferativa asociada a la CM se detecta ARN del VHC, mientras que sólo se detecta en el 25 % de los casos no asociados a CM. Clínicamente, se presenta en la cuarta parte de los pacientes con proteinuria de rango nefrótico (> 3 g / 24 h), edema, hipertensión e hipocomplementemia. En un tercio de los pacientes se presenta como síndrome nefrítico y fallo renal agudo. Pero en la mayoría de las ocasiones el cuadro es leve en forma de proteinuria, hematuria e insuficiencia renal leves. El 20 % de los pacientes presentan afectación renal al comienzo de la enfermedad y el deterioro de la función renal es un dato de mal pronóstico en el curso de la enfermedad.

c) *Neuropatía periférica.* Es un cuadro de frecuencia muy variable (7-90 %), pero representa una de las formas clínicas más graves de la CM. Es una neuropatía principalmente sensorial en forma de entumecimiento, quemazón, hormigueos, picor, pinchazos, que afecta a manos y pies, aunque puede ocurrir en cualquier parte del cuerpo. A veces se presenta como una mononeuritis múltiple.

d) *Daño hepático.* Un metaanálisis de 19 estudios con 2.323 pacientes con HCC ha revelado que existe una asociación entre CM y cirrosis, tras ajustar por edad, sexo y duración de la infección,[25] por lo que los autores concluyen que la presencia de crioglobulinas puede considerarse un factor de riesgo de progresión de la HCC hacia la cirrosis. No obstante, en otros estudios se ha encontrado que la CM sintomática se asocia con una prevalencia menor de cirrosis.

Respecto al tratamiento de la CM, una vez que se ha demostrado su relación con la infección por VHC, se considera que debe basarse en la erradicación del virus. Los tratamientos sintomáticos sólo consiguen mejorías transitorias. En los pacientes con insuficiencia renal (aclaramiento de creatinina inferior al 50 %) debe evitarse el empleo de ribavirina y en aquéllos con neuropatía, el interferón puede empeorar la clínica, ya que se ha descrito incluso la aparición de neuropatías *de novo* tras iniciar tratamientos con este fármaco.

6.3　Trastornos linfoproliferativos

Los linfocitos infectados por VHC pueden sufrir una transformación maligna y desarrollarse un linfoma no Hodgkin de células B (LNH), y probablemente, el paso intermedio sea una CM de larga evolución en asociación con algunas mutaciones como la del gen myc.[26] Entre los pacientes con LNH, la positividad de los anticuerpos antiVHC es muy variable, oscila entre el 0 y el 33 %, en relación con diferencias regionales en la prevalencia de infección por VHC. En países con prevalencias altas de infección por VHC, como Italia o Japón, los pacientes con LNH también tienen infección con más frecuencia, a diferencia de lo que sucede en los países con tasas de infección bajas, donde se han comunicado series de pacientes con LNH en las que ningún paciente tenía antiVHC. En un metaanálisis que incluyó 48 estudios, se observó que la prevalencia de infección por VHC en los pacientes con LNH era del 15 %, significativamente mayor que la de la población general (1,5 %) y que la de pacientes con otras enfermedades hematológicas (2,9 %), lo que sugiere un papel etiológico del VHC en el LNH.[27] Estudios en los que se ha evaluado la aparición de LNH en pacientes con HCC también han mostrado que la prevalencia de LNH en estos pacientes es de 2 a 4 veces superior a la de la población no infectada. Si bien el papel oncogénico del ARN del VHC puede ser discutible porque se replica sin ADN intermediario y no se integra en el genoma del huésped, el VHC podría producir malignidad por otros mecanismos, por ejemplo por la activación de oncogenes, la inducción del crecimiento celular o la inhibición de la apoptosis. Los mecanismos propuestos para el desarrollo de LNH en los pacientes con infección crónica por VHC son dos. Uno de ellos a través de la expansión monoclonal de células B secretoras de inmunoglobulinas (crioglobulinas), sobre la que incidirían factores genéticos y ambientales que resultarían en mutaciones genéticas con activación de oncogenes que, finalmente, producirían el LNH. La otra posibilidad sería la inhibición de la apoptosis de los linfocitos infectados por VHC a través de translocación t(18:14), que ocasiona sobreexpresión del oncogén bcl2, y una segunda mutación (myc), que conduce al desarrollo del linfoma.[22]

La expresión clínica del LNH suele ser poco evidente y, por tanto, el diagnóstico, tardío. Hay una serie de linfomas asociados a la CM, menos agresivos: el linfoma folicular, la leucemia linfocítica crónica de estirpe B, el linfoma linfoplasmocítico y el linfoma de la zona marginal. Otros tipos de linfoma, como el de células grandes de alto grado, son más frecuentes en pacientes que no presentan CM o no tienen infección por VHC.

En el 65 % de los casos de LNH asociado a VHC hay afectación extranodal, fundamentalmente de las glándulas salivares y del hígado, comparado con el 19 % de los que no tienen infección por VHC. Esta característica se relaciona con la hipótesis de que estos linfomas se desarrollan selectivamente a partir de la zona marginal. Varios estudios han mostrado una relación entre la infección por VHC y los linfomas del tejido linfoide asociado a las mucosas (MALT), habiéndose aislado ARN del VHC en la mucosa gástrica de pacientes con linfoma MALT, lo que sugiere la posibilidad de que el VHC esté implicado en la patogénesis.[28] Además, la infección por VHC también influye en el pronóstico del linfoma. Una cohorte de 26 pacientes con linfoma B difuso de células grandes e infección por VHC se comparó con casos de pacientes sin infección. Tanto la transformación de linfomas de bajo grado a difuso de células B grandes, como la afectación esplénica y la hepatotoxicidad fueron mayores en los pacientes con hepatitis C. También la supervivencia fue menor en los infectados.[29]

El tratamiento es similar al de los linfomas no asociados a infección por VHC, pero algunos datos sugieren que el tratamiento antiviral con interferón y ribavirina puede ser útil. Sin embargo, en los linfomas de alto grado se requerirá tratamiento con quimioterapia sistémica.

Además del LNH, en los pacientes con HCC se han encontrado otras alteraciones hematológicas, como gammapatías de significado incierto en el 11 % de los pacientes con hepatitis C y sin crioglobulinas. Se trata de gammapatías IgM/Kappa y algunos autores han encontrado asociación con el genotipo 2a/c. Se recomienda la monitorización de estas gammapatías para excluir la posible evolución a mieloma múltiple.

6.4 Manifestaciones cutáneas y mucosas

6.4.1 Porfiria cutánea tarda

Es un trastorno adquirido que se caracteriza por fotosensibilidad y lesión hepática debidas al descenso de la actividad de la uroporfirinógeno decarboxilasa en el hígado y el consiguiente exceso de producción de uroporfirinógeno detectable en sangre y en orina. Es la forma más común de porfiria en nuestro medio. Las manifestaciones cutáneas se relacionan con la exposición al sol, apareciendo fragilidad cutánea, formación de vesículas y ampollas que pueden ser hemorrágicas. Con el paso del tiempo, se desarrollan las lesiones crónicas en forma de hiper o hipopigmentación, hipertricosis, alopecia, hirsutismo y lesiones esclerodermiformes. La prevalencia de infección en los pacientes con profiria cutánea tarda es alta, del 40-50 %, dependiendo de la zona geográfica. No obstante, el VHC no interviene en el metabolismo de las porfirinas y la patogenia de la asociación porfiria-VHC no está aclarada. Uno de los posibles efectos del VHC es el depósito de hierro en el hígado como efecto favorecedor del desarrollo de la porfiria, ya que en modelos experimentales se ha visto que el hierro puede interferir en la actividad de la enzima uroporfirinógeno decarboxilasa, y también se ha visto que alteraciones genéticas relacionadas con el metabolismo del hierro (mutaciones gen HFE) son más prevalentes en los pacientes con porfiria. También la cirrosis debida a la HCC podría ser el desencadenante,[30] quizá porque la HCC se acompaña de un descenso de glutatión intrahepático al tiempo que aumentan los radicales libres, lo que produce estrés oxidativo que puede generar la oxidación del uroporfirinógeno y la acumulación de uroporfirinas.

El tratamiento de la porfiria cutánea tarda asociada al VHC incluye evitar la exposición al sol, la abstinencia de alcohol, la depleción de hierro mediante flebotomías y el tratamiento antiviral. Diferentes estudios han demostrado que la eliminación del VHC conlleva la normalización de la ferritina y de los niveles de porfirinas, así como la mejoría de los síntomas cutáneos.

6.4.2   Liquen plano

Es una enfermedad inflamatoria que se caracteriza por una queratinización anormal de la piel y la mucosa oral. De etiología desconocida, se manifiesta en forma de una erupción recurrente pruriginosa con pápulas blanco-violáceas planas brillantes que pueden agruparse formando círculos o líneas en las zonas de flexión y en las mucosas suelen formar lesiones de morfología arboriforme. En la biopsia se aprecia una infiltración por linfocitos CD4 en la dermis superior, con degeneración vacuolar en el epitelio basal y presencia de cuerpos acidófilos. Se han considerado diferentes factores etiológicos: infecciones bacterianas o víricas, respuesta inmunológica anómala, trastornos circulatorios, alergia, estrés, fármacos, alteraciones del metabolismo de la glucosa, etc.

En numerosos estudios se ha demostrado la relación existente entre la infección por VHC y el liquen plano, aunque la prevalencia del VHC es muy variable, pues refleja también las diferencias regionales. En un estudio caso-control, que incluyó a 34.204 pacientes con hepatitis C frente a 13.681 controles sin hepatitis C, se observó en el análisis multivariante que la probabilidad de padecer un liquen plano era significativamente mayor en los pacientes con hepatitis C, con un riesgo acumulado de 2,3 veces.

El VHC se ha detectado en las lesiones de la piel y de la mucosa oral[31] mediante técnicas de hibridación *in situ* y RT-PCR, lo que demuestra, por tanto, su capacidad de replicación en estos tejidos. No obstante, la patogenia de las lesiones parece estar más relacionada con la respuesta inmune mediada por células T específicas que con la replicación viral.

No hay conclusiones definitivas acerca de la respuesta de esta lesión al tratamiento antiviral, pues en algunos trabajos se describe mejoría pero en otros se concluye que el interferón puede desencadenar o agravar las lesiones. Algunos autores sugieren que la ausencia de mejoría del liquen tras el tratamiento antiviral estaría relacionada con la persistencia de ARN en la mucosa oral que perpetuaría la respuesta inmune.

6.4.3   Cáncer oral

Aparte de que el liquen plano sea considerado una condición preneoplásica, se ha demostrado que existe una asociación entre la infección por VHC y el cáncer oral. Nagao *et al.* demostraron que la tasa de hepatitis C era mayor en los pacientes con cáncer oral que en los que padecían cáncer esofágico, gástrico o colorrectal. También se ha visto una asociación con el cáncer escamoso de cuello.

Por estas razones, debería hacerse una exploración oral en todos los pacientes con hepatitis C.

6.5   Manifestaciones endocrinas

6.5.1   Tiroideas

La relación entre la hepatitis C y la enfermedad tiroidea se ha abordado en muchos estudios, y se ha sugerido únicamente una relación causal particular con la enfermedad tiroidea autoinmune. El hipotiroidismo es quizá más frecuente en pacientes con hepatitis C. En un estudio en el que se incluyeron 630 pacientes con HCC sin cirrosis ni hepatocarcinoma, que no habían seguido ningún tratamiento con interferón y que procedían de zonas con deficiencia de yodo y zonas en las que no había deficiencia, se apreció que los pacientes con hepatitis C tenían niveles de TSH mayores que los controles y niveles de tiroxina libre menores, habitualmente asintomáticos (hipotiroidismo subclínico). Además, presentaban con más frecuencia anticuerpos antitiroglobulina y antiperoxidasa.[32] Todos estos hallazgos sugieren una relación entre la infección por VHC y los trastornos tiroideos. También se ha detectado una posible relación con el cáncer papilar de tiroides, pero el estudio se realizó en una zona con una alta prevalencia de infección, lo que podría ser un factor de confusión de esta asociación. En cualquier caso, el mecanismo patogénico de las enfermedades tiroideas asociadas con la infección por VHC no es conocido, aunque se ha sugerido que podría estar relacionado con los anticuerpos frente a microsomas de hígado/riñón tipo 1.

Otra cuestión que debe tenerse en cuenta es que el tratamiento con interferón puede desencadenar trastornos tiroideos, principalmente hipotiroidismo, y también desenmascarar alteraciones autoinmunes (Graves, tiroiditis de Hashimoto), sobre todo en aquellos pacientes que presentan una positividad de anticuerpos antitiroideos previa al tratamiento.

6.5.2   *Diabetes mellitus (DM)*

La diabetes mellitus es más frecuente en los pacientes con hepatitis C que en la población general. Algunos autores han sugerido que el VHC es un factor de riesgo para DM independiente de la enfermedad hepática; no obstante, la mayoría de estudios muestran una asociación con la enfermedad hepática avanzada o cirrosis donde, además, influyen otros factores como los haplotipos HLA. Sin embargo, un amplio estudio encontró que la tasa de DM no insulinodependiente en enfermedades hepáticas crónicas asociadas con la infección por VHC era mayor que la de otras enfermedades hepáticas, así como que la positividad de antiVHC en personas mayores de 40 años confería un riesgo de 3,77 para tener DM respecto a los antiVHC negativos.[33] Por otra parte, la DM influye en la historia natural de la HCC en el sentido de que aumenta el riesgo de hepatocarcinoma. Cuando se analizan cohortes de pacientes con DM se encuentra una prevalencia elevada de marcadores de hepatitis C en comparación con los grupos control, aunque es posible que si se hicieran ajustes por edad, sexo, nivel socioeconómico, masa corporal, raza, etc., las diferencias fueran menores.

La DM tipo 2, que es la asociada con la hepatitis C, ocurre fundamentalmente porque se produce una resistencia a la insulina y hay deficiencia en la secreción de la misma. Cuando hay una enfermedad hepática, otro factor que hay que tener en cuenta es la alteración en la producción hepática de glucosa. La resistencia ocurre incluso en pacientes con daño hepático mínimo y los indicadores de esta resistencia (HOMA-IR) se correlacionan con la lesión histológica hepática. El factor de necrosis tumoral alfa (TNF-α), que se correlaciona con la inflamación y la fibrosis en la HCC, se considera que favorece la captación de la glucosa en los tejidos periféricos y que promueve la gluconeogénesis en el hígado, lo que conduce a la resistencia a la insulina. Por otra parte, también se ha visto que la infección por VHC interviene en el metabolismo de la grasa del hepatocito, favoreciendo la acumulación de grasa, con las consecuencias que ello va a tener, tratadas en otros apartados.

6.6   *Manifestaciones reumatológicas*

En el curso de la hepatitis C, es muy común encontrar algún tipo de manifestación reumatológica y las artralgias y artritis aparecen en una elevada proporción de pacientes. El dolor y la fatiga musculares también son frecuentes.

Entre el 40 y el 65 % de los pacientes con HCC presentan algún autoanticuerpo, por ejemplo los antinucleares, la anticardiolipina, el antimúsculo liso, los anticuerpos frente a microsomas renal y hepático, los antitiroideos, etc., que habitualmente se detectan en enfermedades autoinmunes (hepatitis autoinmune, artritis reumatoide) con las que hay que hacer en muchas ocasiones el diagnóstico diferencial. En la HCC los títulos de autoanticuerpos suelen ser bajos, no hay predominio en las mujeres y tampoco suele haber asociación con el HLA, a diferencia de las enfermedades autoinmunes.

6.6.1 Síndrome de Sjögren

En el 50 % de los pacientes con infección por VHC se ha encontrado una sialoadenitis linfocítica similar a la del síndrome de Sjögren (SS) clásico, y en el 6 % de los pacientes con SS se ha demostrado infección por VHC, porcentaje mayor que el de la población general.[26] El SS se caracteriza por un descenso en la secreción lacrimal y salivar debido a la infiltración linfocítica de las correspondientes glándulas, lo que conlleva la aparición de sequedad ocular y bucal. Algunos pacientes sólo presentan estos síntomas, pero hay un grupo de pacientes que, además del defecto de secreción, tienen afectación del tejido conectivo y síntomas relacionados con la misma, por ejemplo artralgias.

El SS asociado a infección por VHC podría catalogarse como «pseudoSjögren» y presenta algunas diferencias respecto al SS. Los antiSSA y antiSSB suelen faltar o están a títulos bajos. El factor reumatoide es positivo en la mayoría de los pacientes y suele asociarse con hipocomplementemia y crioglobulinas. La xerostomía y la xeroftalmia suelen ser leves. La histología también es distinta; muestra sólo una pericapilaritis linfocítica leve y un predominio de los CD8.[26] En cuanto a la patogenia, se ha sugerido que podría haber una reacción cruzada entre la envoltura del VHC y el tejido salivar o bien una estimulación inmune mediada por la envoltura del VHC dirigida frente a las glándulas exocrinas, ya que se ha aislado ARN del VHC en las glándulas salivares de estos pacientes.

El tratamiento es sintomático mediante el empleo de lágrimas y saliva artificiales para mejorar la xeroftalmia y la xerostomía, y los antiinflamatorios o incluso esteroides para los síntomas articulares. En cuanto al posible efecto del tratamiento de la hepatitis C sobre los síntomas, hay muy pocos datos pero no parece que mejoren.

6.6.2 Artritis

Los pacientes con HCC pueden presentar dos tipos de artritis: una relacionada con la crioglobulinemia y otra independiente, que es menos frecuente. Los estudios epidemiológicos muestran importantes diferencias en cuanto a la prevalencia de infección por VHC en pacientes con artritis reumatoide, desde el 0,6 hasta el 7,3 %.[22] No está claro si la artritis se relaciona específicamente con el VHC o si es consecuencia de un proceso inflamatorio crónico. Se han propuesto varios mecanismos patogénicos: la coincidencia por azar de la infección y la artritis. En individuos genéticamente predispuestos, el VHC desencadenaría la enfermedad ya fuera al activar la respuesta inmune local por invasión directa de la sinovial o por la producción de citokinas; algunos incluso suponen que el VHC causaría un tipo especial de artritis infecciosa.

Desde un punto de vista clínico, la HCC se asocia a dos formas de afectación articular distintas: una poliartritis de pequeñas articulaciones, que recuerda a la artritis reumatoide, rara y habitualmente leve; y una oligoartritis no erosiva que afecta a articulaciones medianas y grandes, de curso intermitente,[34] que suele asociarse a crioglobulinemia.

No hay muchos datos acerca del tratamiento de la artritis asociada al VHC. Las medidas usuales (paracetamol, antiinflamatorios no esteroideos, corticoides, hidroxicloroquina) suelen ser suficientes, aunque en algunos casos puede ser necesario recurrir a inmunosupresores como el metotrexate. El tratamiento de la hepatitis C con interferón y ribavirina puede mejorar la artritis asociada al VHC, especialmente si hay crioglobulinemia. En el resto de casos, no se aconseja el tratamiento antiviral.[22]

6.7 Miocardiopatía

Se ha sugerido que el VHC podría estar relacionado con la miocardiopatía dilatada, la miocardiopatía hipertrófica, la displasia ventricular derecha arritmogénica y la miocarditis crónica.[26] Se ha encontrado que el 6,3 % de los pacientes con miocardiopatía hipertrófica y el 10,6 % de los que tienen miocardiopatía dilatada tenían anticuerpos frente al VHC y, además, estas tasas eran significativamente superiores a las de un grupo control. También se ha demostrado la presencia de cadenas de ARN del VHC positivas y negativas en el músculo cardíaco de estos pacientes, lo que indica el potencial de replicación del VHC en estos tejidos y su posible implicación patogénica. No obstante, parece que el mecanismo de lesión del miocardio estaría mediado por la respuesta inmune ligada a los antígenos de histocompatibilidad de clase II.

6.8 Neumonitis intersticial idiopática

Recientemente, se ha sugerido que la infección por VHC puede ser causa de neumonitis intersticial idiopática.[35] Ya en 1992, se comunicó que la tasa de antiVHC en 66 pacientes con esta entidad era del 28,8 %, significativamente superior a la de 9.464 controles. Aunque no está clara cuál es la asociación patogénica del VHC con la neumonitis, se ha sugerido que los linfocitos T activados y los eosinófilos están involucrados en la misma, porque se ha demostrado un aumento de estas células en lavados broncoalveolares, a pesar de que en sangre periférica los valores eran normales. También se ha observado la neumonitis intersticial idiopática como reacción adversa al tratamiento con interferón, que suele mejorar al retirar el tratamiento, aunque en ocasiones requiere la administración de corticoides.

6.9 Manifestaciones oculares

Se han descrito tres tipos de lesiones oculares en pacientes con HCC.

a) *Retinopatía isquémica.* Se han encontrado afecciones de la retina hasta en un tercio de los pacientes con infección por VHC cuando se realiza un examen cuidadoso, que incluye angiografía con fluoresceína. Las lesiones más frecuentes son hemorragias y exudados algodonosos, que en la mitad de los casos pueden ser bilaterales. La mayoría de los pacientes no presentan síntomas. La patogenia de estas lesiones estaría relacionada con una obstrucción del flujo sanguíneo retiniano por el depósito de inmunocomplejos en pacientes con crioglobulinas circulantes, aunque la hipertensión arterial y la diabetes serían factores favorecedores.

b) *Queratoconjuntivitis seca.* El VHC puede replicar en las glándulas lacrimales y, como consecuencia de la reacción inmune que va destruyendo el tejido glandular, se produciría un síndrome seco similar al que ocurre en el síndrome de Sjögren, aunque con algunas diferencias

c) *Úlcera de Mooren.* Es una queratitis ulcerosa muy dolorosa y de evolución progresiva. Su etiología es desconocida, si bien se ha sugerido que en casos puntuales se asociaba a la infección por VHC, estando además probablemente implicado algún mecanismo autoinmune, dado que responde bastante bien al tratamiento inmunosupresor. Sin embargo, también se ha observado una buena respuesta al tratamiento antiviral.

6.10 Púrpura trombocitopénica idiopática

La púrpura trombocitopénica idiopática es una enfermedad de etiología desconocida y probable patogenia autoinmune. Debe sospecharse de ella ante pacientes que presentan una cifra de plaquetas excepcionalmente baja en relación con el grado de fibrosis o de hipertensión portal. La prevalencia de infección por VHC entre pacientes con púrpura trombocitopénica idiopática es del 10-14 %.

La patogenia es desconocida, pero algunos datos avalan el papel del virus C, como es el hecho de que las plaquetas expresen en la superficie el receptor CD81 que puede interaccionar con el VHC, permitiendo la entrada a la plaqueta donde podría replicarse y, finalmente, inducir una respuesta inmune frente a esta célula. También se ha comprobado que el VHC podría llegar a la médula ósea y entrar en el megacariocito, donde se ha demostrado que puede replicarse.

El tratamiento antiviral, si bien puede producir trombopenia, ha demostrado la reversión de ésta en los casos de respuesta mantenida.

BIBLIOGRAFÍA

1. Seef LB. Natural history of chronic hepatitis C. Hepatology 2002; 36: S35-S46.

2. Seef LB. Natural history of hepatitis C. Hepatology 1997; 26 (Suppl 1): 21S-28S.

3. Liang TJ, Rehermann B, Seef LB, Hoofnagle JH. Ann Intern Med 2000; 132: 296-305.

4. McCaughan GW *et al.* Clinical assessment and incidence of hepatitis C RNA in 50 consecutive RIBA-positive volunteer blooddonors. Med J Aust, 1992; 157(4): 231-33.

5. Alter MJ *et al.* The prevalence of hepatitis C virus infection in the United States, 1988 through 1994. N Engl J Med 1999; 341(8): 556-62.

6. Vogt M *et al.* Prevalence and clinical outcome of hepatitis C infection in children who underwent cardiac surgery before the implementation of blooddonor screening. N Engl J Med 1999; 341(12): 866-70.

7. Sasaki N *et al.* Loss of circulating hepatitis C virus in children who developed a persistent carrier state after mother-to-baby transmission. Pediatr Res 1997; 42(3): 263-67.

8. Kenny-Walsh E. Clinical outcomes after hepatitis C infection from contaminated anti-D immune globulin. Irish Hepatology Research Group. N Engl J Med 1999; 340(16): 1228-233.

9. Wiese M *et al.* Low frequency of cirrhosis in a hepatitis C (genotype 1b) single-source outbreak in germany: a 20-year multicenter study. Hepatology 2000; 32(1): 91-96.

10. Nguyen MH *et al.* Role of ethnicity in risk for hepatocellular carcinoma in patients with chronic hepatitis C and cirrhosis. Clin Gastroenterol Hepatol 2004; 2(9): 820-24.

11. Villano SA *et al.* Persistence of viremia and the importance of longterm follow-up after acute hepatitis C infection. Hepatology 1999; 29(3): 908-14.

12. Wiese M *et al.* Low frequency of cirrhosis in a hepatitis C (genotype 1b) single-source outbreak in germany: a 20-year multicenter study. Hepatology 2000; 32(1): 91-96.

13. Massard J, Ratziu V, Thabut D, Moussalli J, Lebray P, Benhamou Y, Poynard T. Natural history and predictors of disease severity in chronic hepatitis C. Journal of Hepatology 44 (2006) S19-S24.

14. Poynard T, Ratziu V, Charlotte F, Goodman Z, McHutchison J, Albrecht J. Rates and risk factors of liver fibrosis progression in patients with chronic hepatitis C. J Hepatol 2001; 34: 730-39.

15. Chen SL, Morgan TR. The natural history of hepatitis C virus (HCV) infection. Int J Med Sci 2006; 3(2): 47-52.

16. Bissell DM. Sex and hepatic fibrosis. Hepatology 1999; 29: 988-89.

17. Smith BC, Grove J, Guzail M, Day CP, Daly AR, Burt AD, Bassendine M. Heterozygosity for hereditary hemochromatosis is associated with more fibrosis in chronic hepatitis C. Hepatology 1998; 27: 1695-699.

18. Ratziu V, Munteanu M, Charlotte F, Bonyhay L, Poynard T, LIDO Study Group. Fibrogenic impact of high serum glucose in chronic hepatitis C. J Hepatol 2003; 39: 1049-055.

19. Hickman IJ, Clouston AD, Macdonald GA, Purdie DM, Prins JB, Ash S *et al.* Effect of weight reduction on liver histology and biochemistry in patients with chronic hepatitis C. Gut 2002; 51: 89-94.

20. Ratziu V, Saboury M, Poynard T. Worsening of steatosis and fibrosis progression. Gut 2003; 52: 1386-387.

21. Pessione F, Ramond M-J, Njapoum C, Duchatelle V, Degott C, Erlinger S, Rueff B *et al.* Cigarette smoking and hepatic lesions in patients with chronic hepatitis C. Hepatology 2001; 34: 121-25.

22. Galossi A, Guarisco R, Bellis L, Puoti C. Extrahepatic manifestations of chronic HCV infection. J Gastrointestin Liver Dis 2007; 16 (1): 65-73.

23. Flint M, McKeating JA. The role of the hepatic C virus glycoproteins in infection. Rev Med Virol 2000; 10: 101-17.

24. Johnson RJ, Gretch DR, Yamabe H *et al.* Membranoproliferative glomerulonephritis associated with hepatitis C virus infection. N Engl J Med 1993; 328: 465-70.

25. Kayali Z, Buckwold VE, Zimmerman B, Schmidt WN. Hepatitis C, cryoglobulinemia, and cirrhosis: a meta-analysis. Hepatology 2002; 36: 978-85.

26. Okuse C, Yotsuyanagi H, Koike K. Hepatitis C as a systemic disease: virus and host immunologic responses underlie hepatic and extrahepatic manifestations. J Gastroenterol 2007; 42: 857-65.

26. Romero-Gómez M, García-Romero D. Hepatitis C: crioglobulinemia y linfoma no Hodgkin. Rev Esp Enferm Dig 2008; 100: 164-70.

28. Tursi A, Brandimante G, Chiarelli F, Spagnoli A, Torello M. Detection of HCV RNA in gastric mucosa-associated lymphoid tissue by in situ hybridization: evidence of a new extrahepatic localization of HCV with increased risk of gastric malt lymphoma. Am J Gastroenterol 2002; 97: 1802-806.

29. Besson C, Canioni D, Lepage E, Pol S, Morel P, Lederlin P *et al.* Groupe d'Étude des Lymphomes de l'Adulte Programs. Characteristics and outcome of diffuse large B-cell lymphoma in hepatitis C virus-positive patients in LNH 93 and LNH 98. Groupe d'Étude des Lymphomes de l'Adulte Programs. J Clin Oncol 2006; 24: 953-60.

30. Cacoub P, Renou C, Rosenthal E *et al.* Extrahepatic manifestations associated with hepatitis C virus infection. A prospective multicenter study of 321 patients. Groupe d'Étude et de Recherche en Medecine Interne et Maladies Infectieuses sur le Virus de l'Hepatite C. Medicine 2000; 79: 47-56.

31. Pilli M, Penna A, Zerbini A, Vescovi P, Manfredi M, Negro F *et al.* Oral lichen planus pathogenesis: a role for the HCVspecific cellular immune response. Hepatology 2002; 36: 1446-452.

32. Antonelli A, Ferri C, Pampana A, Fallahi P, Nesti C, Pasquín M *et al.* Thyroid disorders in chronic hepatitis C. Am J Med 2004; 117: 10-3.

33. Mehta SH, Brancati FL, Sulkowski MS, Strathdee SA, Szklo M, Thomas DL. Prevalence of type 2 diabetes mellitus among persons with hepatitis C virus infection in the United States. Ann Intern Med 2001; 133: 592-99.

34. Rosner I, Rozenbaum M, Toubi E, Kessel A, Naschitz JE, Zuckerman E. The case for hepatitis C arthritis. Semin Arthritis Rheum 2004; 33: 375-87.

35. Vassallo R. Viral-induced inflammation in interstitial lung disease. Semin Respir Infect 2003; 18: 55-60.

Capítulo 6
Esteatosis y hepatitis crónica C

R. Aparcero, L. Grande, M. Romero-Gómez

Unidad de Gestión Clínica de
Enfermedades Digestivas
Hospital Universitario de Valme
Sevilla

Dirección para correspondencia
Hospital Universitario de Valme
Dr. M. Romero-Gómez
mromerog@supercable.es

1 Introducción

La esteatosis hepatocitaria, definida como la acumulación de gotas de grasa en los hepatocitos, es un rasgo histológico común a un grupo de enfermedades hepáticas entre las que se incluyen trastornos metabólicos o inducidos por el alcohol, hepatitis por virus C (HVC) y enfermedades hepáticas relacionadas con el consumo de fármacos. Es una lesión muy común observada en más de la mitad de los pacientes con hepatitis por virus C, con una prevalencia del 40 al 86 % en función del genotipo. La mayoría de los pacientes tienen esteatosis simple, pero la aparición de estatohepatitis no alcohólica se ha encontrado en aproximadamente el 10 % de pacientes con virus C.[1] En la hepatitis C se han descrito dos tipos principales de esteatosis: la metabólica y la viral. La esteatosis metabólica se asocia con el síndrome metabólico y aparece en pacientes infectados por virus C genotipo 1 y la esteatosis viral se relaciona con la replicación viral y aparece en pacientes infectados por virus C genotipo 3, independiente de cofactores esteatogénicos conocidos y directamente relacionada con el efecto citopático del virus.

La esteatosis hepática se ha relacionado también con el desarrollo de fibrosis así como con el incremento del riesgo de desarrollar un carcinoma hepatocelular. El depósito de grasa citoplasmático actúa como una organela de apoyo a la replicación viral. Aunque la esteatosis se observó con más frecuencia en el genotipo 3a, los ratones transgénicos que expresan la proteína del core derivada del genotipo 1 también desarrollan esteatosis.[2]

La infección crónica por virus de la hepatitis C puede inducir resistencia a la insulina. Algunos datos epidemiológicos basados en estudios cruzados y cohortes longitudinales apoyan una asociación entre la infección por dicho virus y el riesgo de desarrollar diabetes mellitus tipo 2 (DM 2). La mayoría de los ratones transgénicos que expresan la proteína del core del virus C desarrollan DM tipo 2. En efecto, pacientes con hepatitis C presentan un índice de resistencia a la insulina mayor que los controles sanos o pacientes con otras enfermedades hepáticas, a pesar de presentar similitud en cuanto al sexo, índice de masa corporal y edad. La resistencia a la insulina aparece por efecto directo de las proteínas virales.[3] En esta revisión analizaremos el papel que desempeña el virus en la patogénesis de la esteatosis y la resistencia a la insulina junto con el impacto de ambos en los trastornos metabólicos en el desarrollo clínico de la enfermedad.

2   Patogénesis de la esteatosis en la hepatitis C

La esteatosis hepática es el resultado del incremento de ácidos grasos libres liberados por el tejido adiposo visceral hacia el hígado junto con alteraciones en el metabolismo lipídico: problemas en la secreción lipídica, incremento de su síntesis y problemas en la oxidación lipídica en la célula. Además, el estrés oxidativo, la disregulación de las citocinas y la resistencia a la insulina son las mayores alteraciones metabólicas asociadas a la esteatosis hepatocitaria.

2.1   Virus C y metabolismo lipídico

El virus C es capaz de bloquear el metabolismo lipídico. La infección por este virus podría interferir la secreción lipídica de los hepatocitos por disminución de la actividad de la apolipoproteína B (ApoB). En efecto, en pacientes con hepatitis C, la disminución de los niveles séricos de ApoB se ha relacionado con la aparición de esteatosis hepática. Además, la proteína del core del virus C modifica la secreción de lipoproteínas tipo VLDL mediante el bloqueo de la proteína microsomal transportadora de triglicéridos (MTP).[4] Los pacientes con virus C genotipo 1 y esteatosis hepática tienen disminuida la concentración sérica del ARNm de la MTP y ello se ha relacionado con la sensibilidad a la insulina así como con el índice de masa corporal, mientras que en los pacientes infectados por virus C genotipo 3 se asocian directamente con la concentración sérica de ARN del virus. Además, la actividad de la MTP en los pacientes infectados con virus C genotipo 3 es menor que en los infectados por el virus genotipo 1. Así, esta proteína desempeña el papel principal en el desarrollo de la esteatosis y podría estar regulada por factores virales. El virus C promueve la síntesis de los ácidos grasos, favoreciendo con ello la actividad de la *sterol-regulatory-binding-protein-1c* (SRBP1C), encargada de la translocación dentro del núcleo, y, por lo tanto, también la transcripción de genes relacionados con el metabolismo lipídico, como la sintetasa de ácidos grasos libres (FAS), la acetil CoA carboxilasa (ACC), la hidroximetilglutaril coenzima A reductasa (HMG-CoA) y la ATP citrato liasa. Por último, el virus C podría inhibir la oxidación lipídica. La proteína del core interacciona con la membrana externa mitocondrial promoviendo la producción de radicales libres y la síntesis y peroxidación de membranas lipídicas. Además, su repercusión inhibiendo el receptor activado de la proliferación del peroxisoma (PPAR) favorece la disminución de la degradación lipídica por mecanismo genético, inhibiendo por lo tanto la oxidación lipídica y promoviendo su acumulación en el interior del citoplasma. Así, el virus C podría modificar el metabolismo lipídico e inducir la esteatosis tanto por sí mismo como por su acción a través de otros factores metabólicos.

2.2   *Tipos de esteatosis hepática por virus C*

Hasta el momento, en la hepatitis C se han descrito dos tipos de esteatosis: la viral y la metabólica.

2.2.1   *La esteatosis viral*

La esteatosis viral aparece en pacientes infectados con virus C genotipo 3. En un estudio se determinó que más del 40 % de los pacientes con virus C genotipo 3 no presentaban alteraciones metabólicas (pacientes no alcohólicos, con un índice de masa corporal normal y sensibilidad a la insulina). La carga sérica e intrahepatocitaria del ARN del virus C se ha relacionado con el porcentaje de hepatocitos con gotas de grasa, y su eliminación posterior se ha vinculado con la desaparición de la esteatosis.[5] En los pacientes infectados por el virus C genotipo 3, existe una disminución hepática de los niveles de PPAR y ARNm de la MTP y en ellos la acumulación de grasa es tres veces mayor que en los pacientes no infectados por virus C genotipo 3. No está del todo claro cuál es el mecanismo por el que la infección por virus C genotipo 3 induce de manera más eficiente la esteatosis respecto a la infección en pacientes con diferentes genotipos del virus C. Algunas modificaciones en la secuencia de aminoácidos de la proteína del core podrían explicar una pequeña parte de estas diferencias. Además, un polimorfismo específico en la proteína del core del genotipo 3 se ha asociado a la acumulación de lípidos en el hepatocito. La sustitución de aminoácidos de la posición 182 y 186 causa la acumulación lipídica en las células hepáticas y contribuye al desarrollo de la esteatosis.[6] Así, los polimorfismos simples en los genes de la proteína del core que promueven el cambio del aminoácido tirosina por fenilalamina (Y164F), se asocian con la mayor acumulación de gotas lipídicas en células especializadas, y en esas células se produce la proteína no mutada del core.[7]

2.2.2   *La esteatosis metabólica*

La esteatosis metabólica se describe en pacientes infectados con virus C genotipo no 3, principalmente en el genotipo 1 y asociado a la existencia de un síndrome metabólico, así como al excesivo consumo de alcohol, obesidad, resistencia a la insulina y DM tipo 2.[8] Por último, el consumo diario de *cannabis* también se ha relacionado con el desarrollo de esteatosis asociado a la hepatitis crónica C. De hecho, la activación del receptor CB1 endocannabinoide promueve esteatosis y podría ser el evento fisiopatológico que explique esta asociación. La esteatosis metabólica tiene lugar debido a la liberación de ácidos grasos libres desde el tejido adiposo visceral hacia el hígado. En el hepatocito, el metabolismo alterado de los ácidos grasos libres induce estrés oxidativo y favorece la aparición de una resistencia a la insulina, la disregulación de las citocinas, así como algunas alteraciones en el metabolismo lipídico. La lipotoxicidad generada por los ácidos grasos libres conduce a la liberación de ciocinas proinflamatorias responsables del daño hepático. Estos mecanismos conducen a un círculo vicioso, ya que el estrés oxidativo, a su vez, altera el metabolismo lipídico, induce la inhibición, la betaoxidación de los ácidos grasos a nivel mitocondrial y la degradación de la ApoB.[9] Así, también altera el ensamblaje de las lipoproteínas en el aparato de Golgi. Las alteraciones de las adipocinas características del síndrome metabólico (hiperleptinemia e hipoadiponeptinemia) se han detectado también en pacientes con hepatitis C y esteatosis hepática.[10] La esteatosis viral y la metabólica forman parte del mismo espectro y camino fisiopatológico, aunque existen diferencias según el genotipo debido a la penetrancia de cada una de las alteraciones metabólicas.

2.3 *Esteatosis y replicación viral*

El hallazgo más relevante ha sido la demostración del papel que desempeña la esteatosis hepática en la replicación viral. La interrupción del ligamiento entre la proteína del core y las gotas de grasa se traduce en un descenso de la replicación viral. En la célula infectada la vacuola lipídica actúa como una organela citoplasmática necesaria para el correcto ensamblaje de las proteínas virales. El cambio de una fenilalanina en el dominio 2 de la proteína del core afecta al lugar de ligamiento, genera una forma inestable de proteína y conduce a una disminución de la replicación viral. Por lo tanto, el virus de la hepatitis C promueve la esteatosis como un eficiente mecanismo de estabilización de la replicación viral.

3   Patogénesis de la resistencia a la insulina en la hepatitis C

3.1 *Virus C e hiperinsulinemia*

Durante años, la fibrosis hepática avanzada se ha considerado responsable de la aparición de DM2 en pacientes con enfermedad hepática crónica. Se especulaba que la hiperinsulinemia se debía más a un defecto de extracción hepática que a una hipersecreción pancreática. El péptido C y la insulina se secretan en cantidades equimolares, y más del 50 % de la insulina se degrada en el hígado como primer paso, mientras que el péptido C es metabolizado en los riñones. Las medidas simultáneas de péptido C e insulina han permitido demostrar que la intolerancia a la glucosa en pacientes con hepatopatía se debe a la resistencia a la insulina e hiperinsulinemia.[11] Los pacientes con hepatitis C presentan un índice de resistencia a la insulina mayor que controles sanos. También los pacientes con hepatitis crónica C presentan mayor resistencia a la insulina que los pacientes con hepatopatías víricas (no hepatitis C) y metabólicas, a pesar de existir una distribución similar por sexo, índice de masa corporal, antecedentes familiares de diabetes y estadío de fibrosis. Por último, la resistencia a la insulina se relaciona con el nivel del ARN del virus C y es mayor en pacientes con hepatitis C que en controles sanos.[12]

3.2 Virus C y diabetes

La diabetes mellitus tipo 2 es más frecuente en pacientes con hepatitis C que en otras hepatopatías crónicas (un 20-25 % en pacientes infectados por virus C y un 10 % en infectados por virus B).[13,14] Además, en pacientes con factores de riesgo (mayores de 40 años, sobrepeso, historia familiar de DM2), la infección por virus C multiplica por tres la posibilidad de desarrollar diabetes en el seguimiento. En pacientes con hepatitis C tratados con interferón y ribavirina, la erradicación mantenida del virus (respuesta viral sostenida) se asoció de manera independiente con la tasa de desarrollo de diabetes en el seguimiento, de forma que los pacientes no respondedores presentaban un riesgo de desarrollo de diabetes de más del doble que los pacientes curados.

3.3 Mecanismos moleculares de la resistencia a la insulina en la infección por virus C

La hepatitis por virus C aumenta la resistencia a la insulina mediante la interferencia en diferentes señales intracelulares como la fosforilación del residuo de serina de IRS-1 y de la proteína akt.

La proteína del virus C mejor caracterizada en el proceso de inducción de resistencia a la insulina es la del core. Los ratones transgénicos que expresan esta proteína desarrollan resistencia a la insulina, lo que no ocurre en los ratones no modificados genéticamente.[15] Durante la replicación del virus C, la proteína del core contacta con la membrana exterior de la mitocondria y, posteriormente, se ensambla en el retículo endoplásmico (RE). En las mitocondrias, la proteína del core induce la permeabilidad de transición mitocondrial, la acumulación de calcio, estimula el transporte de electrones y produce radicales libres, así como la depleción de glutatión y la liberación de citocromo C.[16] Además, durante el proceso de replicación, las proteínas virales son agrupadas y plegadas correctamente por las chaperonas en el RE, pero en algunas circunstancias el RE falla al exportar adecuadamente las proteínas sintetizadas y tiene lugar una acumulación de proteínas incorrectamente plegadas. Estas proteínas defectuosas causan la disfunción del RE y promueven la inflamación y el estrés en el mismo.[17] La proteína del core inhibe la expresión de PPAR alfa y gamma, expresadas en los hepatocitos y adipocitos, lo que induce la degradación del IRS-1.[18] Además, inducen la sobreproducción de TNF-α, que es responsable de la fosforilación de los residuos en serina del IRS-1 e IRS-2, así como de la infraexpresión de genes que intervienen en el transporte de la glucosa. El TNF se correlaciona con el estado hiperinsulinémico, mientras que el bloqueo de la producción de TNF por los fármacos antiTNF como el infliximab se relaciona con la disminución de la resistencia a la insulina. Además, el TNF promueve la hiperinsulinemia y la hiperglucemia y se ha demostrado que incrementa el riesgo de desarrollar diabetes.[19] Algunas proteínas no estructurales como la NS3 y la NS5 interactúan con el RE. La NS3 realza la actividad de la NADPH oxidasa 2 (NOX2) e incrementa las proteínas nitrosiladas y los radicales libres. Las proteínas NS5A y NS5B activan el *receptor toll like 4* y la vía del NFkB, incrementando el TNF y la producción de IL-6, lo que finalmente promueve la resistencia a la insulina.[20]

3.3.1   *Mecanismos de hiperinsulinemia dependientes de genotipo*

La proteína del core del virus C interfiere con las señales intracelulares de la insulina por mecanismos dependientes del genotipo.[21] Tanto la proteína del core del virus C genotipo 3a como la del virus C genotipo 1b inducen la degradación de ISR-1. Durante la replicación, la proteína del core aumenta la síntesis del receptor de la rapamicina en mamíferos (mTOR), contribuyendo con ello al mantenimiento de unos niveles elevados de replicación viral. Por otro lado, este mediador sería el responsable de la degradación del IRS-1 en células infectadas por genotipo 1. Por el contrario, en cultivos celulares transfectados por virus C genotipo 3, la resistencia a la insulina se debe al incremento de la producción de la señal 7 de la sustancia supresora de citocinas (SOCS-7) y a la disminución de la expresión de PPAR gamma. La SOCS-7 inhibe la fosforilación de akt y fosfatidil inositol 3 kinasa (PI3K), bloqueando con ello la señalización intracelular de la insulina e inhibiendo la transactivación de GLUT-4, lo que evita la captación de glucosa por las células. La sobreexpresión de SOCS-3 está también relacionada con la resistencia a la insulina.[22] Además, en ratones transgénicos que no pueden expresar SOCS-3, la expresión de la proteína del core del virus C no consigue producir resistencia a la insulina.[23] Al mismo tiempo, estas sustancias que generan disturbios en la señalización intracelular de la insulina pueden modificar la actividad antiviral del interferón y la ribavirina. El incremento de la producción de la SOCS-3 y SOCS-7 desempeña un papel crucial en la inducción de la resistencia al interferón a través de la inhibición de la señalización intracelular de éste.[24]

En la figura 1 resumimos cómo la hepatitis C pone en marcha transtornos metabólicos que conducen al desarrollo de una resistencia a la insulina y esteatosis. Estos mismos mecanismos son responsables de la progresión de la fibrosis, de la mejora de la replicación viral y, a su vez, de la resistencia al tratamiento antiviral.[25]

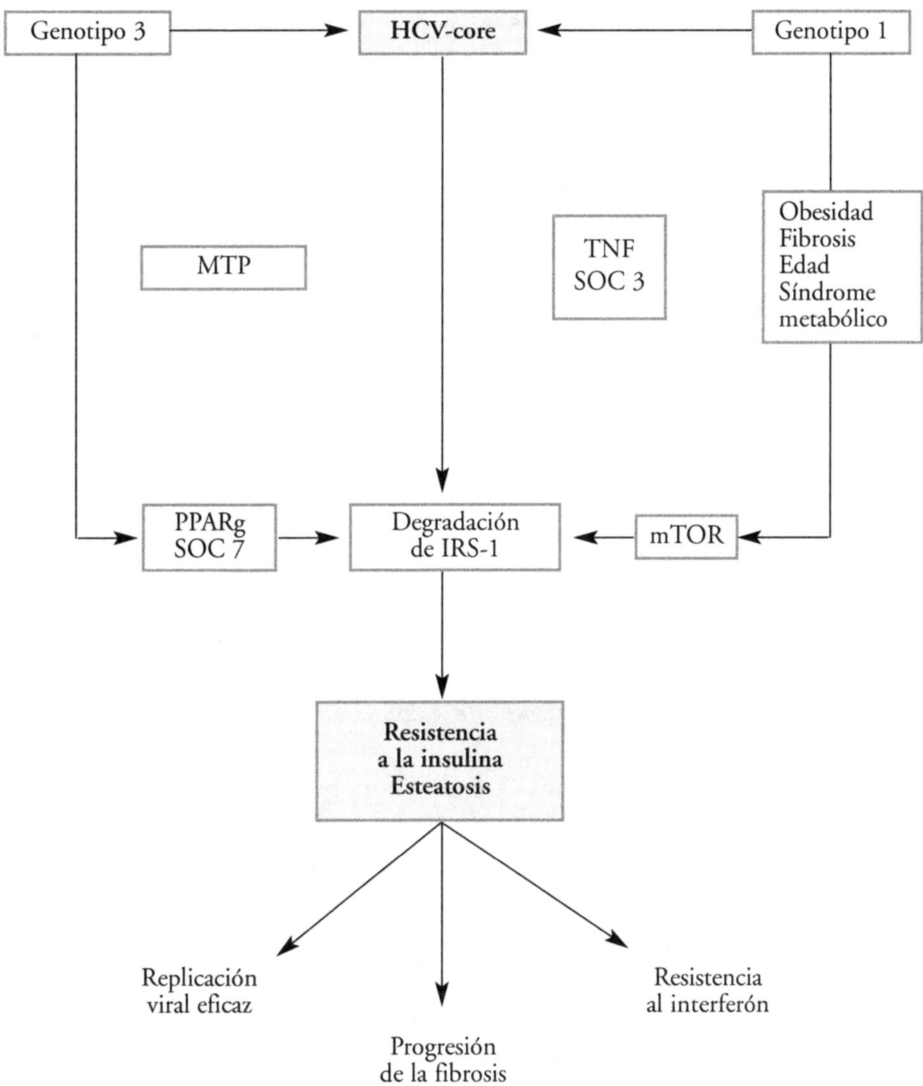

Figura 1. Mecanismos de producción de la resistencia a la insulina y esteatosis en pacientes con hepatitis C. La proteína del core induce la degradación de IRS-1 por mecanismos dependientes de genotipo. La resistencia a la insulina y la esteatosis desempeñan un papel relevante en la estabilización de la replicación viral, la progresión de la fibrosis y la resistencia al tratamiento antiviral. Pazienzia V *et al.* Hepatology 2007; 45: 1164.

4 Impacto de la esteatosis y la resistencia a la insulina en el curso clínico de la hepatitis C

La gran mayoría de estudios cruzados y longitudinales relatan el impacto de la esteatosis y la resistencia a la insulina en la progresión hacia la fibrosis en la hepatitis C. Un metaanálisis que incluía datos de 3.069 pacientes demostró que la esteatosis hepática se asoció a una mayor actividad necroinflamatoria y aceleró la progresión hacia la fibrosis. Además, en una cohorte de 135 pacientes con biopsias hepáticas basales con fibrosis leve y una segunda biopsia durante el seguimiento (media de intervalo cinco años), la progresión hacia la fibrosis fue mayor en pacientes con esteatosis de base. Así, el 20 % de los pacientes con fibrosis leve y esteatosis en el momento de estudio alcanzaron niveles elevados de fibrosis a los seis años del seguimiento.[26] El mecanismo por el cual la esteatosis promueve la fibrosis incluye: estrés oxidativo, modificación de citocinas proinflamatorias y resistencia a la insulina. Este mecanismo no debería considerarse de manera aislada, de modo que la progresión hacia la fibrosis parece ser el resultado de la interacción de múltiples factores.[27] Una vez que se produce la acumulación de triglicéridos a nivel intracelular se promueve el estrés oxidativo y la resistencia a la insulina, lo cual agrava la esteatosis y la acumulación de grasas, y predispone a la hiperinsulinemia.[28] Además, en pacientes con esteatosis hepática, la secreción de insulina después de la sobrecarga oral de 75 gramos de glucosa es mayor que en pacientes sin esteatosis. En el paciente con esteatosis por virus C, el proceso inflamatorio se asocia con el desarrollo de la resistencia a la insulina, la hipoadiponectinemia e hiperleptinemia y el incremento de TNF.[29]

4.1 *Esteatosis por virus C y consumo de alcohol*

El consumo de alcohol ha estado relacionado desde hace mucho tiempo con el incremento del riesgo de desarrollar una fibrosis avanzada, y en la actualidad, se sabe que existe un incremento de la velocidad hacia la fibrosis cuando el consumo de alcohol y la esteatosis se encuentran asociadas.[30]

Sin embargo, cuando la esteatosis se asoció al estrés oxidativo (medida por la reactividad de la IgG contra antígenos derivados de la peroxidación lipídica) en pacientes que ingerían una gran cantidad de alcohol, el riesgo de desarrollar una fibrosis avanzada fue seis veces mayor que en pacientes con sólo esteatosis, y 14 veces superior que en pacientes sin esteatosis.[31] Además, en los pacientes con esteatosis de tipo viral, las gotas de grasa se asocian con el desarrollo de fibrosis sólo en pacientes que manifiestan un aumento del índice HOMA, apoyando la hipótesis de que la esteatosis induce un efecto deletéreo cuando existe asociación con alteraciones metabólicas como el estrés oxidativo o la resistencia a la insulina, factores clave en el desarrollo de la fibrosis en pacientes con esteatosis y hepatitis crónica por virus C.[32] Así, la interacción entre estos factores explica una mínima parte de las controversias entre las publicaciones con respecto al impacto de la esteatosis, la resistencia a la insulina, el estrés oxidativo y la obesidad en el curso clínico de la hepatitis C.

4.2   Esteatosis por virus C y obesidad

Existen algunas controversias sobre la prevalencia de la obesidad en los pacientes con hepatitis por virus C. Algunas alteraciones metabólicas, como la resistencia a la insulina, podrían promover la obesidad en ellos. Se comparó una cohorte española de 857 pacientes con hepatitis C con tablas normales de la población española extraídas de un análisis de 5.388 personas sanas. La prevalencia de la obesidad (índice de masa corporal superior a 30 kg/m^2) en mujeres menores de 35 años fue mayor en las infectadas por virus C que en los controles sanos (8,9 frente 4,49 % con p menor de 0,05). Por lo tanto, en mujeres jóvenes, la astenia y la inactividad física asociadas a la hepatitis C podrían ser responsables de la mayor tasa de obesidad en dichos pacientes.

4.3   Esteatosis por virus C y carcinoma hepatocelular

Uno de los aspectos clínicos más relevantes de la esteatosis en pacientes con hepatitis por virus C es la relación propuesta entre la esteatosis y el desarrollo de carcinoma hepatocelular. En 94 pacientes trasplantados por cirrosis debido a HCC, el carcinoma hepatocelular en el hígado explantado se asoció a la edad, la esteatosis y los niveles de alfa fetoproteína.[33] Además, entre 266 pacientes con respuesta virológica sostenida tras la terapia con interferón más ribavirina se describieron siete casos de carcinoma hepatocelular. La fibrosis avanzada y la esteatosis de grado medio-avanzado en la biopsia basal se relacionan con el desarrollo de carcinoma hepatocelular. Sin embargo, otros autores no han encontrado ninguna relación entre la esteatosis y el cáncer hepático. Estos estudios tienen muchas limitaciones, entre ellas el número de pacientes analizados, que pueden explicar dicha discrepancia.

En pacientes coinfectados por VIH/VHC, la esteatosis se ve con más frecuencia que en pacientes monoinfectados, probablemente más relacionados con la infección por el virus C genotipo 3, el consumo de alcohol y el uso de la terapia antirretroviral.[34] El mecanismo y significado clínico de la esteatosis en este contexto parece ser el mismo del expuesto en pacientes con hepatitis C únicamente. En una larga cohorte de pacientes coinfectados, la esteatosis se asoció con más insistencia con los niveles del ARN del virus C, así como con la presión arterial sistólica, la disminución del nivel de colesterol y la actividad necroinflamatoria.[35]

5   Influencia de la esteatosis en la posibilidad de curación de la hepatitis C

La influencia de la presencia de esteatosis hepatocitaria en la respuesta al tratamiento con interferón pegilado más ribavirina en pacientes con hepatitis C ha sido objeto de controversia, debido a los factores de confusión que la envuelven. Por un lado, la presencia de esteatosis hepática se asocia a una peor tasa de respuesta, ya que en pacientes con genotipo 1 se relaciona con resistencia a la insulina y a niveles elevados de leptina; y por otro, en pacientes con genotipo 3 se asocia a una mayor carga viral. No obstante, dada la desigual tasa de respuesta según genotipo, la influencia de la presencia de esteatosis hepática en pacientes con genotipo 3 es muy débil, mientras que sí desempeña un papel clave en pacientes infectados por el genotipo 1.

En una cohorte de 145 pacientes con hepatitis crónica C tratados con interferón pegilado más ribavirina no encontramos relación entre la presencia de esteatosis y la respuesta sostenida, ya que mostraron una respuesta sostenida 38 de 74 pacientes (51,3 %) con esteatosis frente a 37 de 71 casos (52,1 %) sin esteatosis. Sin embargo, al separar por genotipos, comprobamos que los pacientes con genotipo 1 y esteatosis presentaban una tasa de respuesta (17 %; 6 de 35) significativamente inferior a la de los pacientes con genotipo 1 sin esteatosis (54 %; 34 de 63). En cambio, en pacientes con infección por genotipo 3 no encontramos influencia de la esteatosis, ya que 37 de 39 presentaban esteatosis y la mayoría (33 de 39) se curaron. Por tanto, la presencia de esteatosis hepática en pacientes con hepatitis C ejerce un efecto sobre la posibilidad de curación claramente relacionada con el genotipo viral. La esteatosis hepatocitaria altera la tasa de respuesta viral temprana en pacientes con genotipo 1, pero no en pacientes con hepatitis C genotipo no 1. De hecho, en pacientes con genotipo 1 que alcanzaron una respuesta viral temprana (descenso de la carga viral de al menos dos logaritmos en la semana 12) no presentaban esteatosis el 71 %, mientras que en el grupo que no alcanzó respuesta viral temprana no presentaban esteatosis el 42 %.

Por último, en una cohorte de 1.428 pacientes tratados con interferón y ribavirina se comprobó que los factores asociados a la posibilidad de curación fueron la edad, el genotipo, la carga viral, la glucemia basal y la esteatosis.

La presencia de esteatosis hepatocitaria es un factor añadido de mala respuesta en pacientes con genotipo 1, y en aquéllos con alta carga viral, pero no en pacientes con hepatitis C genotipo 3. La presencia de esteatosis guarda una estrecha correlación con el índice de masa corporal y con la tasa de resistencia a la insulina. Por ello, el papel de cada una de estas variables en la predicción de respuesta ha sido objeto de controversia. No obstante, dada la estrecha relación entre estas tres variables, es posible que cualquiera de ellas pueda aparecer como variable independiente predictora de respuesta. Esto dependerá de la forma de valorarlas.

La esteatosis ha sido valorada de forma dicotómica (presente o ausente) o de forma cuantitativa (% de hepatocitos con vacuolas grasas). Por otro lado, el índice de resistencia a la insulina más utilizado es el HOMA, que depende de tres factores fundamentales: la necesidad de un ayuno estricto de al menos 12 horas, el posible consumo de glucosa cuando se mide en muestras congeladas, por lo que la glucemia plasmática debe hacerse en muestras frescas, y por último, la secreción pancreática de insulina se produce a pulsos, lo que genera una cierta variabilidad inherente a la técnica. De todas formas, la resistencia a la insulina puede estar presente en pacientes sin sobrepeso y es el nexo común entre pacientes difíciles de curar. Todo ello, unido al hecho de que se determina en muestras de sangre con procedimientos rutinarios, constituye el factor del huésped más importante en la predicción de respuesta. Además, la curación de la hepatitis C se acompaña de un descenso de la resistencia a la insulina y una menor tasa de aparición de diabetes mellitus en el seguimiento.

En resumen, la esteatosis hepática influye negativamente en la tasa de respuesta al interferón pegilado y a la ribavirina, debido a que es una manifestación histológica del síndrome metabólico, cuyo factor patogénico más importante es la resistencia a la insulina.

6 Conclusiones

La esteatosis es un rasgo histológico común en la hepatitis crónica por virus C. Se han descrito diferencias entre la esteatosis viral y la metabólica. La esteatosis viral descrita en el genotipo 3 está vinculada a la replicación viral y la esteatosis metabólica descrita en el genotipo 1 se ha asociado con la obesidad, la DM2 y el síndrome metabólico. La hepatitis por virus C promueve la acumulación lipídica en los hepatocitos, incrementando la síntesis de ácidos grasos libres y la disminución de la oxidación y secreción de lípidos. Como se ha descrito en la esteatosis metabólica, la hepatitis C induce la disminución de la regulación de la apolipoproteína B y MTP y la expresión de PPAR, pero en cambio incrementa la síntesis de radicales libres. Estas anormalidades metabólicas han sido observadas con más frecuencia en el genotipo 3, pero el mecanismo por el cual este genotipo promueve de manera más eficiente la esteatosis aún no está totalmente definido. Los cambios en los aminoácidos de la proteína del core se han relacionado con la aparición de esteatosis, por ejemplo, el cambio de Y164F se ha asociado al aumento de los niveles de acumulación de vacuolas lipídicas. La principal función de la esteatosis inducida por hepatitis C es actuar como una organela apoyando la estabilización de la replicación viral. En la actualidad, se considera que la hepatitis C es una causa del síndrome metabólico. Las proteínas del virus C bloquean la señalización intracelular de insulina, induciendo la resistencia a la misma. La proteína del core del virus C promueve la degradación del IRS-1 mediante diversos mecanismos, entre los que se incluyen el estrés oxidativo del RE, la disminución de la regulación del PPAR y el incremento de la producción de TNF. La proteína NS3 promueve el estrés oxidativo, aumentando con ello la actividad de la NADPH oxidasa, y la NS5 incrementa el TNF y la secreción de IL-6 por la vía del NFkB. La señalización intracelular implicada en la resistencia a la insulina inducida por el virus es específica de genotipo. En el genotipo 1, la degradación del IRS-1 se ha inducido por el receptor en mamíferos de la rapamicina (mTOR) y el genotipo 3 por el SOCS-7 y PPAR. La esteatosis y la resistencia a la insulina se han relacionado con la progresión hacia la fibrosis. Cuando la esteatosis se detecta de manera conjunta con el estrés oxidativo o la resistencia a la insulina, la velocidad de aparición de fibrosis se acelera. Por el contrario, en algunas circunstancias la esteatosis podría incrementar el riesgo de desarrollar un carcinoma hepatocelular.

BIBLIOGRAFÍA

1. Bedossa P, Moucari R, Chelbi E, Asselah T, Paradis V, Vidaud M, Cazals-Hatem D, Boyer N, Valla D, Marcellin P. Evidence for a role of nonalcoholic steatohepatitis in hepatitis C: a prospective study. Hepatology 2007; 46: 380-87.
2. Chang ML, Chen JC, Yeh CT, Sheen IS, Tai DI, Chang MY, Chiu CT, Lin DY, Bissell DM. Topological and evolutional relationships between HCV core protein and hepatic lipid vesicles: studies in vitro and in conditionally transgenic mice. World J Gastroenterol 2007; 13: 3472-477.
3. Moucari R, Asselah T, Cazals-Hatem D, Voitot H, Boyer N, Ripault MP, Sobesky R, Martinot-Peignoux M, Maylin S, Nicolas-Chanoine MH, Paradis V, Vidaud M, Valla D, Bedossa P, Marcellin P. Insulin resistance in chronic hepatitis C: association with genotypes 1 and 4, serum HCV RNA level, and liver fibrosis. Gastroenterology 2008; 134: 416-23.
4. Mirandola S, Realdon S, Iqbal J, Gerotto M, Dal Pero F, Bortoletto G, Marcolongo M, Vario A, Datz C, Hussain MM, Alberti A. Liver microsomal triglyceride transfer protein is involved in hepatitis C liver steatosis. Gastroenterology 2006; 130: 1661-669.
5. Reddy KR, Govindarajan S, Marcellin P, Bernstein D, Dienstag JL, Bodenheimer H Jr, Rakela J, Messinger D, Schmidt G, Ackrill A, Hadziyannis SJ. Hepatic steatosis in chronic hepatitis C: baseline host and viral characteristics and influence on response to therapy with peginterferon alpha-2a plus ribavirin. J Viral Hepat 2008; 15: 129-36.
6. Jhaveri R, McHutchison J, Patel K, Qiang G, Diehl AM. Specific polymorphisms in HCVgenotype 3 core protein associated with intracellular lipid accumulation. J Infect Dis 2008; 197: 283-91.
7. Hourioux C, Patient R, Morin A, Blanchard E, Moreau A, Trassard S, Giraudeau B, Roingeard P. The genotype 3-specific hepatitis C virus core protein residue phenylalanine 164 increases steatosis in an in vitro cellular model. Gut 2007; 56: 1302-308.
8. Clément S, Negro F. Hepatitis C virus: the viral way to fatty liver. J Hepatol 2007; 46: 985-87.
9. Mitsuyoshi H, Itoh Y, Sumida Y, Minami M, Yasui K, Nakashima T, Okanoue T. Evidence of oxidative stress as a cofactor in the development of insulin resistance in patients with chronic hepatitis C. Hepatol Res 2008; 38: 348-53.
10. Boulant S, Targett-Adams P, McLauchlan J. Disrupting the association of hepatitis C virus core protein with lipids droplets correlates with a loss in production of infectious virus. J Gen Virol 2007; 88: 2204-213.
11. Narita R, Abe S, Kihara Y, Akiyama T, Tabaru A, Otsuki M. Insulin resistance and insulin secretion in chronic hepatitis C virus infection. J Hepatol 2004; 41: 132-38.
12. Yoneda M, Saito S, Ikeda T, Fujita K, Mawatari H, Kirikoshi H, Inamori M, Nozaki Y, Akiyama T, Takahashi H, Abe Y, Kubota K, Iwasaki T, Terauchi Y, Togo S, Nakajima A. Hepatitis C virus directly associates with insulin resistance independent of the visceral fat area in nonobese and nondiabetic patients. J Viral Hepat 2007; 14: 600-07.
13. Zein CO, Levy C, Basu A, Zein NN. Chronic hepatitis C and type II diabetes mellitus: a prospective cross-sectional study. Am J Gastroenterol 2005; 100: 48-55.
14. Suzuki T, Aizaki H, Murakami K, Shoji I, Wakita T. Molecular biology of hepatitis C virus. J Gastroenterol 2007; 42: 411-23.
15. Shintani Y, Fujie H, Miyoshi H, Tsutsumi T, Tsukamoto K, Kimura S, Moriya K, Koike K. Hepatitis C virus infection and diabetes: direct in-

volvement of the virus in the development of insulin resistance. Gastroenterology 2004; 126: 840-48.

16. Korenaga M, Wang T, Li Y, Showalter LA, Chan T, Sun J, Weinman SA. Hepatitis C virus core protein inhibits mitochondrial electron transport and increases reactive oxygen species (ROS) production. J Biol Chem 2005; 280: 37481-488.

17. Nakatani Y, Kaneto H, Kawamori D, Yoshiuchi K, Hatazaki M, Matsuoka TA, Ozawa K, Ogawa S, Hori M, Yamasaki Y, Matsuhisa M. Involvement of endoplasmic reticulum stress in insulin resistance and diabetes. J Biol Chem 2005; 280: 847-51.

18. de Gottardi A, Pazienza V, Pugnale P, Bruttin F, Rubbia-Brandt L, Juge-Aubry CE, Meier CA, Hadengue A, Negro F. Peroxisome proliferator-activated receptor-alpha and gamma mRNA levels are reduced in chronic hepatitis C with steatosis and genotype 3 infection. Aliment Pharmacol Ther 2006; 23: 107-14.

19. Im SS, Kwon SK, Kim TH, Kim HI, Ahn YH. Regulation of glucose transporter type 4 isoform gene expression in muscle and adipocytes. IUBMB Life 2007; 59: 134-45.

20. Choi SH, Park KJ, Ahn BY, Jung G, Lai MM, Hwang SB. Hepatitis C virus nonstructural 5B protein regulates tumor necrosis factor alpha signaling through effects on cellular IkappaB kinase. Mol Cell Biol 2006; 26: 3048-059.

21. Pazienza V, Clément S, Pugnale P, Conzelman S, Foti M, Mangia A, Negro F. The hepatitis C virus core protein of genotypes 3a and 1b downregulates insulin receptor substrate 1 through genotype-specific mechanisms. Hepatology 2007; 45: 1164-171.

22. Persico M, Capasso M, Persico E, Svelto M, Russo R, Spano D, Crocè L, La Mura V, Moschella F, Masutti F, Torella R, Tiribelli C, Iolascon A. Suppressor of cytokine signaling 3 (SOCS3) expression and hepatitis C virus-related chronic hepatitis: Insulin resistance and response to antiviral therapy. Hepatology 2007; 46: 1009-015.

23. Kawaguchi T, Yoshida T, Harada M *et al.* Hepatitis C virus down-regulates insulin receptor substrates 1 and 2 through up-regulation of suppressor of cytokine signaling 3. Am J Pathol 2004; 165: 1499-508.

24. Banks AS, Li J, McKeag L, Hribal ML, Kashiwada M, Accili D, Rothman PB. Deletion of SOCS7 leads to enhanced insulin action and enlarged islets of Langerhans. J Clin Invest 2005; 115: 2462-471.

25. Romero-Gómez M, Del Mar Viloria M, Andrade RJ, Salmerón J, Diago M, Fernández-Rodríguez CM, Corpas R, Cruz M, Grande L, Vázquez L, Muñoz-De-Rueda P, López-Serrano P, Gila A, Gutiérrez ML, Pérez C, Ruiz-Extremera A, Suárez E, Castillo J. Insulin resistance impairs sustained response rate to peginterferon plus ribavirin in chronic hepatitis C patients. Gastroenterology 2005; 128: 636-41.

26. Fartoux L, Chazouilleres O, Wendum D, Poupon R, Serfaty L. Impact of steatosis on progression of fibrosis in patients with mild hepatitis C. Hepatology 2005; 41: 82-87.

27. Gabriel A, Ziólkowski A, Radlowski P, Tomaszek K, Dziambor A. Hepatocyte steatosis in HCV patients promotes fibrosis by enhancing TGF-beta liver expression. Hepatol Res 2008; 38: 141-46.

28. Vidali M, Tripodi MF, Ivaldi A, Zampino R, Occhino G, Restivo L, Sutti S, Marrone A, Ruggiero G, Albano E, Adinolfi LE. Interplay between oxidative stress and hepatic steatosis in the progression of chronic hepatitis C. J Hepatol 2008; 48: 399-406.

29. Lo Iacono O, Venezia G, Petta S, Mineo C, De Lisi S, Di Marco V, Rodolico V, Amato M, Ferraro D, Giordano C, Almasio PL, Craxí A. The impact of insulin resistance, serum adipocytokines and visceral besity on steatosis and fibrosis in patients with chronic hepatitis C. Aliment Pharmacol Ther 2007; 25: 1181-191.

30. Serfaty L, Poujol-Robert A, Carbonell N, Chazouillères O, Poupon RE, Poupon R. Effect of the interaction between steatosis and alcohol intake on liver fibrosis progression in chronic hepatitis C. Am J Gastroenterol 2002; 97: 1807-812.

31. Vidali M, Occhino G, Ivaldi A, Rigamonti C, Sartori M, Albano E. Combination of oxidative stress and steatosis is a risk factor for fibrosis in alcohol-drinking patients with chronic hepatitis C. Am J Gastroenterol 2008; 103: 147-53.

32. Bugianesi E, Marchesini G, Gentilcore E, Cua IH, Vanni E, Rizzetto M, George J. Fibrosis in genotype 3 chronic hepatitis C and nonalcoholic fatty liver disease: role of insulin resistance and hepatic steatosis. Hepatology 2006; 44: 1648-655.

33. Romero-Gómez M, Fernández-Rodríguez CM, Andrade RJ, Diago M, Alonso S, Planas R, Solá R,

Pons JA, Salmerón J, Barcena R, Pérez R, Carmona I, Durán S. Effect of sustained virological response to treatment on the incidence of abnormal glucose values in chronic hepatitis C. J Hepatol 2008; 48(5): 721-27.

34. McGovern BH, Ditelberg JS, Taylor LE, Gandhi RT, Christopoulos KA, Chapman S, Schwartzapfel B, Rindler E, Fiorino AM, Zaman MT, Sax PE, Graeme-Cook F, Hibberd PL. Hepatic steatosis is associated with fibrosis, nucleoside analogue use, and hepatitis C virus genotype 3 infection in HIV-seropositive patients. Clin Infect Dis 2006; 43: 365-72.

35. Rodríguez Torres M, Govindarajan S, Solá R, Clumeck N, Lissen E, Pessoa M *et al.* Hepatic steatosis in HCV/HIV coinfected patients: correlates, efficacy and outcomes of antiHCV therapy: a paired liver biopsy study. J Hepatol 2008; 48: 756-64.

Capítulo 7
Hepatitis aguda C. Diagnóstico y tratamiento

X. Torras

Servicio de Patología Digestiva
Hospital de la Santa Creu i Sant Pau
Barcelona

Dirección para correspondencia
Hospital de la Santa Creu
i Sant Pau
Dr. X. Torras
jtorras@santpau.cat

1   Introducción

La infección por el virus de la hepatitis C (VHC) tiene una prevalencia global del 3 % y afecta a más de 170 millones de personas en todo el mundo. En la actualidad, constituye la principal causa de cirrosis, hepatocarcinoma y trasplante hepático. Por ello, la detección precoz de la enfermedad en su fase aguda con el fin de evitar el desarrollo de una infección crónica y sus posibles complicaciones es uno de los retos fundamentales en la lucha por su erradicación.

2   Epidemiología

La mayoría de los casos de hepatitis aguda por VHC no se diagnostican porque pasan inadvertidos y las tasas de resolución espontánea de la infección son variables; debido a ello, los datos epidemiológicos de los que disponemos son limitados.

La incidencia varía de forma significativa entre las diferentes regiones. En los países desarrollados, en los últimos años se ha observado un descenso en la incidencia de casos de hepatitis aguda por VHC. Ello se debe fundamentalmente a dos hechos. Por un lado, al cribado con un test de alta sensibilidad para el VHC introducido en los bancos de sangre a principios de la década de los noventa, que redujo de forma drástica la incidencia de hepatitis postransfusional. Y por otro, a la educación sanitaria, que advirtió del riesgo de compartir jeringuillas y material de punción entre la población de adictos a drogas por vía parenteral y de la necesidad de mejorar las técnicas de asepsia con la recomendación de adoptar las medidas de precaución universal. Estas medidas han demostrado su utilidad para prevenir el contagio, siempre y cuando se lleven a cabo correctamente.

De esta forma, en EE.UU. se ha observado una reducción progresiva de la incidencia de hepatitis aguda por virus C hasta el año 2003. Sin embargo, desde entonces, la tasa de incidencia se ha mantenido estable. Los datos publicados[1] del año 2006 dan una tasa de incidencia de 0,3 casos por 100.000 habitantes.

La aplicación de estas medidas en los países desarrollados ha provocado también un cambio cualitativo en la epidemiología de la infección aguda por VHC. Así, una vez controlado el riesgo de contagio por transfusión de hemoderivados,[2] en los últimos años el principal factor de riesgo implicado en los casos de hepatitis aguda por VHC ha sido el consumo de drogas por vía parenteral, excepto en los niños, pues en ellos la transmisión vertical se ha convertido en la causa más frecuente de infección.[3] Por otro lado, recientemente han aparecido varios estudios que alertan del riesgo de transmisión nosocomial, que en muchas ocasiones está en relación con la administración poco segura de medicación endovenosa,[4,5] y del riesgo de contagio por relación sexual en algunos grupos de riesgo.

Este panorama, sin embargo, varía de forma notable en los países subdesarrollados. En muchos de estos países, el cribado para el VHC de los hemoderivados no se emplea de manera generalizada y, con frecuencia, se continúa reutilizando el material de los inyectables en las prácticas médicas y paramédicas. Basta con decir que en el período 2001-2002 más de seis millones de unidades de sangre no fueron testadas en el mundo. Por ello, la incidencia en estos países, aunque no bien conocida, probablemente es alta y la transfusión sanguínea persiste como el principal factor de riesgo implicado.[2]

3   Diagnóstico

El diagnóstico de hepatitis aguda por VHC es todavía dificultoso en muchas ocasiones. Por un lado, la enfermedad cursa habitualmente de forma asintomática y, además, en la actualidad todavía no disponemos de un test específico para el diagnóstico de certeza de la infección en su fase aguda. Por otro, tampoco existe un consenso universal en los criterios diagnósticos de hepatitis aguda por VHC.

En la práctica clínica, es una situación poco habitual conocer el estado serológico previo de un paciente afecto de una hepatitis aguda por VHC. Por ello, en pocas ocasiones podemos objetivar la seroconversión del anticuerpo contra el VHC (antiVHC) y la aparición *de novo* del ARN del VHC (ARN-VHC) que nos darían el diagnóstico de certeza de una infección aguda por VHC. En la mayoría de los casos, se suele establecer un diagnóstico de sospecha que se basa en la secuencia de unos hechos clínicos y de laboratorio.[6] Estos hechos incluyen la elevación brusca de los niveles de aminotransferasa (ALT) por encima de diez veces su valor normal (con o sin incremento de los valores de bilirrubina) con niveles de viremia circulante (ARN-VHC positivo) y el antecedente de exposición previa al VHC durante las 2-12 semanas previas.

La sospecha diagnóstica es fácil de establecer en los pacientes sintomáticos con hepatitis ictérica; sin embargo, el diagnóstico de los pacientes asintomáticos requiere un *screening* de rutina en las personas pertenecientes a un grupo de riesgo, que tienen un antecedente de exposición o que presentan una cifra elevada de transaminasas.

La detección del ARN-VHC es un signo inequívoco de infección por VHC, aunque no discrimina entre infección aguda y crónica. En la hepatitis aguda, el ARN-VHC se hace detectable en suero durante la primera o segunda semana de la exposición y su nivel aumenta hasta alcanzar un máximo antes de aparecer los signos biológicos de hepatitis aguda. Después, desaparece rápidamente en los casos de resolución espontánea, o desciende hasta estabilizarse en los pacientes que desarrollarán una infección crónica. No obstante, no es infrecuente, al contrario de lo que ocurre con la infección crónica, que durante la fase aguda los niveles de ARN-VHC oscilen, pudiendo incluso ser indetectables en algún momento y reaparecer posteriormente con el desarrollo de infección crónica. Por ello, un test negativo para el ARN-VHC debería repetirse antes de asegurar que se ha producido una erradicación viral espontánea y sostenida.

Los anticuerpos antiVHC habitualmente se detectan a las 6-8 semanas de la infección. Sin embargo, hasta en un 30 % de los casos, su aparición puede retrasarse incluso nueve meses, motivo por el cual este test es poco útil para el diagnóstico etiológico de la hepatitis aguda viral. La gran mayoría de pacientes acabarán positivizando el antiVHC, aunque en pacientes inmunodeprimidos el test puede persistir negativo. Por ello, para el diagnóstico de hepatitis aguda, la determinación de antiVHC siempre debe ir acompañada de un test de detección de ARN-VHC.

4 Clínica y evolución

Como hemos comentado, la hepatitis aguda por VHC pasa inadvertida en muchas ocasiones. Ello se debe a que sólo entre el 25-30 % de los pacientes van a presentar síntomas clínicos, los cuales además pueden ser muy variables.[7] Se han descrito síntomas pseudogripales, fiebre, ictericia, coluria, astenia, náuseas, vómitos, anorexia y dolor abdominal. Cuando los síntomas están presentes, aparecen entre 2-12 semanas después de la exposición al virus (media de 7 semanas) y pueden tardar entre 3-12 semanas en desaparecer. La aparición de síntomas se ha relacionado en diferentes estudios con una respuesta inmunitaria celular vigorosa y con una mayor probabilidad de evolución hacia la resolución espontánea.

La hepatitis aguda por VHC puede ser grave y prolongada, pero es muy raro que tenga un curso fulminante. Por el contrario, hasta en un 20-40 % de los casos según las diferentes series,[7] se observa una erradicación viral espontánea con la consiguiente resolución de la enfermedad. De todas maneras, la evolución más frecuente es hacia la hepatitis crónica. Tradicionalmente, se considera que el tiempo que tarda la infección en hacerse crónica son seis meses, aunque es cierto que, de forma excepcional, puede darse la erradicación de la infección hasta un año después de producirse ésta.

Aproximadamente, en el 80 % de los pacientes que van a tener un aclaramiento viral espontáneo, el ARN-VHC sérico se va a negativizar en los tres primeros meses de la infección,[8] mientras que su persistencia pasados los seis meses de la infección suele asociarse con la evolución a cronicidad.

La identificación precoz de los pacientes que van a tener un aclaramiento viral espontáneo podría evitar tratamientos innecesarios. Aunque no podemos predecir de forma segura cuál va a ser el curso evolutivo de la hepatitis aguda, se han identificado algunos factores que se asocian con una mayor probabilidad de resolución espontánea de la infección.

Así, desde el punto de vista clínico, los pacientes jóvenes, de edad inferior a 40 años, las mujeres y los pacientes que presentan ictericia tienen una mayor probabilidad de resolución espontánea.[9] Desde el punto de vista virológico, no se ha establecido ninguna relación con los niveles del ARN-VHC y la probabilidad de resolución espontánea. Tampoco parece que el genotipo influya sobre la evolución de la enfermedad. Si bien la presencia de genotipo 3 se asoció con una mayor probabilidad de erradicación viral espontánea en un trabajo,[10] estos datos no han podido ser confirmados en otros estudios. Sin embargo, lo que sí parece tener relación con la evolución del proceso es el grado de diversidad genética. Así, Farci *et al.*[11] demostraron que la resolución espontánea de la hepatitis aguda se asociaba con una homogenicidad de las cuasiespecies, mientras que una mayor diversidad genética se correlacionaba con una mayor probabilidad de evolución a cronicidad.

5   Tratamiento

El tratamiento de la hepatitis aguda por VHC debería considerarse no sólo para evitar el elevado riesgo de cronicidad con el posible desarrollo de cirrosis y sus complicaciones, sino también para evitar el riesgo de transmisión de la infección a otras personas.

Al evaluar el tratamiento de la hepatitis aguda por virus C, debemos hacer una serie de consideraciones previas. En primer lugar, la enfermedad cursa frecuentemente de forma asintomática, lo que dificulta la identificación de los pacientes y puede favorecer la aparición de un sesgo en los ensayos clínicos debido a la inclusión mayoritaria de pacientes sintomáticos. Por otra parte, gracias al cribado para el VHC en los bancos de sangre y a la mejora en las medidas de control sanitario, en los países desarrollados se ha producido un descenso en la incidencia de casos de hepatitis aguda, lo que dificulta la realización de grandes estudios. Además, el curso evolutivo de la hepatitis aguda por VHC es variable, y puede evolucionar hacia la resolución espontánea en un 20-40 % de los casos. Ello sugeriría retrasar un tiempo prudencial la toma de decisión de tratar, asegurando que no se produce la erradicación viral espontánea, ya que el tratamiento con interferón (IFN) se asocia con frecuencia a una serie de efectos indeseables que pueden llegar a ser graves.

Al analizar los primeros ensayos clínicos realizados que evaluaban la mejor opción terapéutica para la hepatitis aguda por VHC, se constató que el tratamiento con IFN mejoraba mucho las tasa de RVS al compararlo con la opción de no tratar.[12,13]

Sin embargo, fue en el año 2001, con la publicación del estudio de Jaeckel[14] cuando se evidenció de una forma rotunda el beneficio de la terapia con IFN. En este estudio que incluía 44 pacientes, se utilizaba una dosis de inducción de 5 MU diarios de IFN estándar alfa 2b durante cuatro semanas, seguida de 5 MU tres veces por semana hasta completar 24 semanas de tratamiento. Con esta pauta, se obtuvo una tasa de respuesta virológica sostenida (RVS) a las 24 semanas de finalizar la terapia del 98 %. Posteriormente, se han publicado[15] los resultados de seguimiento de estos pacientes, en los que se confirma que la respuesta virológica se mantiene pasadas las 24 semanas.

Los resultados de este estudio son difíciles de superar, por lo que esta pauta todavía puede ser una opción válida de tratamiento. Sin embargo, a partir de la aparición de las formas pegiladas de IFN (PegIFN), que han demostrado ser más eficaces en el tratamiento de la hepatitis crónica C, la mayoría de estudios publicados para el tratamiento de la hepatitis aguda C han utilizado la terapia con PegIFN.[16-18]

El estudio cooperativo alemán HEP NET incluyó 89 pacientes que fueron tratados con PegIFN α 2b a dosis de 1,5 mg/kg/semana durante 24 semanas.[16] La tasa de RVS obtenida en este estudio (71 %) fue inferior a la del estudio de Jaeckel, pero ello fue debido a la baja adherencia de los pacientes, ya que sólo 70 de ellos recibieron, al menos, el 80 % de dosis durante el 80 % del tiempo establecido. Así, al evaluar sólo los pacientes con una adecuada adherencia al tratamiento y que tenían un correcto seguimiento, la tasa de RVS se incrementaba hasta el 89 %.

Un aspecto importante en el tratamiento de la hepatitis aguda por virus C es saber cuál es el momento óptimo para iniciar la terapia. Como se ha comentado, el tratamiento debería evitarse en los pacientes que van a tener una resolución espontánea, la cual acontece habitualmente en los tres primeros meses de la infección.[8] En este sentido, Licata[13] demostró en un metaanálisis que incluía 414 pacientes que retrasar el inicio del tratamiento unas 8-12 semanas desde la aparición de los síntomas no se acompañaba de una reducción de la eficacia y, por tanto, permitía evitar tratar a los pacientes que no iban a cronificar. Posteriormente, con el fin de establecer el momento óptimo de inicio del tratamiento, Kamal[17] publicó un estudio con 126 pacientes afectados de hepatitis aguda por VHC que recibieron PegIFN α 2b durante 12 semanas a dosis de 1,5 mg/kg. Los 129 pacientes que persistían virémicos tras ocho semanas de observación se randomizaron en tres grupos de 43 pacientes para iniciar el tratamiento a la semana 8 (grupo A), a la semana 12 (grupo B) o a la semana 20 (grupo C). La tasa de RVS fue significativamente más elevada en los pacientes del grupo A (95 %) y B (93 %) en comparación con el grupo C (77 %). Además, en los pacientes con genotipo 1, la mayor tasa de RVS se obtuvo cuando el tratamiento se inició en la semana ocho, particularmente en aquéllos con viremia alta, lo cual sugería que en los pacientes con genotipo 1 no debería demorarse el tratamiento más allá de las ocho semanas.

Tampoco existe un consenso sobre la duración óptima del tratamiento. En este sentido, Kamal *et al.*[18] llevaron a cabo otro estudio en el que 102 pacientes con hepatitis aguda C que persistían virémicos tras 8-12 semanas de observación fueron tratados con PegIFN α 2b 1,5 mg/kg/semana durante 8 semanas (grupo A), 12 semanas (grupo B) o 24 semanas (grupo C), según randomización aleatoria. La tasa global de RVS varió de forma notable en función de la duración del tratamiento. Así, se obtuvo una tasa de RVS del 67,6 % en el grupo A, del 82,4 % en el grupo B y del 91,2 % en el grupo C. Al analizar la tasa de respuesta según el grupo de tratamiento y el genotipo, se observó que estas diferencias eran muy marcadas en los pacientes con el genotipo 1 (RVS del 38, 60 y 88 % en los grupos A, B y C, respectivamente) y menos acentuadas en los pacientes con el genotipo 4 (RVS del 77, 93 y 100 % en los grupos A, B y C, respectivamente). Por otro lado, todos los pacientes con los genotipos 2 y 3 incluidos en este estudio obtuvieron una RVS. A raíz de estos resultados, los autores sugieren que un tratamiento de 12 semanas sería suficiente para los genotipos 2, 3 y 4, mientras que los pacientes con el genotipo 1 deberían tratarse 24 semanas.

Los factores predictivos de respuesta al tratamiento en la hepatitis aguda por VHC no están bien definidos. Se han descrito como factores de buena respuesta la cifra basal de ALT > 500 UI/l,[16] el genotipo no 1,[17] la baja carga viral basal[17] y la respuesta virológica rápida a la cuarta semana de tratamiento.[18] Con toda seguridad, el mejor conocimiento de estos factores nos ayudará en el futuro a optimizar e individualizar el tratamiento.

Por último, hoy en día, sabemos que en el tratamiento de la hepatitis crónica por VHC está bien documentada en que combinar la terapia de PegIFN con ribavirina es fundamental para aumentar la eficacia y disminuir el índice de recaídas. Sin embargo, no disponemos de datos que apoyen el uso de esta combinación en la hepatitis aguda. Ello se debe a la elevada eficacia del tratamiento con IFN en monoterapia en la hepatitis aguda sumado al incremento del coste económico y de los efectos adversos que produce la terapia combinada. Además, un estudio piloto[19] en el que se incluían pacientes que recibían PegIFN en monoterapia o tratamiento combinado no demostró una mejoría significativa con la adición de ribavirina (RVS del 80 frente al 85 %, respectivamente). Es por ello que, aunque sigue existiendo controversia,[20] la recomendación actual en nuestro medio es tratar la hepatitis aguda con PegIFN en monoterapia.

BIBLIOGRAFÍA

1. Wasley A, Grytdal S, Gallagher K. Surveillance for acute viral hepatitis – United States 2006. MMWR. Surweillance Summaries. March 21, 2008/ 57 (SS02); 1-24.

2. Prati D. Transmission of hepatitis C virus by blood transfusions and other medical procedures: a global review. J Hepatol 2006; 45: 607-16.

3. Esteban JI, Sauleda S, Quer J *et al.* The changing epidemiology of hepatitis C virus infecton in Europe. J Hepatol 2008; 48: 148-62.

4. Martínez-Bauer E, Forns X, Armelles M *et al.* Hospital admission is a relevant source of hepatitis C virus acquisition in Spain. J Hepatol 2008; 48: 20-7.

5. Alter MJ. Healthcare should not be a vehicle for transmission of hepatitis C virus. J Hepatol 2008; 48: 20-7.

6. Mondelli MU, Cerino A, Cividini A *et al.* Acute hepatitis C: diagnosis and management. J Hepatol 2005; 42 Suppl (9): S 108-14.

7. Kamal SM. Acute hepatitis C: a systematic review. Am J Gastroenterol 2008; 103: 1283-297.

8. Santantonio T, Sinsi E, Guastadisegni A *et al.* Natural course of acute hepatitis C: a long term prospective study. Dig Liv Dis 2003; 35: 104-13.

9. Micallef JM, Kaldor JM, Dore GTJ *et al.* Spontaneous viral clearance following acute hepatitis C infection: A systematic review of longitudinal studies. J Viral hepat 2006; 13: 34-41.

10. Lehmann M, Meyer MF, Monazahian M *et al.* High rate of spontaneous clearance of acute hepatitis C virus genotype 3 infection. J Med Virol 2004; 73: 387-91.

11. Farci P, Schimoda A, Coiana A *et al.* The outcome of acute hepatitis C predicted by the evolution of the viral quasispecies. Science 2000; 288: 339-44.

12. Myers RP, Regimbeau C, Theveno T *et al.* Interferon for acute hepatitis C. Cochrane Database Syst Rev 2001; 4: CD 000369. DOI: 10.1002/14651858. CD000369.

13. Licata A, Di Bona D, Schepis F *et al.* When and how to treat acute hepatitis C? J Hepatol 2003; 39: 1056-062.

14. Jaeckel E, Cornberg M, Wedemeyer H *et al.* Treatment of acute hepatitis C with interferon alpha-2b. N Engl J Med 2001; 345: 1452-457.

15. Wiegand J, Jaeckel E, Cornberg M *et al.* Long-term follow-up after successful interferon therapy of acute hepatitis C. Hepatology 2004; 40: 98-107.

16. Wiegand J, Buggisch P, Boecher W *et al.* Early monotherapy with pegylated interferon alpha 2b for acute hepatitis C infection: HEP-NET acute-HCV-II study. Hepatology 2006; 43: 250-56.

17. Kamal SM, Fouly AE, Kamel RR *et al.* Peginterferon alfa 2b therapy in acute hepatitis C: impact of onset of therapy on sustained virological response. Gastroenterology 2006; 130: 632-38.

18. Kamal SM, Moustafa KN, Chen J *et al.* Duration of peginterferon therapy in acute hepatitis C: a randomized trial. Hepatology 2006; 43: 923-31.

19. Kamal SM, Ismail A, Graham CS *et al.* Pegylated interferon alpha therapy in acute hepatitis C: relation to hepatitis C virus-specific T cell response kinetics. Hepatology 2004; 39: 1721-731.

20. Jason T B, Shata MT, Shire NJ *et al.* Acute hepatitis C virus infection: a chronic problem. Hepatology 2008; 47: 321-31.

Capítulo 8
Tratamiento de la hepatitis crónica C en el año 2008. Importancia de la monitorización virológica

R. M. Morillas, H. Masnou, A. Bargalló, R. Planas

Unidad de Hepatología
Servicio de Aparato Digestivo
Hospital Germans Trias i Pujol
Badalona

Dirección para correspondencia
Hospital Germans Trias i Pujol
Dr. R. Planas
rplanas.germanstrias@gencat.cat

1 Introducción

El tratamiento de la infección crónica por el virus de la hepatitis C (VHC) pretende eliminar el virus de la sangre, normalizar las pruebas de función hepática, reducir la inflamación o fibrosis del hígado y, de este modo, detener la progresión de la enfermedad a cirrosis y carcinoma hepatocelular. El objetivo del tratamiento de la hepatitis crónica C es conseguir una respuesta viral sostenida (RVS), definida como la ausencia de ARN-VHC detectable en el suero seis meses después de finalizar el tratamiento. Se ha comprobado que la RVS se asocia con una mejoría en la calidad de vida del paciente, el mantenimiento de la erradicación viral a largo plazo y una mejora de la histología hepática evidente.

En la última década, se han producido avances muy importantes en el tratamiento de la hepatitis crónica C, especialmente en relación con el tratamiento combinado, de interferón y ribavirina (RBV), y con la introducción de los interferones pegilados. La tasa de RVS ha mejorado de modo espectacular, y ha pasado de alrededor del 6 % en los pacientes tratados con interferón alfa estándar en monoterapia a más del 60 % en los tratados con la combinación de interferón pegilado alfa (PegIFN) y RBV,[1-7] que es, en el momento actual, el tratamiento de elección en la hepatitis crónica C.

La duración del tratamiento antiviral y la dosis de RBV en pacientes con hepatitis C crónica se ha establecido desde hace años en función del genotipo responsable de la infección. Así, la duración del tratamiento combinado con PegIFN más RBV (1.000-1.200 mg/día) es de 48 semanas para los genotipos 1 y 4, mientras que los genotipos 2 y 3 se tratan durante 24 semanas y requieren sólo 800 mg/día de RBV. La tasa de RVS obtenida con estas pautas[5-7] es del 42-51 % para el genotipo 1 y del 76-82 % para los genotipos 2 y 3. En estos últimos pacientes, la tasa de RVS no parece mejorar ni con mayor dosis de RBV ni con la prolongación del tratamiento durante 48 semanas.

Estos resultados indican que, aun perteneciendo al mismo genotipo, no todos los pacientes responden de igual forma al tratamiento. En los últimos años, se han identificado otros factores virales, y también del huésped, que se relacionan con la RVS. Todos estos nuevos factores predictivos de RVS han provocado la necesidad de adaptar los tratamientos a cada individuo en particular en lugar de optar por terapias estándares.

2   Perspectivas para mejorar los resultados del tratamiento

Para mejorar el pronóstico asociado a los tratamientos actuales, hay que buscar nuevas estrategias terapéuticas; para ello, resulta muy útil analizar los factores pronósticos de RVS. En los últimos años, se han analizado y descrito múltiples factores virales y del huésped que se relacionan con la RVS.[9] Entre ellos, destacan el genotipo viral, la carga viral basal y la existencia de una respuesta viral rápida durante el tratamiento, pero también otros, como la lesión histológica hepática y una serie de factores directamente relacionados con el huésped: el índice de masa corporal, la edad, la raza, el consumo de alcohol, la coinfección con otros virus, la sobrecarga férrica, el hígado graso o la resistencia a la insulina.[10]

A diferencia de los factores basales fijos, la evolución de la carga viral durante las primeras semanas del tratamiento es un factor dinámico con una gran capacidad pronóstica de RVS.[9] En efecto, la rapidez con la que el tratamiento combinado con PegIFN y RBV consigue que el ARN-VHC sea indetectable en suero, es capaz de identificar diferentes patrones de respuesta que se relacionan con una mayor o menor probabilidad de conseguir la erradicación de la infección.

De hecho, diferentes estudios[7,8] han demostrado que la RVS al tratamiento combinado mediante PegIFN alfa y RBV puede predecirse a los tres meses del inicio del tratamiento. La ausencia de respuesta virológica precoz (RVP), que se define como la ausencia de valores cuantificables de ARN del VHC en el suero o un descenso superior a 2 logaritmos respecto a la carga viral basal a las 12 semanas de tratamiento, en los pacientes infectados por el genotipo 1 tiene un valor predictivo negativo de casi el 100 %, por lo que en estos casos se recomienda considerar la interrupción del tratamiento. En cambio, en los pacientes infectados por los genotipos 2 y 3 se consigue una RVP de aproximadamente el 97 %, por lo que se considera más coste efectivo no realizar la determinación de ARN-VHC a los tres meses y tratar a todos los pacientes durante seis meses.

Un aspecto de especial interés es el tiempo que el ARN-VHC permanece indetectable durante el tratamiento y su relación con la posibilidad de alcanzar una RVS. En efecto, en un estudio de Ferenci y cols.,[11] en el que se efectuó un subanálisis del estudio de registro de Fried y cols.,[7] se demostró el valor de la determinación de la carga viral a las cuatro semanas y del período de indetectabilidad del ARN-VHC durante el tratamiento en la predicción de la RVS. Aún en pacientes con un genotipo relativamente poco favorable, tal como el genotipo 1, que tienen una respuesta virológica rápida (RVR), y el VHC permanece indetectable en las semanas 12 y 24, la RVS en estos pacientes (91 %) es comparable a la de los pacientes con genotipo 2, mientras que los pacientes que no tienen una RVR pero sí una respuesta virológica parcial (semana 12) y una indetectabilidad del ARN-VHC en la semana 24, la RVS es solamente del 43 % (véase la figura 1).

Por lo tanto, todas estas evidencias demuestran que el genotipo no es el único factor pronóstico de respuesta favorable, ya que el aclaramiento rápido del ARN-VHC y el período de tiempo que la carga viral permanece indetectable durante el tratamiento permiten definir subgrupos de pacientes con mayor sensibilidad al IFN, que podrían recibir pautas de tratamiento más cortas que las actualmente recomendadas. Así, puede concluirse que cuanto más tarda el paciente en tener valores de ARN del VHC indetectables, independientemente de si tiene o no RVP, las probabilidades de obtener una RVS

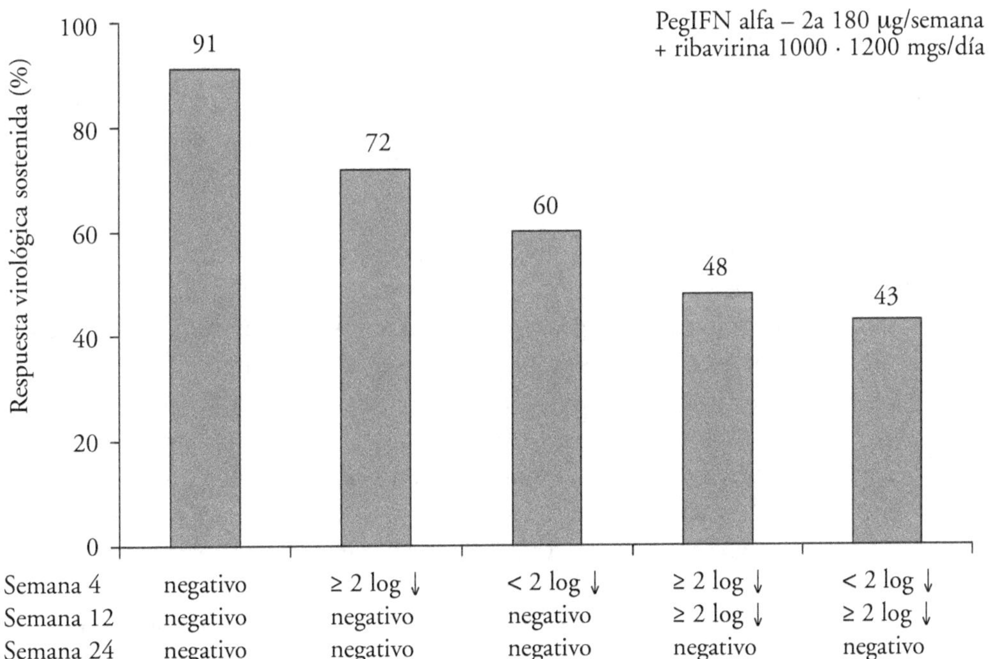

Figura 1. Adaptado de Ferenci P, Fried MW, Shiffman ML, Smith CI, Marinos G, Gonçales FL Jr, et al. Predicting sustained virological responses in chronic hepatitis C patients treated with peginterferon alfa-2ª (40 KD)/ribavirin. J Hepatol 2005; 43: 425-33.

son más bajas, a menos que se prolongue la duración del tratamiento y, con ello, el tiempo durante el cual el ARN-VHC permanece indetectable.[12]

3 Monitorización del tratamiento

La monitorización del tratamiento de la hepatitis C mediante la determinación periódica de la carga viral aporta múltiples e indudables beneficios para el paciente y para el facultativo. Su aplicación práctica permite limitar la exposición innecesaria al tratamiento, identificar de forma precoz la aparición de fracasos del mismo, justificar la interrupción precoz en los pacientes que responden poco, disminuir el coste y la posible toxicidad en los respondedores improbables, identificar la duración óptima del tratamiento y estimular a los pacientes para continuar con él si es necesario.

3.1 *Patrones de respuesta virológica*

La monitorización del ARN-VHC a lo largo del tratamiento ha permitido diferenciar una serie de patrones de respuesta en función del tiempo transcurrido desde el momento basal hasta que el ARN-VHC es indetectable. Estos patrones de respuesta viral tienen implicaciones pronósticas en cuanto a la obtención de RVS y se definen de la siguiente manera (véase la figura 2).

1. *Respuesta viral rápida (RVR)*. Se caracteriza por un descenso rápido de la carga viral hasta situarse por debajo del límite de detección en la semana cuatro de tratamiento. Si la respuesta virológica es rápida, la tasa de RVS es muy alta, independientemente de cuál sea el genotipo responsable de la infección.
2. *Respuesta viral precoz (RVP)*. En los pacientes que no alcanzan una RVR, hay que analizar si obtienen una RVP que, a su vez, se divide en dos grupos.
   - *Respuesta viral precoz completa (RVPc)*, caracterizada por ARN-VHC detectable en la semana cuatro, pero indetectable en la semana 12.
   - *Respuesta viral precoz parcial (RVPp)*, caracterizada por ARN-VHC detectable en las semanas 4 (no RVR) y 12 (pero con disminución de más de 2 $\log_{10}$ respecto al valor basal), pero no detectable en la semana 24 tras el inicio del tratamiento. El impacto sobre la RVS de ambas situaciones es muy importante, ya que, como se aprecia en la figura 2, en los pacientes que eliminan el virus en la semana 12 a pesar de no haber tenido una RVR, la RVS fue del 75 %, mientras que en los pacientes que no habían eliminado el virus en ese momento la RVS fue del 47 %.

Los demás patrones definen a dos grupos de pacientes: los *no respondedores*, es decir, aquellos que no muestran ningún tipo de respuesta desde el inicio del tratamiento; y los

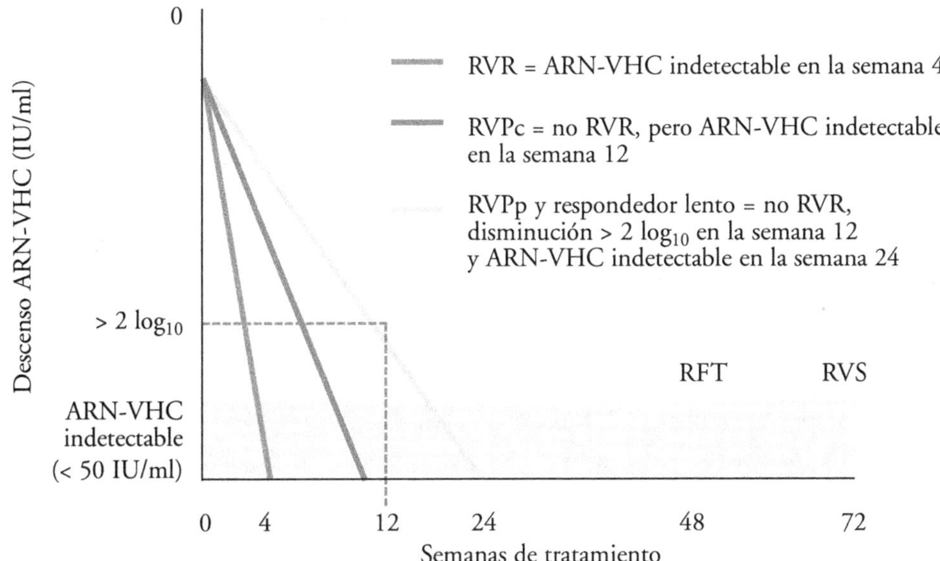

RVR = respuesta viral rápida; RVPc = respuesta vital precoz completa;
RFT = respuesta final tratamiento; RVS = respuesta viral sostenida.

Figura 2. Patrones de respuesta viral durante el tratamiento.

respondedores parciales planos, en los que la primera fase de caída viral va seguida de una segunda fase de estabilización de la viremia, que no se modifica en las semanas posteriores. En estos últimos, la determinación de ARN-VHC en la semana 12 tras el inicio del tratamiento no pone de manifiesto una disminución mayor de 2 $\log_{10}$ del ARN-VHC respecto al nivel basal.

La introducción de los patrones de respuesta viral durante el tratamiento como factores predictivos de RVS obliga a utilizar técnicas adecuadas para la determinación del ARN-VHC. El uso de determinaciones realizadas con técnicas de PCR sensibles, que permiten identificar el ARN a muy bajas concentraciones (< 23 UI/ml), debe ser un requisito indispensable en nuestros centros para clasificar de forma correcta a los pacientes, ya que el presentar un tipo u otro de patrón de respuesta puede tener implicaciones en cuanto a la estrategia terapéutica que se vaya a seguir.

3.2   Impacto del patrón de respuesta sobre la RVS

Como se ha comentado, las recomendaciones actuales del tratamiento de la hepatitis crónica C contemplan la RVP como punto de decisión para los pacientes infectados con los genotipos 1 y 4, tratados durante 48 semanas, y se considera la retirada precoz del tratamiento en aquellos que no alcancen este criterio.[6,13] Para los genotipos 2 y 3, en cambio, no se considera necesaria la determinación en la semana 12, dada la elevada tasa de respuesta obtenida con el tratamiento de 24 semanas.

Recientemente, ha aparecido el concepto de respuesta virológica rápida (RVR), definida como la existencia de un ARN-VHC indetectable en la semana cuatro desde el inicio del tratamiento. Este concepto sólo obtiene un beneficio marginal si se considera de forma aislada, pero cuando se analiza en relación con la persistencia de la respuesta en el tiempo alcanza un importante valor en la toma de decisiones.

En el estudio de Fried M y cols.,[9] cuyos resultados se resumen en la tabla 1, se observó que en un conjunto de 1.383 pacientes tratados con PegIFN alfa 2a y RBV incluidos en distintos estudios,[6,7,14] las tasas de RVR, RVPc, RVPp y RVS en los pacientes infectados por el genotipo 1 fueron del 16, 42, 20 y 49 %, respectivamente. En cambio, en los pacientes infectados por los genotipos 2 ó 3, las tasas de RVR y RVS fueron del 71 y 60 % y del 77 y 68 %, respectivamente. Por último, las tasas de RVR y RVS en los pacientes infectados por el genotipo cuatro fueron del 38 y 79 %, respectivamente. Además, en este estudio se analizó el impacto de la RVR sobre la RVS, y se obtuvieron tasas de RVS en el 88, 86, 86 y 100 % de los pacientes con RVR e infección causada por los genotipos 1, 2, 3 y 4, respectivamente (véase la figura 3). Por último, en un modelo de regresión logística múltiple ajustado para otros factores basales, se demostró que la RVR fue mejor predictor de RVS que otros factores pretratamiento, incluyendo el genotipo.

Así pues, y basándonos en los datos comentados, existirían dos grupos de pacientes respondedores: los *rápidos*, con ARN-VHC indetectable en la semana cuatro de tratamiento, y los *lentos*, con carga viral detectable en las semanas 4 y 12, pero no detectable en la semana 24. Al menos teóricamente, los respondedores rápidos podrían beneficiarse de la reducción de la duración del tratamiento, mientras que los respondedores lentos que no consiguen que el ARN-VHC sea indetectable en la semana 4 ó 12 podrían beneficiarse de la intensificación del tratamiento (mayor duración, dosis más altas).

	Genotipo 1 (n = 569)	Genotipo 2 (n = 395)	Genotipo 3 (n = 426)	Genotipo 4 (n = 24)
RVR	16 %	71 %	60 %	38 %
RVPc	42 %	24 %	29 %	46 %
RVPp	20 %	1 %	3 %	8 %
RVS	49 %	77 %	68 %	79 %

Tabla 1. Tasas de los diferentes tipos de respuesta viral en un conjunto de 1.383 pacientes con hepatitis crónica C tratados con PegIFN alfa-2a y ribavirina.[9] RVR: respuesta viral rápida; RVPc: respuesta viral precoz completa; RVPp: respuesta viral precoz parcial; RVS: respuesta viral sostenida.

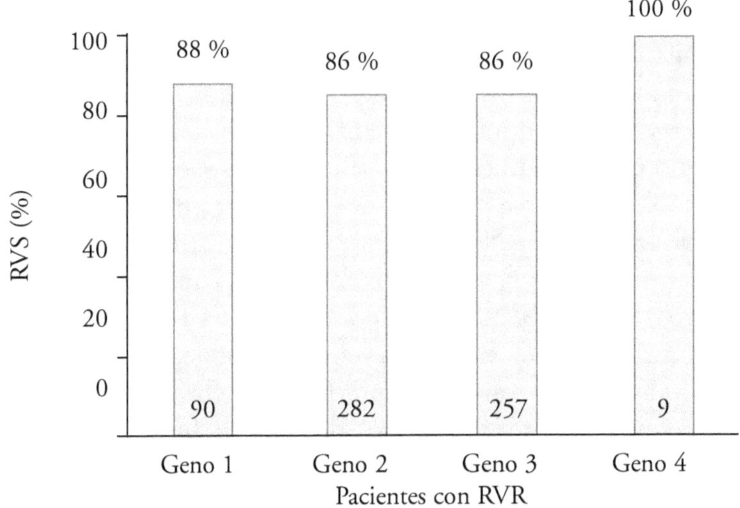

RVR = ARN-VHC negativo (< 50 IU/ml) en la semana 4
Pacientes genotipo 1/4 tratados durante 48 semanas; genotipo 2/3 tratados durante 24 semanas

Figura 3. Respuesta viral sostenida (RVS) en pacientes con hepatitis crónica C que consiguen una respuesta viral rápida (RVR) durante el tratamiento.[9]

4 Aplicación de la monitorización viral en los pacientes con genotipo 1

4.1 ¿Es posible reducir la pauta de tratamiento de 48 semanas en los pacientes con genotipo 1?

Varios estudios han evaluado la posibilidad de reducir la duración del tratamiento en los pacientes con genotipo 1.[15-18] En el estudio de Jensen y cols.,[15] en el que se efectuó un análisis retrospectivo del ensayo en fase III con PegIFN alfa 2a y RBV realizado por Hadziyannis y cols.,[6] se evaluaron los factores asociados a la RVR y a la RVS. De los pacientes con genotipo 1 que habían recibido 24 semanas de tratamiento, un 24 % presentó criterios de RVR, alcanzándose en este grupo una RVS del 89 % (frente al 19 % en el grupo sin RVR), porcentaje similar al que se obtuvo en el grupo de pacientes tratados durante 48 semanas que habían presentado una RVR. La existencia de una carga viral basal baja (ARN-VHC inferior a 600.000 UI/ml) fue un factor pronóstico independiente, tanto de RVR como de RVS, en los pacientes que recibieron 24 semanas de tratamiento.

Un estudio multicéntrico europeo también ha puesto de manifiesto que en algunos pacientes con genotipo 1 y viremia basal igual o inferior a 600.000 UI/ml es posible reducir la duración del tratamiento a 24 semanas.[16] Este estudio incluyó 235 pacientes que recibieron PegIFN alfa 2b y RBV. La tasa de RVS global fue del 50 %, claramente inferior a la observada en un grupo control histórico[5] que incluyó pacientes similares que recibieron el mismo tratamiento durante 48 semanas, en los que la RVS fue del 71 %. Sin embargo, tras 24 semanas de tratamiento, la tasa de respuesta en los pacientes con ARN-VHC indetectable en la semana cuatro de tratamiento (pacientes con RVR) fue del 89 %. La negativización del ARN-VHC en la semana cuatro se observó en el 47 % de los casos. Estos datos indican que un tratamiento de 24 semanas puede ser suficiente en un gran número de pacientes infectados por el genotipo 1 del virus de la hepatitis C. Sin embargo, es preciso tener en cuenta que el perfil histológico de los pacientes incluidos en el estudio mostró un estadío de fibrosis realmente bajo, ya que el valor medio de la fibrosis hepática, medido por la puntuación de Knodell, fue de 1,2. Por ello, es necesario tener presentes las condiciones que concurrieron en este estudio cuando se plantee la posibilidad de reducir a 24 semanas la duración del tratamiento en pacientes con infección por genotipo 1.

Un tercer estudio, publicado en forma de resumen,[17] analizó los resultados preliminares de uno de los grupos de tratamiento incluidos en el estudio, constituido por 104 pacientes superrespondedores (el 27 % del total), definidos por haber presentado criterios de RVR (ARN-VHC inferior a 50 UI/ml en la semana cuatro), que fueron tratados con PegIFN alfa 2a y RBV durante 24 semanas. Los datos preliminares más interesantes radican en la elevada tasa de RVS (84 %), que alcanzó valores incluso superiores al 90 % en los pacientes con viremia basal baja (inferior a 600.000 UI/ml) y escasa o nula fibrosis en la biopsia hepática.

Recientemente, se ha publicado un estudio controlado realizado en Taiwán cuyo objetivo es valorar si el tratamiento durante 24 semanas con PegIFN alfa 2a y RBV es tan efectivo como el tratamiento estándar de 48 semanas en pacientes infectados por genotipo 1 que presentan una RVR.[18] Se observó que los pacientes tratados durante 24 semanas tenían un porcentaje inferior de RVS que aquellos que recibieron tratamiento durante 48 semanas (88,9 frente al 100 %, p = 0,056). También se observó que en los pacientes con carga viral basal baja (inferior a 400.000 UI/ml) y RVR no existieron diferencias entre el tratamiento de 24 y el de 48 semanas en cuanto a la tasa de RVS y de recidivas tras finalizar el tratamiento. Además, el análisis multivariado confirmó que la RVR fue el factor independiente más robusto que se asoció a RVS, seguido de la duración del tratamiento, de la dosis media de RBV recibida y la carga viral basal. Los autores de este estudio concluyen que en pacientes infectados por genotipo 1 la pauta estándar de 48 semanas de tratamiento es superior a la de 24 semanas, incluso en los pacientes que presentan una RVR. Sin embargo, los pacientes con carga viral basal baja y criterios de RVR presentaron una probabilidad muy alta de RVS (superior al 96 %) con el tratamiento de 24 semanas, por lo que podría considerarse acortarles el tratamiento. Hay que tener en cuenta, no obstante, que sólo el 25 % de los pacientes tratados durante 24 semanas presentaban una fibrosis avanzada (grados F3 y F4 de la clasificación Metavir).

En un estudio italiano se analizó la duración del tratamiento individualizado en pacientes con genotipo 1 (n = 696) que fueron tratados con PegIFN alfa 2a (180 µg/semana) o INF-PEG alfa 2b (1,5 µg/kg/semana) y RBV (1.000-1.200 mg/día), durante 48 semanas (grupo estándar, n = 237), o bien durante 24, 48 ó 72 semanas en función de si el ARN-VHC era negativo en las semanas 4, 8 ó 12, respectivamente (grupo variable, n = 459).[19] La RVS fue similar en ambos grupos: 45,1 % en el grupo de tratamiento estándar y 48,8 % en el de tratamiento de duración variable. El porcentaje de pacientes que obtuvo un ARN-VHC indetectable en las semanas 4, 8 ó 12 fue del 26,7, 27,8 y 11,3 %, respectivamente. En el grupo estándar el 87,1, 70,3, y 38,1 % de los pacientes que obtuvieron ARN-VHC a las 4, 8 o 12 semanas lograron una RVS, respectivamente. En el grupo variable, el porcentaje de RVS fue del 77,2, 71,9 y 63,5 %. La carga viral baja y la corta edad fueron factores pronóstico independientes de RVR. Los pacientes con viremia basal superior o igual a 400.000 UI/ml y RVR alcanzaron tasas superiores de RVS si se trataron durante 48 semanas (86,8 frente al 73,1 %). El único factor pronóstico de RVS en los pacientes que presentaron una RVR fue la fibrosis avanzada. Los autores del estudio concluyen que la duración variable del tratamiento asegura RVS similares a la duración estándar, evitando efectos secundarios y costes innecesarios.

Del análisis de los estudios anteriores se deduce que quizá sea posible tratar con una pauta corta de 24 semanas a algunos pacientes con genotipo 1, que serían aquéllos con RVR (ARN-VHC indetectable en la semana cuatro) que, además, presenten una viremia basal baja (inferior a 400.000 UI/ml). Los datos publicados son todavía insuficientes, pero es probable que la ausencia de fibrosis avanzada y de otros factores pronóstico de mala respuesta como la resistencia a la insulina también deban tenerse en cuenta.

4.2 ¿Debe prolongarse el tratamiento en pacientes sin respuesta virológica rápida a las cuatro semanas?

El estudio de la cinética viral también se ha empleado para prolongar la duración del tratamiento en pacientes con genotipo 1 y una respuesta viral lenta. Hasta la fecha, se han publicado cuatro estudios que han explorado la posible utilidad de prolongar el tratamiento en aquellos pacientes que, por no presentar una RVR, tienen menores posibilidades de presentar RVS tras un tratamiento de 48 semanas.[20-23]

El estudio más importante de estas características es el TERAVIC-4, un estudio multicéntrico realizado en hospitales españoles.[20] En él, 326 pacientes (291 con genotipo 1) que presentaban ARN-VHC detectable tras cuatro semanas de tratamiento fueron distribuidos al azar en dos grupos para recibir tratamiento con PEG-INF alfa 2a (180 µg/semana) y RBV (800 mg/día) durante 48 ó 72 semanas. Aunque la tasa de respuesta al final del tratamiento fue similar en ambos grupos (61 %), la RVS fue notablemente más alta en los pacientes que fueron tratados durante 72 semanas que en los tratados durante 48 semanas (45 frente al 32 %, p = 0,014), lo que se relacionó con una menor tasa de recaídas en el primer grupo.

También se analizó la RVS según la evolución de la cinética viral durante el tratamiento, y se observó un beneficio casi significativo del tratamiento largo en los pacientes que en la semana 12 presentaban una respuesta parcial (descenso de ARN-VHC superior o igual a 2 $\log_{10}$ respecto al basal), hecho que no se produjo en aquellos pacientes con negativización del ARN-VHC, en que ambas pautas fueron similares. El mismo hecho se constató en la determinación de la semana 24. Los pacientes en quienes el descenso del ARN-VHC había sido inferior a 2 $\log_{10}$ no presentaban beneficios con el tratamiento prolongado.

Existe otro estudio similar realizado en Alemania que utilizó la misma pauta de tratamiento que el anterior, pero con la diferencia de que la aleatorización se realizó inicialmente para recibir 48 ó 72 semanas de tratamiento.[21] El análisis de los pacientes respondedores lentos también observó un efecto beneficioso y significativo a favor del tratamiento largo (tasa de RVS del 46 % en el grupo de 72 semanas de tratamiento frente al 33 % en el grupo tratado durante 48 semanas; p < 0,01).

En otro estudio, publicado en forma de resumen,[22] y en el que los pacientes fueron tratados con PEG-INF alfa 2a (180 µg/semana) y dosis estándar de RBV (1.000-1.200 mg/día) durante 48 ó 72 semanas, se confirmó que la tasa de RVS es significativamente superior en los pacientes con genotipo 1 y respuesta viral lenta si son tratados durante 72 semanas (RVS del 69 % frente al 44 % si son tratados durante 48 semanas). Estas tasas de RVS fueron superiores a las observadas en los dos estudios antes comentados, probablemente debido a que en este último las dosis de RBV fueron más adecuadas.

Por último, en otro estudio en que los pacientes fueron tratados con PEG-INF alfa 2b y dosis de RBV según el peso del paciente (800-1.400 mg/día)[23] también se confirmó que la ampliación del tratamiento de 48 a 72 semanas en pacientes con genotipo 1 aumenta la probabilidad de RVS en aquellos pacientes con respuesta virológica lenta, ya que la RVS fue del 38 % en el grupo tratado durante 72 semanas frente al 18 % en el grupo tratado durante 48 semanas. Estas tasas bajas de RVS se explican, al menos parcialmente, porque en este estudio americano se incluyó un número significativo de pacientes afroamericanos, que suelen responder peor al tratamiento.

Los datos de estos cuatro estudios indican que los pacientes infectados por el genotipo 1 que presentan una respuesta viral lenta pueden tener una probabilidad mayor de presentar una RVS si el tratamiento se prolonga durante 72 semanas.

5   Aplicación de la monitorización viral en los pacientes con genotipos 2 y 3

5.1   *¿Puede acortarse la duración del tratamiento en la hepatitis crónica C por genotipos 2 y 3?*

A pesar de que la tasa de RVS entre los pacientes con genotipos 2 y 3 y tratamiento durante 24 semanas es del 72-86 %, se sabe que hay diferencias entre ambos genotipos en cuanto a RVS a favor del genotipo 2. La duración estándar del tratamiento para los genotipos 2 y 3 ha sido establecida en 24 semanas utilizando PegIFN y dosis fija de RBV (800 mg/día), independientemente del peso del paciente. Sin embargo, la introducción de la cinética viral como factor predictivo de RVS cuestiona que una duración estándar del tratamiento e, incluso, que las dosis fijas de RBV sean las óptimas en todos los casos. Se han publicado seis estudios que han evaluado la posibilidad de acortar el tratamiento en pacientes con genotipos 2 y 3.[24-29] Tres de ellos comparten la característica de que la duración del tratamiento varió en función de si existía una RVR.[24-26] En los otros tres estudios los pacientes fueron distribuidos al azar para recibir desde el principio una pauta estándar de 24 semanas o un tratamiento más corto de 16 semanas en dos estudios[27,28] o 12 semanas en otro.[29]

En el estudio de Dalgard y cols.,[24] los 95 pacientes con RVR (ARN-VHC menor de 50 UI/ml a las cuatro semanas de tratamiento confirmado con una nueva determinación a las ocho semanas) recibieron una pauta corta de 14 semanas de tratamiento con PEG-INF alfa 2b (1,5 µg/kg/semana) y RBV (800-1.400 mg/día). La RVS en los pacientes sin RVR tratados durante 24 semanas (27 pacientes) fue del 56 % frente al 90 % en los pacientes con RVR tratados durante 14 semanas. En este estudio, la carga viral basal elevada o la presencia de un grado de fibrosis significativa se relacionaron con el aumento del riesgo de recidiva.

En el estudio de Mangia y cols.[25] hubo un grupo que recibía tratamiento con PEG-INF alfa 2b (1,0 µg/kg/semana) y RBV (1.000-1.200 mg/día) durante 24 semanas (grupo de duración estándar) y otro grupo en el que la duración del tratamiento se determinó según la respuesta en la semana cuatro, de manera que 133 pacientes con RVR (ARN-VHC < 50 UI/ml) recibieron una pauta corta de 12 semanas y los 80 restantes una pauta de 24 semanas. Se obtuvo una RVS en el 85 % de los pacientes del grupo tratados durante 12 semanas y sólo del 61 % en aquéllos del grupo sin RVR tratados durante 24 semanas. Debe remarcarse que la tasa de recaídas en el tratamiento corto fue más elevada: el 11 % para el genotipo 2 y el 14 % para el genotipo 3, y sólo del 3,6 % con la terapia estándar.

En el estudio de Von Wagner y cols.[26] se comparó la eficacia de administrar tratamiento con PEG-INF alfa 2a (180 µg/semana) y RBV (1.000-1.200 mg/día) durante 16 semanas frente a la duración estándar de 24 semanas en pacientes que presentaron RVR (ARN-VHC < 600 UI/ml). No se observaron diferencias entre los grupos de tratamiento en cuanto a RVS, que fue del 82 y el 80 %, respectivamente. En este estudio, la infección por el genotipo 2 se confirmó como un factor pronóstico independiente de RVS en el análisis multivariado. Por otra parte, en los pacientes infectados por el genotipo 3 y RVR a las cuatro semanas, la viremia basal baja (< 800.000 UI/ml) también se identificó como factor pronóstico de RVS. Los autores concluyen que la pauta de 16 semanas es suficiente en los pacientes con genotipo 2 y en aquéllos con genotipo 3 con viremia basal baja que presentan una RVR.

Un estudio reciente realizado en Taiwán[27] que ha comparado de forma aleatoria la pauta estándar de 24 semanas con una pauta corta de 16 semanas de tratamiento con

PegIFN alfa 2a (180 μg/semana) y RBV (1.000-1.200 mg/día) en 150 pacientes con genotipo 2, concluyó que la pauta corta de 16 semanas es igual de eficaz que la pauta estándar de 24 (RVS: 94 y 95 %, respectivamente) en los pacientes con genotipo 2 que cumplían criterios de RVR (ARN-VHC < 50 UI/ml).

El estudio ACCELERATE es el más amplio (1.469 pacientes) que se ha realizado en pacientes con genotipos 2 y 3.[28] Es un estudio multicéntrico, aleatorio, y especialmente diseñado para determinar si una pauta de tratamiento de 16 semanas con PegIFN alfa 2a (180 μg/semana) y RBV (800 mg/día) puede ser igual de eficaz que la pauta de 24 semanas.[28] Los resultados globales demuestran que la tasa de RVS fue bastante inferior en los pacientes tratados durante 16 semanas (62 frente al 70 %, p < 0,001), lo que se relacionó directamente con diferencias significativas en la tasa de recidivas postratamiento (31 frente al 18 %, p < 0,001). La RVS en los pacientes con RVR fue muy elevada en ambos grupos, pero mayor entre los que recibieron tratamiento durante 24 semanas (85 frente al 79 %, p = 0,02). La RVS fue también superior en el grupo de pacientes sin RVR que fueron tratados durante 24 semanas (49 % frente al 27 % si sólo fueron tratados durante 16 semanas) (véase la figura 4). Un hallazgo interesante de este estudio fue que en los pacientes con una carga viral basal baja (ARN-VHC in-

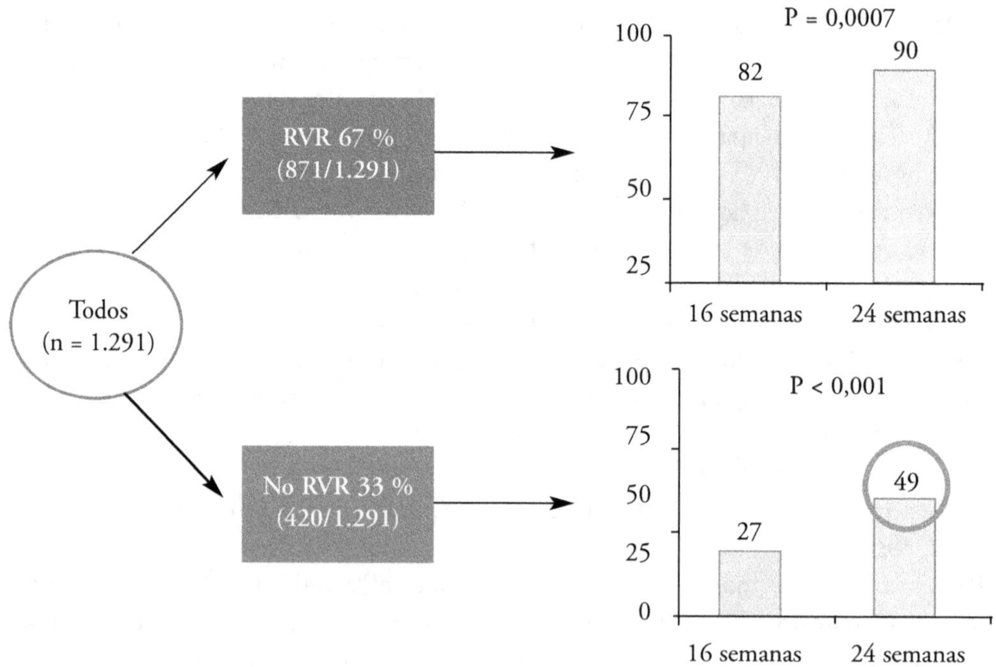

Figura 4. Respuesta viral sostenida (RVS) en pacientes con genotipos 2 y 3 tratados con PegIFN alfa-2a y ribavirina durante 1 ó 24 semanas, según alcancen o no una respuesta viral rápida (RVR) durante el tratamiento.[28]

ferior a 400.000 UI/ml), no se apreciaron diferencias en la RVS entre ambos grupos de tratamiento. Por tanto, los pacientes infectados por los genotipos 2 ó 3 con una carga viral basal baja y criterios de RVR a las cuatro semanas tienen una elevada probabilidad de alcanzar una RVS con el tratamiento de 16 semanas. Así pues, parece razonable considerar esta opción en tales casos, sobre todo si el tratamiento es mal tolerado y las lesiones hepáticas son poco avanzadas.

Otro estudio realizado en Dinamarca y publicado recientemente[29] ha comparado la pauta de tratamiento con PegIFN alfa 2a (180 µg/semana) y RBV (800 mg/día) durante 24 semanas frente a una pauta corta de 12 semanas en pacientes con genotipos 2 ó 3. Se observó que la pauta de tratamiento estándar fue superior a la pauta corta (RVS del 50 frente al 78 %), tanto en el subgrupo de pacientes infectados por genotipo 2 (56 frente al 92 %) como en los infectados por el genotipo 3 (58 frente al 78 %). En este estudio, la edad inferior a 40 años y los niveles de ARN-VHC a los 7 y 28 días se identificaron como factores pronósticos independientes de RVS. Así, la pauta corta era útil en pacientes de menos de 40 años y ARN-VHC indetectable en el día 29, y también en pacientes de más de 40 años, con ARN-VHC de menos de 1.000 UI/ml en el día 7 e indetectable en el 29.

Las conclusiones finales de los resultados de los estudios anteriores son que la pauta corta de tratamiento es inferior a la pauta estándar de 24 semanas, y que la decisión de reducir la duración del tratamiento debe ser valorada con el riesgo de aumentar la tasa de recidivas. Sin embargo, es posible que un número no despreciable de pacientes con genotipos 2 ó 3 pueda beneficiarse de un acortamiento del tratamiento, si bien la heterogeneidad de los estudios antes citados (diferente duración del tratamiento y dosis de fármacos) no permite establecer esta estrategia de forma generalizada.

5.2   ¿Puede alargarse la duración del tratamiento en la hepatitis crónica C por genotipos 2 y 3?

Los pacientes con genotipos 2 y 3 que no alcanzan una RVR obtienen una RVS significativamente menor, de alrededor del 50 %.[28] Por ello, en estos pacientes se investiga la posibilidad de intensificar el tratamiento, ya sea alargándolo de 24 a 48 semanas o utilizando dosis superiores de fármacos. Recientemente, se han publicado los resultados de un estudio a partir de datos procedentes de dos trabajos anteriores que incluían a pacientes con genotipos 2 y 3 tratados con PegIFN alfa 2a y RBV en diferentes dosis (800 frente a 1.000-1.200 mg/día) y durante distintos períodos de tiempo (24 ó 48 semanas).[6,7] Este nuevo análisis se centró específicamente en los pacientes que no habían presentado una RVR. La mayor tasa de RVS (76 %) y la menor tasa de recidivas (4 %) se obtuvo en los pacientes tratados con dosis más altas de RBV y durante 48 semanas.[30] No obstante, esta estrategia de intensificación del tratamiento para los genotipos 2 y 3 sin RVR deberá evaluarse de forma prospectiva antes de poder establecer conclusiones al respecto.

6 Posible optimización terapéutica en pacientes con genotipo 1

El tratamiento de los pacientes con hepatitis crónica y genotipo 1 se debe basar en la administración de PegIFN (180 µg/semana para el alfa 2a y 1,5 µg/semana para el PegIFN alfa 2b) y RBV (dosis ajustada al peso corporal).

En aquellos pacientes con viremia basal igual o inferior a 400.000 UI/ml, poca fibrosis hepática y RVR en la semana 4 de tratamiento, la duración del tratamiento puede reducirse a 24 semanas, especialmente si el tratamiento es mal tolerado. En el resto de pacientes con RVR el tratamiento debe ser de 48 semanas (véase la figura 5).

En los pacientes sin RVR, pero con respuesta viral lenta (caída de la viremia igual o superior a 2 $\log_{10}$ en la semana 12), la prolongación del tratamiento a 72 semanas aumenta la tasa de RVS. En los pacientes sin RVR, pero con RVPc (ARN-VHC no detectable en la semana 12 de tratamiento), el tratamiento durante 48 semanas sería suficiente. Se debe considerar la interrupción del tratamiento en los pacientes en quienes no se ha documentado una caída de viremia igual o superior a 2 $\log_{10}$ en la semana 12 y en aquéllos con disminución de la viremia superior a 2 $\log_{10}$ en la semana 12 y con viremia detectable en la semana 24 (véase la figura 6).

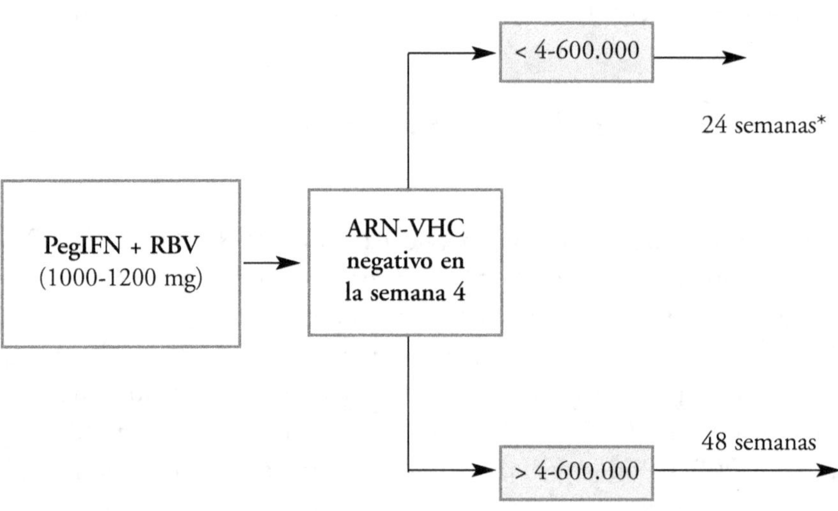

*Si no fibrosis avanzada, resistencia insulina, afro-americanos y efectos adversos graves.

Figura 5. Posible optimización terapéutica en pacientes con genotipo 1 y respuesta viral rápida.

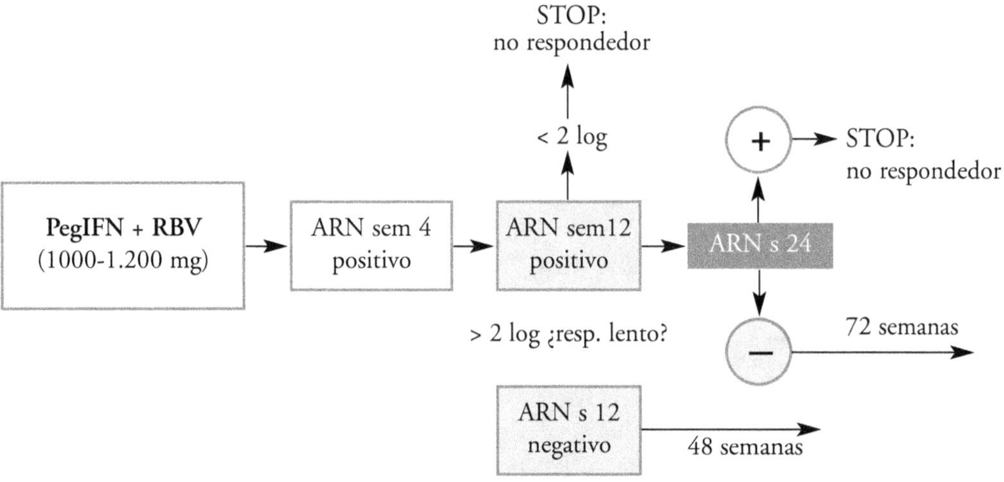

Figura 6. Posible optimización terapéutica en pacientes con genotipo 1 y sin respuesta viral rápida.

7   Posible optimización terapéutica en pacientes con genotipos 2 ó 3

El tratamiento de los pacientes con hepatitis crónica C genotipos 2 ó 3 con PegIFN y RBV que presentan una RVR debe durar 24 semanas. En pacientes con RVR y una carga viral basal baja (inferior a 400.000 UI/ml), sin fibrosis significativa y probablemente una edad inferior a 40 años, puede considerarse una pauta de tratamiento más corta de 16 semanas. En cambio, en los pacientes con genotipos 2 ó 3 que no alcanzan una RVR, la RVS es subóptima y deben diseñarse nuevos estudios que permitan definir el tipo y la duración óptima del tratamiento (véase la figura 7).

8   Conclusiones

Aun teniendo el mismo genotipo, no todos los pacientes responden de igual forma al tratamiento. En los últimos años, la cinética viral durante el tratamiento se ha introducido en el tratamiento de la hepatitis C como uno de los factores predictivos de RVS más potentes. En efecto, la rapidez con la que el tratamiento combinado con PegIFN y RBV consigue que el ARN-VHC sea indetectable en suero es capaz de identificar patrones de respuesta que se relacionan con una mayor o menor probabilidad de erradicar la infección. Así, los pacientes en los que el ARN-VHC es indetectable de forma precoz alcanzan tasas de RVS superiores a los que presentan una respuesta tardía. La RVR tiene un valor predictivo positivo incluso superior al del genotipo viral e identifica a un subgrupo de pacientes que podría beneficiarse de tratamientos más cortos, que no produjeran efectos adversos ni costes

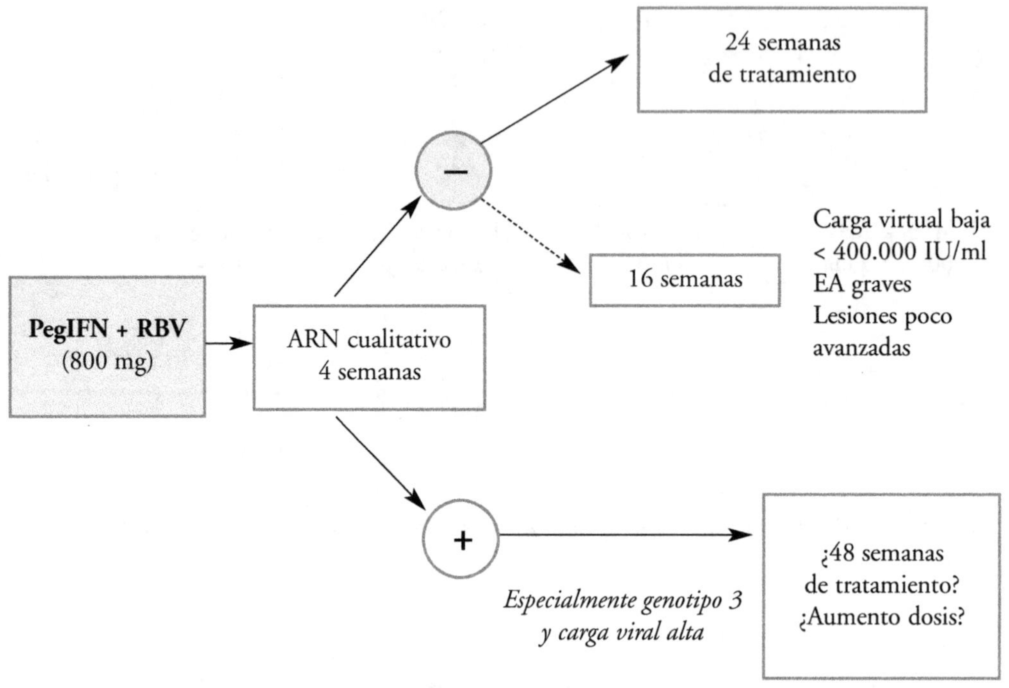

Figura 7. Posible optimización terapéutica en pacientes con genotipos 2 y 3.

innecesarios. En los casos en los que no aparece una respuesta viral precoz, la prolongación del tratamiento puede contribuir a evitar recidivas al finalizarlo. Por tanto, la monitorización de los niveles de ARN-VHC durante el tratamiento ha permitido poner en marcha un tratamiento de la hepatitis C más individualizado, racional y eficaz con la finalidad de optimizar la respuesta virológica y evitar recidivas y efectos adversos innecesarios.

BIBLIOGRAFÍA

1. Mc Hutchison JG, Gordom SC, Schiff ML, Lee WM, Rutsgi VK *et al.* Interferon alpha 2b alone or in combination with ribavirin as inicial treatment for chronic hepatitis C. N Engl J Med 1998; 339: 1485-492.

2. Poynard T, Marcellin P, Lee SS, Niederau C, Minuk GS, Ideo G *et al.* Randomised trial of interferon alpha 2b plus ribavirin for 48 or 24 weeks *versus* interferon alpha 2b plus placebo for treatment of chronic infection with hepatitis V virus. Lancet 1998; 352: 1426-432.

3. Zeuzem S, Feinman SV, Rasenack J, Heathcote EJ, Lai MY, Gane E *et al.* Peginterferon alpha 2a in patients with chronic hepatitis C. N Engl J Med 2000; 343: 1666-672.

4. Lindsay KL, Trepo C, Heintges T, Shiffman ML, Gordon SC, Hoefs JC *et al.* A randomized, double-blind trial comparing pegylated interferon alpha 2b to interferon alpha 2b as initial treatment for chronic hepatitis C. Hepatology 2001; 34: 395-403.

5. Manns MP, McHutchison JG, Gordon SC, Rustgi V, Shiffman M, Reindollar R *et al.*

Peginterferon alpha 2b plus ribavirin compared with interferon alpha 2b plus ribavirin for initial treatment of chronic hepatitis C: a randomised trial. Lancet 2001; 358: 958-65.

6. Hadziyannis SJ, Sette H, Morgan TR, Balan V, Diago M, Marcellin P *et al.* Peginterferon alpha 2a and ribavirin combination therapy in chronic hepatitis C: a randomized study of treatment duration and ribavirin dose. Ann Intern Med 2004; 140: 346-55.

7. Fried M, Shiffman M, Reddy R, Smith C, Marinos G, Goncales F *et al.* Peginterferon 2a plus ribavirin for chronic hepatitis C virus infection. N Engl J Med 2002; 347: 975-82.

8. Davis GL, Wong JB, McHutchison JG, Manns MP, Harvey J, Albretch J. Early virologic response to treatment with peginterferon a-2b plus ribavirin in patients with chronic hepatitis C. Hepatology 2003; 38: 645-52.

9. Fried MW, Hadziyannis SJ, Shiffman M, Messinger D, Zeuzem S. Rapid virological response is a more important predictor of sustained virological response (SVR) than genotype in patients with chronic hepatitis C virus infection. J Hepatol 2008; 48: S5.

10. Alberti A, Chemello L, Benvegnú L. Natural history of hepatitis C. J Hepatol 1999; 31 (Supl 1): 17-24.

11. Ferenci P, Fried MW, Shiffman ML, Smith CI, Marinos G, Gonçales FLJ *et al.* Predicting sustained virological responses in chronic hepatitis C patients treated with peginterferon alpha 2a (40 kD) / ribavirin. J Hepatol 2005; 43: 425-33.

12. Marcellin P, Heathcote EJ, Craxi A. Which patients with genotype 1 chronic hepatitis C can benefit from prolonged treatment with the «accordion» regimen? J Hepatol 2007; 47: 580-87.

13. National Institutes of Health Consensus Development Conference Statement: Management of hepatitis C. Hepatology 2002; 36 (Supl 1): 3-20.

14. Shiffman M, Suter F, Bacon BR, Nelson D, Harley H, Solà R *et al.* Peginterferon alpha 2a and ribavirin for 16 or 24 weeks in HCV genotype 2 or 3. N Engl J Med 2007; 357: 124-34.

15. Jensen DM, Morgan TR, Marcellin P, Pockros PJ, Reddy KR, Hadziyannis SJ *et al.* Early identification of HCV genotype 1 patients responding to 24 weeks peginterferon alpha 2a (40 kD) / ribavirin therapy. Hepatology 2006; 43: 954-60.

16. Zeuzem S, Buti M, Ferenci P, Sperl J, Hormans Y, Cianciara J *et al.* Efficacy of 24 weeks treatment with peginterferon alpha 2b plus ribavirin in patients with chronic hepatitis C infected with genotype 1 and low pretreatment viremia. J Hepatol 2006; 44: 97-103.

17. Ferenci P, Bergholz U, Laferl H *et al.* 24 week treatment regimen with peginterferon alpha 2a (40 kD) (Pegasys) plus ribavirin (Copegus) in HCV genotype 1 or 4 «superresponders». Hepatology 2006; 44: abstract 9.

18. Yu M-L, Dai Ch-Y, Huang J-F, Chiu Ch-F, Yang Y-H C, Hou N-J *et al.* Rapid virological response and treatment duration for chronic hepatitis C genotype 1 patients: a randomized trial. Hepatology 2008; 47: 1884-893.

19. Mangia A, Minerva N, Bacca D, Cozzolongo R, Ricci GL, Carretta V *et al.* Individualized treatment duration for hepatitis C genotype 1 patients: a randomized controlled trial. Hepatology 2008; 47: 43-50.

20. Sánchez-Tapias JM, Diago M, Escartín P, Enríquez J, Romero-Gómez M, Bárcena R *et al.* Peginterferon alpha 2a plus ribavirin for 48 versus 72 weeks in paients with detectable HCV-RNA at week 4 of treatment. Gastroenterology 2006; 131: 451-60.

21. Berg T, Von Wagner M, Nesser S, Sarrazin C, Heintges T, Gerlach T *et al.* Extended treatment duration for hepatitis C virus type 1: comparing 48 versus 72 weeks of peginterferon alpha 2a plus ribavirin. Gastroenterology 2006; 130: 1086-097.

22. Ferenci P, Laferl H, Scherzer T-M, Maieron A, Gschwantler M, Brunner H *et al.* Customizing treatment with peginterferon alpha 2a (40 kD) (PEGASYS[R]) plus ribavirn (COPEGUS[R]) in patients with HCV genotype 1 or 4 infection. Interim results of a prospective randomized trial. Hepatol 2006; 44: 336A.

23. Pearlman BL, Ehleben C, Saifee S. Treatment extension to 72 weeks of peginterferon and ribavirin in hepatitis C genotype 1-infected slow responders. Hepatology 2007; 46: 1688-994.

24. Dalgard O, Bjoro K, Hellum KB, Myrvang B, Ritland S, Skaug K *et al.* Treatment with pegylated interferon and ribavirin in HCV infection with genotype 2 or 3 for 14 weeks: a pilot study. Hepatology 2004; 40: 1260-265.

25. Mangia A, Santoro R, Minerva N, Ricci GL, Carretta V, Persico M *et al.* Peginterferon alpha 2b and ribavirin for 12 vs 24 weeks in HCV genotype 2 or 3. N Engl J Med 2005; 352: 2609-617.

26. Von Wagner M, Huber M, Berg T, Hinrichsen H, Rasenack J, Heintges T *et al.* Peginterferon alpha 2a (40 kD) and ribavirin for 16 or 24 weeks in patients with genotype 2 or 3 chronic hepatitis C. Gastroenterology 2005; 129: 522-27.

27. Yu ML, Dai CY, Huang JF, Hou NJ, Lee LP, Ssieh MY *et al.* A randomized study of peginterferon and ribavirin for 16 versus 24 weeks in patients with genotype 2 chronic hepatitis C. Gut 2007; 56: 533-59.

28. Shiffmann ML, Suter F, Bacon BR, Nelson D, Harley H, Solà R *et al.* Peginterferon alpha 2a and ribavirin for 16 or 24 weeks in HCV genotype 2 or 3. N Engl J Med 2007; 357: 124-34.

29. Lagging M, Langeland N, Peedersen C, Färkkilä M, Buhl MR, Morch K *et al.* Randomized comparison of 12 or 24 weeks of peginterferon alpha-2a and ribavirin in chronic hepatitis C virus genotype 2/3 infection. Hepatology 2008; 47: 1837-845.

30. Willems B, Hadziyannis S, Morgan TR, Diago M, Marcellin P, Bernstein D *et al.* Should treatment with peginterferon plus ribavirin be intensified in patients with HCV genotype 2/3 without a rapid virological response? J Hepatol 2007; 46 Supl 1: 306.

Capítulo 9
Manejo de los efectos secundarios del tratamiento antiviral en la hepatitis crónica C

J. CRESPO

Servicio Aparato Digestivo
Hospital Universitario Marqués de Valdecilla
Santander

Dirección para correspondencia
Hospital Universitario
Marqués de Valdecilla
Dr. J. Crespo
javiercrespo@teleline.es

1   Introducción

La infección por el virus de la hepatitis C (VHC) constituye la causa más frecuente de hepatitis crónica (HC) en nuestro medio.[1,2] La magnitud del problema sanitario y social de esta infección es enorme, ya que conlleva una disminución de la esperanza de vida de quienes la padecen y comporta un elevado coste social y económico cuando progresa hacia los estadíos más avanzados de la enfermedad. El tratamiento actual se basa en la combinación de interferón alfa pegilado (PegIFN) y ribavirina (RBV), durante un período de 12 meses en los pacientes con genotipos 1 ó 4 y durante seis meses en los sujetos infectados por los genotipos 2 ó 3, aunque debe individualizarse el tratamiento en función de las características de cada paciente y la respuesta que presente durante el tratamiento. Con este esquema terapéutico, se consigue una respuesta virológica sostenida (RVS) en el 45-60 % de los pacientes con genotipos 1 ó 4 y en el 75-90 % de los pacientes con genotipos 2 ó 3. A pesar de la notable mejoría de la eficacia antiviral, sigue produciéndose la recaída en el 5-20 % de los pacientes tratados y la ausencia de respuesta en cerca del 25-30 % de los enfermos con genotipos 1 ó 4 y en algo más del 10 % de los sujetos infectados por los genotipos 2 ó 3.[3,4] Esta amplia variabilidad en la probabilidad de alcanzar la RVS depende de múltiples factores, que se clasifican en tres grupos (véase la figura 1).

a) Factores dependientes del propio virus, entre los que destacan el genotipo, la carga viral, el grado de diversidad viral presente en el huésped y su evolución durante el

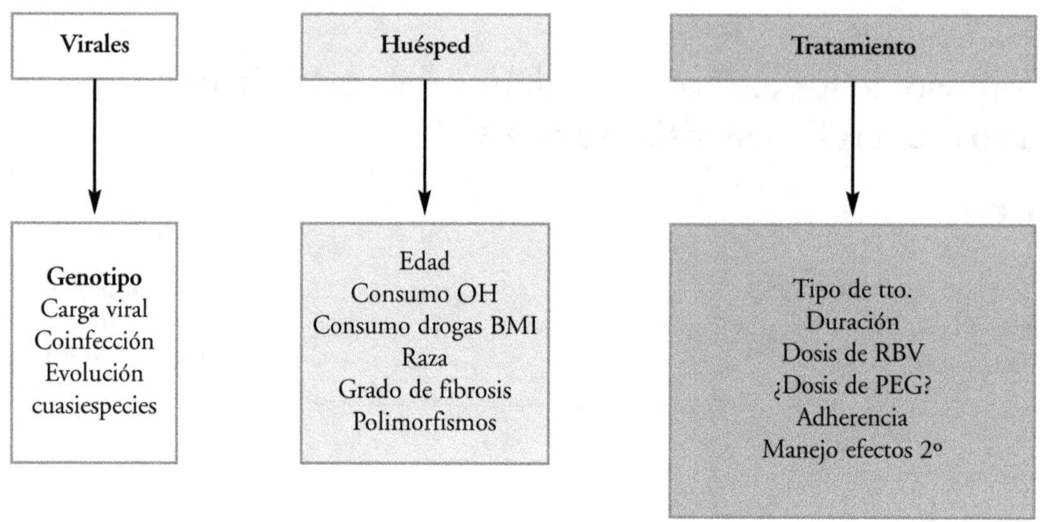

Figura 1. Factores que influyen en la probabilidad de presentar una respuesta virológica sostenida.

tratamiento (cuasiespecies), así como la presencia de una infección concomitante por VHB o VIH.

b) Factores dependientes del huésped, como la edad en el momento de adquirir la infección, el consumo de alcohol u otras sustancias tóxicas, el sobrepeso, la resistencia a la insulina, la raza, el grado de fibrosis hepática o la existencia de algunos polimorfismos genéticos.

c) Factores inherentes al tratamiento, entre los que destacan la adherencia al mismo, el número, la gravedad y el manejo de los potenciales efectos secundarios, así como la duración del tratamiento antiviral.[5]

2   Adherencia al tratamiento antiviral

Uno de los aspectos clave en el éxito del tratamiento antiviral es la buena adherencia al mismo (véase la figura 2). La adherencia a una terapia larga, compleja y que provoca efectos secundarios depende de un elevado número de factores que se sistematizan de la siguiente forma.

a) Variables relacionadas con el médico.

b) Variables relacionadas con el paciente.

c) Variables relacionadas con las características intrínsecas del tratamiento.

d) Otros factores, entre los que se incluyen los programas de apoyo y el tratamiento multidisciplinar.

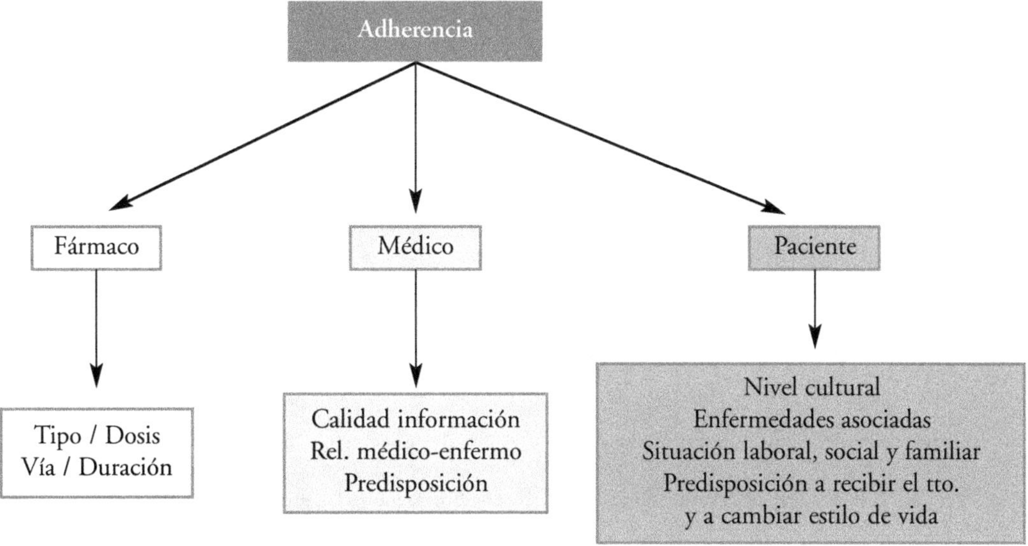

Figura 2. Impacto de la adherencia al tratamiento con RBV en la respuesta virológica sostenida.

En el tratamiento antiviral, se ha consensuado que una tasa efectiva de toma de la medicación superior al 80 % se considera adecuada. Lógicamente, una menor frecuencia de efectos secundarios y una mejor tolerancia al fármaco se relacionan de forma directa con una mayor adherencia al tratamiento.

2.1 Factores relacionados con el médico

Una adecuada relación médico-enfermo basada en la mutua confianza es uno de los elementos clave para asegurar una correcta toma de la medicación. Esta relación se verá fortalecida por la calidad de la información que el médico dispense al paciente con una HCC. En este sentido, antes de iniciar el tratamiento debe informarle específicamente de que la probabilidad de alcanzar el objetivo final dependerá en gran medida de un seguimiento estricto de la pauta posológica indicada. Los estudios de predicción de respuesta han demostrado que una vez alcanzada la respuesta virológica precoz, la probabilidad de alcanzar la RVS es de aproximadamente el 75 % en los pacientes que siguen el tratamiento de forma adecuada, de cerca del 65 % en los que disminuyen la ingesta de la dosis de alguno de los fármacos, e inferior al 15 % en los que abandonan la medicación. Es decir, las probabilidades de curación serán prácticamente nulas si se produce un abandono de la medicación. Esta ausencia de respuesta se produce por igual cuando se abandona el PegIFN o la RBV. Por otro lado, una dosis correcta de RBV, sobre todo en las primeras semanas de tratamiento, eleva de forma notable las probabilidades de curación (véase la figura 3). Por último, se

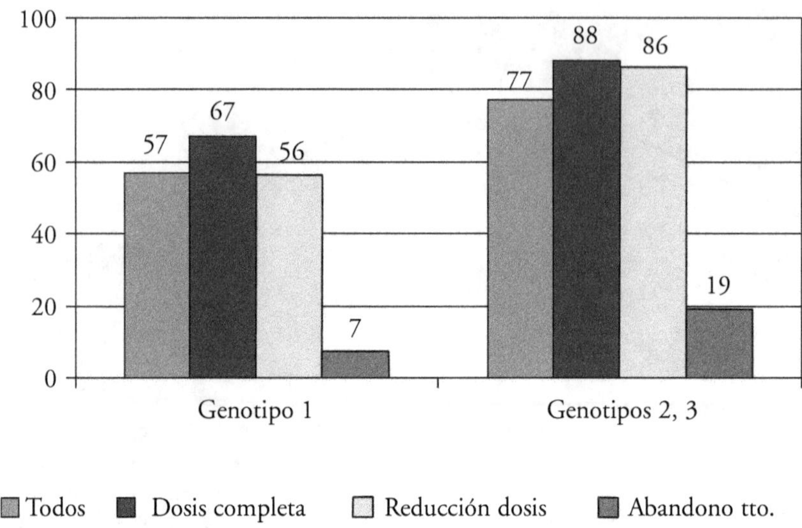

Figura 3. Influencia de la adherencia al tratamiento en la respuesta virológica sostenida.

debe evitar el nihilismo terapéutico de algunos médicos; esta situación carece de sentido con las nuevas terapias, que demuestran una mejor tolerancia y unos resultados claramente superiores a los que ofrecían los interferones convencionales.

2.2   Factores relacionados con el paciente

La salud se puede definir como un estado completo de bienestar físico, mental y social. Esta asociación da lugar al término de Calidad de Vida Relacionada con la Salud (CVRS), que nos ofrece el valor de la duración de la vida, pero modulado por la disminución de la funcionalidad, en cualquier aspecto, debido a un tratamiento instaurado, a una enfermedad, o bien a otro motivo. En este sentido, la CVRS tiene en cuenta múltiples circunstancias que pueden observarse en los pacientes con una HCC.

a) Costes sanitarios directos e indirectos.
b) Costes económicos y laborales.
c) Costes sociales.
d) Costes sobre los propios profesionales sanitarios: debido a la elevada probabilidad de infección por VHC que tienen los profesionales sanitarios.

Los efectos deletéreos que ocasiona la HC sumados a los efectos secundarios inducidos por el tratamiento de la misma, condicionan un deterioro de la calidad de vida de los pacientes con HCC. Este aspecto ha sido evaluado en los pacientes con una HC que se han sometido a tratamiento con PegIFN, antes, durante y después del mismo. Los instrumentos utilizados han sido la Escala de Severidad de la Fatiga y el formulario reducido SF-36 de calidad de vida. Se ha demostrado que el PegIFN mejora algunos componentes de la calidad de vida durante y después del tratamiento en los pacientes con HC con respecto al tratamiento en monoterapia con IFN o el tratamiento combinado de IFN más RBV. En el primer estudio,[6] a las dos semanas de tratamiento se observa una clara mejoría del bienestar físico y de la vitalidad en el grupo de pacientes tratados con PegIFN más RBV. Además, el grado de fatiga y el impacto que esta fatiga tiene sobre la actividad cotidiana es menor en los pacientes tratados con PegIFN. En el segundo ensayo,[7] se efectuó un análisis secundario sobre 1.441 pacientes incluidos en diversos ensayos que comparaban la eficacia del IFN convencional con su homólogo pegilado. Sobre esta población se determinó la calidad de vida antes, durante y después del tratamiento mediante la escala de severidad de la fatiga (FSS) y el cuestionario de salud SF-36 y se relacionó con la respuesta virológica, objetivando en aquellos pacientes respondedores un incremento de la calidad de vida. Se ha publicado un análisis de los trabajos que valoran la calidad de vida en los pacientes con HCC, y se ha llegado a las siguientes conclusiones.

a) La calidad de vida está disminuida en los pacientes con HCC.
b) La escala de salud general SF-36 es la que mejor refleja la alteración de la calidad de vida en los pacientes con una HCC.
c) Cualquier tratamiento basado en IFN deteriora la calidad de vida de los pacientes con HCC.
d) La calidad de vida percibida mejora en los pacientes con RVS, pero no en los tratados sin RVS.[8]

3 Manejo adecuado de los efectos secundarios

La aparición de efectos secundarios durante el tratamiento antiviral es frecuente; determinan una morbilidad relativamente alta y contribuyen al deterioro de la calidad de vida observada durante el tratamiento. Sin duda, estos fenómenos influyen en una menor adherencia al tratamiento y, por lo tanto, en una menor probabilidad de alcanzar la RVS (véase la figura 4). En cerca del 25 % de los casos, es necesario reajustar las dosis en función de estos efectos secundarios, y en el 5-10 % de los pacientes, el tratamiento debe suspenderse por este motivo.[9-11] La toxicidad de la RBV es baja, siendo excelente su tolerancia, motivo por el que la suspensión del tratamiento por toxicidad es rara. Entre los distintos efectos secundarios que se producen, el más significativo es la inducción de una anemia hemolítica; otros efectos no deseables incluyen los trastornos gastrointestinales leves y la hiperuricemia. En la tabla 1 se muestra una lista no exhaustiva de los efectos secundarios más frecuentes. El mecanismo de muchas de estas manifestaciones no deseadas del IFN es desconocido, si bien algunos trabajos recientes postulan que uno de los mecanismos básicos de la toxicidad se relaciona con la inhibición de la actividad del citocromo P450. Pueden ser tanto dosis-dependiente como independientes. Entre las pri-

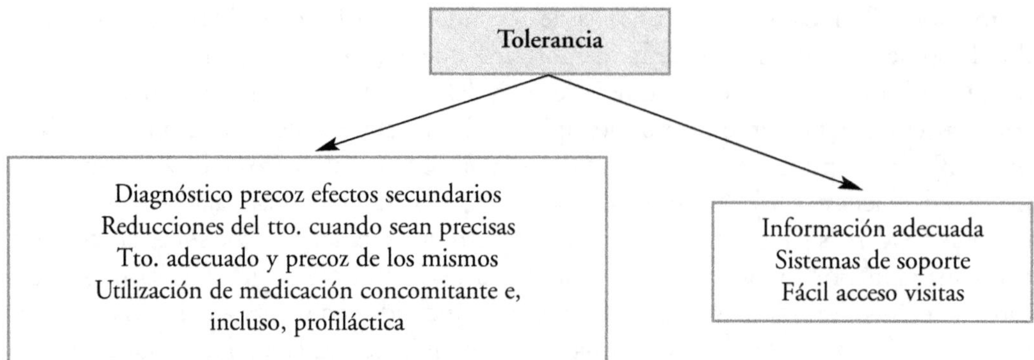

Figura 4. El cumplimiento terapéutico y la probabilidad de presentar una respuesta virológica sostenida son similares en los pacientes con y sin factores de riesgo psiquiátrico, siempre y cuando se efectúe un tratamiento antidepresivo adecuado.

a. Efectos secundarios muy frecuentes (1)

Inducidos por el interferón:
- Síndrome pseudogripal *(influenza-like)* / astenia
- Leucopenia / trombocitopenia
- Inducción de autoanticuerpos

Secundarios a la ribavirina:
- Hemólisis / anemia hemolítica
- Náuseas

b. Efectos secundarios de desarrollo frecuente (2)

Inducidos por el interferón:
- Alteraciones psiquiátricas: irritabilidad, pérdida de concentración, labilidad emocional, depresión.
- Otros: anorexia, alopecia (leve/moderada), eritema en el lugar de la inyección, inducción de enfermedades autoinmunes.
- Alteraciones metabólicas y endocrinas (sobre todo, alteración de la función tiroidea).

Secundarios a la ribavirina:
- Congestión nasal
- Prurito

c. Efectos secundarios raros (3)

Inducidos por el interferón:
- Ideación suicida / suicidio
- Cardiotoxicidad, alteraciones neurológicas, retinopatía, crisis epilépticas, otras

Secundarios a la ribavirina:
- Gota

(1) Efectos secundarios que se observan en más del 10% de los pacientes.
(2) Efectos secundarios que se observan en el 1-10% de los sujetos tratados.
(3) Efectos secundarios raros.

Tabla 1. Efectos secundarios del tratamiento combinado interferón alfa y ribavirina.
En esta tabla se expone un listado no exhaustivo de los principales efectos secundarios inducidos tanto por el peginterferon-alfa-2a como por la ribavirina, agrupados en función de la frecuencia de aparición.

meras se sitúan la leucopenia, la trombopenia y el síndrome *flu-like* y, probablemente, la depresión. La inmensa mayoría de las reacciones adversas son idiosincrásicas.

A continuación, veremos uno de los abordajes potenciales de este problema: el manejo adecuado de los efectos secundarios. Una alternativa potencial, como la utilización de fármacos con menor potencial tóxico, no es posible en este momento. En general, las manifestaciones precoces son muy frecuentes y llamativas, pero rara vez determinan la suspensión del fármaco. Por el contrario, las reacciones adversas tardías son menos frecuentes y de inicio más gradual, pero su importancia clínica es mayor, y de hecho, limitan en ocasiones la utilización de este fármaco. La severidad depende de la dosis, el tipo de IFN, la vía de administración, la frecuencia y de otras variables menos estudiadas como la adecuada relación médico-enfermo, el tratamiento concomitante con RBV, el nivel cultural del paciente, la motivación para realizar el tratamiento antes de iniciado éste y la fase evolutiva de la infección por VHC.

3.1 *Síndrome* influenza-like *(pseudogripal)*

Entre 2 y 12 horas después de las primeras inyecciones de IFN, la mayoría de los pacientes describen el desarrollo de un cuadro clínico caracterizado por malestar general, fiebre, escalofríos, artralgias, mialgias, cefalea y taquicardia que dura entre 2 y 8 horas. Este efecto secundario denominado síndrome *influenza-like*, *flu-like* o pseudogripal se debe a la liberación de citocinas proinflamatorias como la IL-1, el TNF-α, la histamina y las prostaglandinas. No se ha descartado la acción propiamente pirógena del IFN. Este síndrome desaparece por completo en la gran mayoría de los pacientes después de las primeras semanas de tratamiento. Una vez conocidos los factores que influyen en su severidad, las medidas terapéuticas encaminadas a disminuir la morbilidad del mismo se intuyen: información médica adecuada tanto en calidad como en tiempo, premedicación correcta e inyecciones por la tarde/noche, ya que la tolerancia subjetiva parece ser superior. El tratamiento médico se realiza habitualmente con paracetamol a dosis que oscilan entre 1 y 2,5 g/24 horas. No obstante, el tratamiento es igualmente eficaz con otros fármacos. Se ha demostrado que el ibuprofeno es tan eficaz en la prevención y el tratamiento como el paracetamol.

3.2 *Efectos secundarios hematológicos*

3.2.1 *Neutropenia y trombocitopenia*

Los efectos hematológicos son muy frecuentes en los pacientes sometidos a tratamiento antiviral. No obstante, debemos recordar que el propio VHC puede asociarse a manifestaciones hematológicas como la anemia hemolítica y la trombocitopenia idiopática. Por supuesto, en los pacientes con una cirrosis hepática por VHC, el hiperesplenismo puede justificar la presencia de una pancitopenia. En los ensayos de registro con PegIFN y RBV, cerca del 5 % de los pacientes presentan una neutropenia severa, definida como menos de 500 cels/mm³,[3,4,12] aunque aproximadamente la mitad de los pacientes tratados presentan durante algún momento del tratamiento cifras de entre 500 y 1.000 cels/mm³. Esta neutropenia provoca la disminución de la dosis de PegIFN en el 20 % de los sujetos tratados, pero sólo 1 de cada 100 abandona el tratamiento por este motivo. Cuando el paciente baja de 750/500 neutrófilos se puede optar por uno de estos dos caminos: disminución temporal de la dosis de PegIFN o utilización de factores estimulantes de las colonias de los granulocitos. Es probable que este último camino aumente la tasa de RVS, aunque no se ha demostrado de forma convincente. La probabilidad de presentar una infección grave o un episodio de sangrado severo secundarios a la neutropenia o la trombocitopenia es baja.[12] Salvo en el caso de pacientes con una recidiva de la infección por VHC después del trasplante hepático, no se precisa de forma habitual utilizar fármacos estimuladores de las colonias de los granulocitos.[13,14]

La trombocitopenia, salvo en pacientes cirróticos, tampoco determina la suspensión del tratamiento en casi ningún paciente, y sólo es la causa de disminución de la dosis de PegIFN (de forma temporal) en menos del 3-4 % de los pacientes. Es probable que algunos fármacos como el trombopag desempeñen algún papel en el tratamiento de los pacientes con trombopenia inducida por IFN e, incluso, para indicar el tratamiento en pacientes con una cirrosis por VHC que presentan una trombopenia severa de base.[15,16]

3.2.2 Anemia

La aparición de anemia tras utilizar RBV es prácticamente universal durante el tratamiento de los pacientes con una HCC. Esta anemia hemolítica es dosis dependiente, aunque el riesgo de anemización no es idéntico en todos los sujetos. Éste es mayor cuando se tiene una edad avanzada, en mujeres, en pacientes que presentan ferropenia y, por supuesto, deterioro de la función renal.[17] De forma habitual, la hemoglobina desciende entre 2 y 3 g/l durante las primeras cuatro semanas de tratamiento, siendo necesario modificar éste cuando desciende por debajo de los 10 g/l. Sin duda, la presencia y severidad de la anemia constituye el motivo más frecuente de ajuste de la dosis de RBV, pero rara vez determina la suspensión del tratamiento. De hecho, en los ensayos de registro, la probabilidad de disminuir la dosis de RBV fue cercana al 20 %, pero la suspensión del fármaco por este motivo no alcanzó al 4 % de los sujetos. Además, la anemia es una de las causas de deterioro de la calidad de vida de los pacientes durante el tratamiento antiviral. La disminución de la dosis de RBV disminuye más de un 20 % las posibilidades de alcanzar una RVS; además, la anemia disminuye la calidad de vida percibida por el paciente, y, teóricamente, incrementa la probabilidad de aparición de efectos secundarios cardiovasculares. La importancia de la adherencia al tratamiento antiviral, entendida como una dosificación no inferior al «80-80-80», fue definida por McHutchison hace unos años.[18] La exposición a dosis adecuadas de RBV es un factor clave en el éxito del tratamiento antiviral, particularmente durante las 12 primeras semanas de tratamiento.[19] Una dosificación adecuada de RBV está en relación directa con los efectos secundarios potenciales, lo que justifica la optimización en el manejo de éstos. El manejo de esta anemia se puede realizar desde, al menos, tres puntos de vista: convencional, mediante la administración de eritropoyetina o mediante la utilización de nuevas drogas como la viramidina.

a) *Tratamiento convencional.* El tratamiento convencional está bien establecido. En los pacientes no cardiópatas, si la hemoglobina es superior a 12 g/dl no precisa un ajuste de la dosis de RBV. Cuando se sitúa entre 10 y 8,5 g/dl es necesario reducir la dosis de RBV; ello se lleva a cabo de forma escalonada, es decir, disminuyéndola de 200 en 200 mg y no pasando directamente a una dosis del 50 % de la inicial, procedimiento habitual hasta hace poco tiempo. En los pacientes con hemoglobina inferior a 8,5 g/dl, el tratamiento con RBV se debe suspender, al menos de forma temporal. Lógicamente, en los sujetos con una cardiopatía significativa, hay que individualizar la terapia y es prioritaria la consulta cardiológica para decidir la continuación o no del tratamiento. Dado que la RBV se elimina a través del riñón, se debe ajustar adecuadamente la dosis en función del aclaramiento de creatinina.[20] Un ajuste minucioso puede disminuir la incidencia de dosis inadecuadamente elevadas y, por lo tanto, minimizar la aparición de anemia tras un tratamiento con RBV.

b) *Estimuladores de la eritropoyesis.*[21,22] En los últimos dos o tres años, se ha desarrollado un planteamiento más agresivo en el tratamiento de la anemia, utilizando derivados de la eritropoyetina, aunque su uso no se ha generalizado. De esta forma, se ha demostrado que en los pacientes tratados con epoyetina, el nivel de hemoglobina es más alto, la reducción de la dosis de RBV menos frecuente y, lo que es más importante, se consigue mantener una dosificación superior a 800 mg/día de RBV en cerca del 80 % de los pacientes, lo que se asocia a una mayor probabilidad de conseguir la respuesta virológica sostenida.[23] Además, Pockros *et al.*[24] demostraron una clara relación entre la disminución de la cifra de hemoglobina y la calidad de vida percibida por los pacientes. A pesar de la eficacia de la epoyetina, no todos los pacientes responden a este tratamiento, probablemente por la existencia de algunas alteraciones no percibidas, entre ellas la ferropenia. No debemos olvidar que el tratamiento con epoyetina puede dar lugar a una aplasia pura de células rojas secundaria a la producción de anticuerpos antieritropoyetina,[25] aunque este efecto secundario es extraordinariamente infrecuente. Otra opción es el tratamiento con darbepoetina alfa, que ha demostrado su capacidad para incrementar las cifras de hemoglobina y la calidad de vida de los pacientes tratados.

c) *Utilización de fármacos diferentes a la RBV.* En este sentido, la viramidina (un profármaco de la RBV que se convierte en RBV por la acción de la adenosin deaminasa hepatocitaria) ha demostrado una menor toxicidad hematológica debido a su menor captación por los hematíes. Sin embargo, la tasa de RVS es discretamente inferior en los sujetos tratados con la combinación de PegIFN y viramidina que la obtenida con la combinación convencional de PegIFN y RBV, lo que probablemente dificultará su utilización en la práctica clínica habitual salvo en algún subgrupo de pacientes muy concreto.

3.3 Depresión

La presencia de alteraciones neuropsiquiátricas es frecuente en los pacientes con una infección por VHC antes del inicio de cualquier tratamiento.[26,27] El mecanismo por el cual se producen estas alteraciones no se conoce con exactitud y, de hecho, se desconoce si estas alteraciones neuropsicológicas son específicas del VHC o están asociadas al mismo por un mecanismo indirecto. Se ha demostrado que el IFN puede modular los receptores de serotonina y glucocorticoides que pudieran estar implicados en la génesis de la depresión.[28] En cualquier caso, durante el tratamiento antiviral es frecuente la aparición de reacciones adversas psiquiátricas, independientemente del tipo de IFN utilizado. Los síntomas más frecuentes son la ansiedad, la depresión y la astenia. También se han descrito trastornos bipolares con predominio de la manía; este trastorno bipolar es raro, pero si aparece, el tratamiento debe suspenderse de forma inmediata. La depresión es uno de los efectos adversos que con más frecuencia determina la suspensión del tratamiento; altera de forma profunda la calidad de vida del enfermo tanto durante el tratamiento como después del mismo, motivo por el que resulta imprescindible manejarla de manera adecuada. No obstante, la aparición de una depresión no debe significar la inmediata suspensión del tratamiento, sino que obliga a un tratamiento adecuado y precoz de la misma.[29] En este sentido, el pretratamiento de los pacientes con alto riesgo de desarrollar depresión debe considerarse una práctica clínica adecuada (véase la figura 5). De hecho, el perfil de riesgo de depresión inducida por IFN está bien definido: es claramente superior en mujeres, en personas de edad avanzada y, sobre todo, en pacientes que hayan presentado un síndrome depresivo previo.

La incidencia de depresión durante el tratamiento antiviral es elevada; oscila entre un 20 y un 45 % de los pacientes tratados. El perfil temporal de inicio de la depresión está bien establecido: tiene una fase de latencia que se desarrolla durante las primeras 12 semanas de tratamiento y una fase de establecimiento de la misma a partir de esta fecha. Mediante la utilización de cuestionarios específicos para detectar de forma precoz la depresión aplicados antes del inicio del tratamiento y en las semanas 4, 8, 12 y 24 después de iniciado el mismo, Raison *et al.* observaron que hasta el 39 % de los pacientes desarrollan depresión durante el tratamiento, y lo que es más importante:

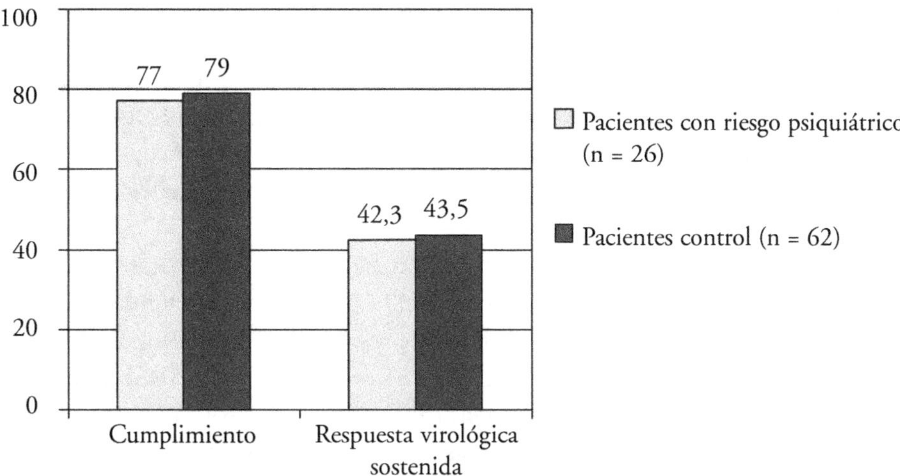

Figura 5. La tolerancia al tratamiento antiviral se puede mejorar mediante algunas maniobras sencillas. (Hospital del Mar y Hospital Germans Trias i Pujol, AEEH 2005)

1. Que una depresión previa no predispone a la aparición de depresión durante el tratamiento con IFN.
2. Que el cuestionario aplicado en el momento del inicio del tratamiento tiene un elevado valor predictivo de depresión.
3. Que a partir de la cuarta semana de tratamiento es posible detectar el inicio de la misma, es decir, varias semanas antes de la aparición de los primeros signos y síntomas clásicos de depresión.[30]

Una vez detectado el riesgo, es imperativo el tratamiento precoz. Por este motivo, se han analizado dos planteamientos diferentes.

1. El tratamiento universal (profiláctico) con inhibidores de la recaptación de serotonina al inicio del tratamiento antiviral.
2. El tratamiento selectivo de los pacientes con un índice elevado de riesgo de depresión durante el tratamiento.

Ambas posibilidades de tratamiento han demostrado una elevada eficacia en la disminución de la aparición de depresión, una reducción en el número de abandonos del tratamiento y, por lo tanto, es esperable que aumente la probabilidad de obtener una RVS. No obstante, la alternativa más razonable es el tratamiento precoz de los pacientes con elevado riesgo de desarrollar depresión en función de los resultados de una evaluación psiquiátrica previa al inicio del tratamiento antiviral. Además, varios ensayos han demostrado que el tratamiento de los pacientes con antecedentes psiquiátricos previos no sólo es posible, sino que los resultados son similares a los de los pacientes sin patología psiquiátrica previa. En este sentido, se ha demostrado que el tratamiento profiláctico con citalopram en pacientes con patología psiquiátrica previa reduce de forma significativa la incidencia de depresión mayor durante el tratamiento con IFN. La adherencia al tratamiento es similar en los pacientes con patología psiquiátrica previa que en un grupo control.

La depresión puede asociarse (aunque no siempre) con otro efecto secundario neuropsiquiátrico al que se presta poca atención: la disfunción sexual masculina. Un estudio ha demostrado que en los pacientes con depresión, conforme ésta se agudizaba, disminuía la libido y los niveles de andrógenos. El tratamiento con IRSS puede agravar este problema; una alternativa a ello sería la utilización de bupropion.

La astenia es el efecto secundario más frecuente del tratamiento antiviral y lo presentan cerca del 80 % de los pacientes tratados. Lógicamente, antes de atribuir al IFN este efecto secundario, se debe descartar la existencia de un hipotiroidismo o una anemia más o menos severa secundaria a la utilización de ribavirina. En algunos pacientes seleccionados con una astenia intolerable, se podría ensayar el modafinil (fármaco que ha demostrado disminuir la astenia en la esclerosis múltiple), aunque no hay datos suficientes en pacientes con HCC. Se ha sugerido que el ejercicio físico iniciado inmediatamente antes del tratamiento antiviral disminuye la fatiga asociada al IFN.

3.4 Metabólicos

El IFN inhibe la acción de la lipoproteína lipasa y aumenta los niveles de apoproteínas CIII y E, disminuyendo el aclaramiento de los triglicéridos; esto contribuye a que cerca del 40 % de los pacientes tratados con IFN desarrollen una hipertrigliceridemia. Este incremento es transitorio y suele carecer de relevancia clínica. Únicamente en los pacientes con niveles superiores a 500 mg se recomienda el tratamiento dietético. La finalización del tratamiento induce la vuelta a la normalidad en el nivel de triglicéridos. Con respecto al colesterol, en general no hay cambios significativos, aunque suele observarse una hipocolesterolemia leve. La hipofosforemia y la hiperuricemia son frecuentes, pero sólo excepcionalmente suponen un problema clínico de relevancia.

3.5 Endocrinos

Las alteraciones tiroideas son frecuentes en los pacientes con una HCC, sobre todo en las mujeres de mediana edad, si bien no está definitivamente probado un incremento de estas alteraciones con respecto a poblaciones control. Se observan anticuerpos antitiroideos en el 3-20 % de los sujetos con una HCC. La disfunción tiroidea es una de las reacciones adversas más frecuentes. Esta alteración incluye prácticamente la totalidad de síndromes de afectación tiroidea, incluyendo el hipotiroidismo (clínico y subclínico), el hipertiroidismo (clínico y subclínico) e incluso la tiroiditis autoinmune.[31] Puede aparecer en cualquier momento del tratamiento, precozmente o bien después de varios meses o incluso una vez finalizada la terapia. La disfunción tiroidea suele ser reversible y, por lo general, desaparece tras la suspensión del IFN. El mecanismo por el cual el IFN puede inducir alteraciones tiroideas es desconocido. Entre los factores que se asocian a una mayor prevalencia de hipo o hipertiroidismo como efecto secundario se encuentran: el sexo (más frecuente en mujeres), la dosis diaria, la dosis total acumulada, la presencia previa de anticuerpos antitiroideos y la utilización de RBV. El tratamiento está contraindicado en los pacientes diagnosticados de una enfermedad de Graves-Basedow antes del tratamiento adecuado de su enfermedad.

3.6 Autoinmunes

Entre las manifestaciones pleomórficas del VHC destacan las autoinmunes. Por este motivo, los efectos no deseables del PegIFN no pueden exponerse si antes no conocemos las manifestaciones autoinmunes potencialmente asociadas al VHC y no al tratamiento.

a) *Autoanticuerpos antes de iniciado el tratamiento.* Se detectan en un número muy elevado de pacientes con HCC (10-40 %). Se han descrito anticuerpos antinucleares, antimúsculo liso, frente a los microsomas hepáticos, anticitosol hepático, factor reumatoide, antitiroideos, antimitocondriales, anticardiolipina tipo IgG, anticitoplasma de neutrófilo (ANCA) y anticélulas parietales gástricas. En principio, la presencia de autoanticuerpos no contraindica el tratamiento de una HCC, pero exige una monitorización del tratamiento más cuidadosa. En el subgrupo de pacientes con HCC y autoanticuerpos, las enfermedades autoinmunes potencialmente desencadenadas por el IFN son más frecuentes. En los pacientes con manifestaciones autoinmunes y un cuadro clínico, serológico e histológico sugestivo de una hepatitis autoinmune o un síndrome de solapamiento, el IFN no se debe utilizar como tratamiento de primera línea, dado que están bien descritas las exacerbaciones inducidas por el mismo.

b) *Inducción de autoanticuerpos durante el tratamiento antiviral.* Los más frecuentes son los anticuerpos antitiroideos y los antinucleares, aunque se puede detectar prácticamente cualquier autoanticuerpo. La frecuencia con la que se detectan autoanticuerpos durante el tratamiento es variable, pero el número de veces en que éstos se determinan es uno de los factores clave: de hecho, un estudio en el que se determinó más de 10 veces la existencia de autoanticuerpos, reveló la presencia de los mismos al menos en una ocasión en el 87 % de los casos. En la inmensa mayoría de los pacientes, la positivización de uno o más autoanticuerpos no se asocia al desarrollo de enfermedad autoinmune alguna, y no resulta necesario tomar ninguna medida terapéutica adicional.

   c) Inducción de enfermedades autoinmunes. Una vez descartada la existencia de una patología autoinmune asociada a la HC, se ha descrito la aparición de diferentes enfermedades autoinmunes en el transcurso del tratamiento con PegIFN en monoterapia o asociado a RBV. Entre éstas, destacan la artritis reumatoide y el síndrome *lupus-like.*

3.7   Otros efectos secundarios

3.7.1   Cardiovasculares

Las alteraciones cardiovasculares potencialmente atribuibles al IFN son de tres tipos: arritmias, enfermedad coronaria isquémica y cardiomiopatía. En todos los casos, estas alteraciones son raras o muy raras y casi siempre que se han descrito existían datos previos de enfermedad coronaria o claros factores de riesgo para el desarrollo de la misma. No obstante, un estudio encaminado a analizar la función ventricular durante el tratamiento con IFN ha demostrado una discreta disminución de contractilidad del ventrículo izquierdo, lo que puede resultar de crítica importancia en pacientes susceptibles. El mecanismo inductor de estas alteraciones en la contractilidad miocárdica es desconocido; sin embargo, se ha demostrado una relación entre el tratamiento con IFN y el desarrollo de HTA o agravamiento de la misma.

3.7.2   Dermatológicos

El VHC es capaz de inducir múltiples enfermedades dermatológicas, de modo que los efectos secundarios del tratamiento deben diferenciarse de las manifestaciones que puede inducir este virus; entre ellas destacan: la porfiria cutánea tarda, el liquen plano, el eritema multiforme, el eritema nodoso, la malacoplaquia y la urticaria. Durante el tratamiento pueden surgir múltiples reacciones cutáneas no deseadas. Sin duda, el prurito (que puede resultar incapacitante y ser causa de la suspensión del tratamiento), el eritema en el lugar de la inyección y una discreta caída de cabello son los efectos secundarios más frecuentes. También se han descrito reactivaciones severas de una psoriasis preexistente, eritema multiforme y vitíligo. El liquen plano, una manifestación extrahepática típica de la infección por VHC, puede agravarse durante el transcurso del tratamiento con IFN.[32]

3.7.3   Hepáticos

Existe la posibilidad de que los niveles de transaminasas aumenten durante el tratamiento; el mecanismo de acción es desconocido.

3.7.4   Neurológicos

En los pacientes con HCC no tratados se han descrito síndrome de Guillén Barré y leucoencefalopatía multifocal progresiva, aunque la asociación no es definitiva. Si bien constituye un efecto secundario muy infrecuente, el IFN puede inducir retinopatía. Esta retinopatía es habitualmente subclínica y se resuelve con frecuencia después del tratamiento, aunque se han descrito alteraciones permanentes.

3.7.5   Otorrinolaringológicos

El estudio mediante técnicas de elevada sensibilidad (ejemplo: potenciales evocados auditivos) demuestra una alteración en la percepción del sonido de origen central en cerca del 40 % de los casos. Sin embargo, sólo de modo excepcional esta alteración funcional tiene algún tipo de repercusión clínica. El mecanismo de esta alteración es similar al reportado en las alteraciones retinianas: vasculitis de los vasos de pequeño calibre o espasmo de los mismos.

3.7.6   Pulmonares

Se ha descrito el desarrollo de una neumonitis que aparece entre 8 y 12 semanas después de iniciado el tratamiento. La sospecha de este cuadro debe motivar la suspensión del tratamiento. La tos como síntoma aislado también está documentada, así como la aparición de sarcoidosis como efecto secundario del tratamiento con IFN.

3.7.7   Renales

El desarrollo de una nefritis intersticial, un síndrome nefrótico y el fallo renal agudo son algunos de los efectos observados durante el tratamiento. En los pacientes sometidos a un trasplante renal, el IFN aumenta el número y la gravedad de los episodios de rechazo. Recordemos de nuevo que el virus de la hepatitis C es capaz de inducir alteraciones renales, entre las que se incluyen la glomerulonefritis membranoproliferativa y la nefropatía asociada a la crioglobulinemia mixta. Como es lógico, antes de establecer con seguridad la presencia de un efecto secundario debemos excluir estas entidades asociadas a la infección por VHC.

4   Duración del tratamiento

En los diferentes ensayos de registro efectuados y en otros ensayos más recientes, se observa que el número de abandonos se eleva en función de la duración del tratamiento. De hecho, cuando se comunica al paciente que la duración estimada del tratamiento es muy prolongada, el abandono se produce como consecuencia del conocimiento de ese dato. Por este motivo, una de las estrategias que se emplean para disminuir la incidencia de efectos secundarios es disminuir el tiempo de tratamiento.[33] Como mencionamos con anterioridad, los datos actuales sugieren que el tratamiento se debe individualizar en función de la cinética viral en cada paciente. De hecho, varios estudios de tratamientos de corta duración han demostrado una disminución de la incidencia de efectos secundarios.[34] Es más que probable que, en el futuro, uno de los aspectos clave para decidir la duración del tratamiento sea el tipo de respuesta viral durante el mismo y establecer la probabilidad de curación en función de modelos de predicción de respuesta.[35] Si unimos ambos tipos de datos, es decir, los obtenidos en los ensayos con amplio número de pacientes reclutados y los análisis de predicción de la respuesta, podríamos especular que 24 semanas de tratamiento son suficientes para algunos pacientes con genotipo 1.

Por otro lado, aunque en la inmensa mayoría de los trabajos publicados se acepta que la respuesta al tratamiento antiviral es similar en los pacientes con genotipos 2 y 3, un análisis más detenido de los datos sugiere que la respuesta es más elevada en los pacientes con genotipo 2 que en los sujetos infectados con el genotipo 3. De hecho, la gran mayoría de los pacientes con genotipo 2 son PCR negativos a las cuatro semanas de iniciado el tratamiento. En este sentido, se ha comunicado una tasa de RVS del 90 % en los pacientes con genotipos 2 ó 3 tratados durante 14 semanas, siempre y cuando obtuvieran una respuesta virológica precoz. Por lo tanto, y de forma similar a la mostrada en los pacientes con genotipo 1, es probable que 12-16 semanas de tratamiento sean suficientes en un subgrupo de pacientes infectados por los genotipos 2 y 3.

5   Conclusiones

La obtención de la deseada respuesta virológica sostenida depende de múltiples factores. Se puede obtener una optimización de la respuesta mejorando la adherencia al tratamiento antiviral mediante una adecuada calidad de la información que el médico dispensa a sus pacientes, mediante la utilización de programas de apoyo y equipos multidisciplinares, manejando adecuadamente los efectos secundarios y, finalmente, individualizando el tratamiento en función de las características demográficas, virológicas, clínicas y de respuesta inicial de los pacientes infectados por VHC.

Bibliografía

1. Esteban JI, Esteban R, Viladomiu L *et al.* Hepatitis C virus antibodies among risk groups in Spain. Lancet 1989; 2 (8658): 294-97.

2. Pathogenesis, natural history, treatment and prevention on hepatitis C (NIH Conference 31-3-1999). Ann Intern Med 2000; 132: 296-305.

3. Manns MP, McHutchison JG, Gordon SC *et al.* Peginterferon alpha 2b plus ribavirin compared with interferon alpha 2b plus ribavirin for initial treatment of chronic hepatitis C: a randomized trial. Lancet 2001; 358: 958-65.

4. Fried MW, Shiffman ML, Reddy R *et al.* Peginterferon alpha 2a plus ribavirin for chronic hepatitis C virus infection. N Engl J Med 2002; 347: 975-82.

5. Ferenci P. Predictors of response to therapy for chronic hepatitis C. Semin Liver Dis 2004; 24 suppl 2: 25-31.

6. Hassanein T, Cooksley G, Sulkowski M *et al.* The impact of peginterferon alpha 2a plus ribavirin combination therapy on health-related quality of life in chronic hepatitis C. J Hepatol 2004; 40: 675-81.

7. Bernstein D, Kleinman L, Barker CM *et al.* Relationship of health-related quality of life to treatment adherence and sustained response in chronic hepatitis C patients. Hepatology 2002; 35: 704-08.

8. Spiegel BM, Younossi ZM, Hays RD *et al.* Impact of hepatitis C on health related quality of life: a systematic review and quantitative assessment. Hepatology 2005; 41: 790-800.

9. Manns MP, Wedemeyer H, Cornberg M. Treating viral hepatitis C: efficacy, side effects, and complications. Gut 2006; 55: 1350-359.

10. Crespo J. Acontecimientos adversos y tolerancia del PEGINF alfa 2a. Gastroenterol Hepatol 2003; 1 (Monografías, vol. 1; núm. 2): 36-43.

11. Arase Y, Suzuki F, Suzuki Y. Side effects of combination therapy of peginterferon and ribavirin for chronic hepatitis C. Intern Med 2007; 46: 1827-832.

12. Soza A, Everhart JE, Ghany MG *et al.* Neutropenia during combination therapy of interferon alfa and ribavirin for chronic hepatitis C. Hepatology 2002; 36: 1273-279.

13. Crespo J, Fábrega E, Casafont F. Trasplante hepático y hepatitis C. En: Manual de hepatitis C: aspectos biológicos, clínicos y terapéuticos. Ed: Moisés Diago, Ramón Planas. Editorial Médica Panamericana. ISBN: 84-7903-923-X. Madrid, 2004.

14. Forns X, García-Retortillo M, Serrano T *et al.* Antiviral therapy of patients with decompensated cirrhosis to prevent recurrence of hepatitis C after liver trasplantation. J Hepatol 2003; 39: 389-96.

15. Weksler BB. Review article: the pathophysiology of thrombocytopenia in hepatitis C virus infection and chronic liver disease. Aliment Pharmacol Ther 2007; 26 suppl 1: 13-19.

16. McHutchison JG, Dusheiko G, Shiffman ML *et al.* Eltrombopag for thrombocytopenia in patients with cirrhosis associated with hepatitis C. N Engl J Med 2007; 357: 2227-236.

17. Gaeta GB, Precone DF, Felaco FM *et al.* Premature discontinuation of interferon plus ribavirin for adverse effects: a multicentre survey in 'real world' patients with chronic hepatitis C. Aliment Pharmacol Ther 2002; 16: 1633-639.

18. McHutchison JG, Manns M, Patel K *et al.* Adherence to combination therapy enhances sustained response in genotype 1 infected patients with chronic hepatitis C. Gastroenterology 2002; 123: 1061-069.

19. Dusheiko G, Nelson D, Reddy KR. Ribavirin considerations in treatment optimization. Antivir Ther 2008; 13 suppl 1: 23-30.

20. Bruchfeld A, Lindahl K, Schvarcz R, Stahle L. Dosage of ribavirin in patients with hepatitis C should be based on renal function: a population pharmacokinetic analysis. Ther Drug Monit 2002; 24: 701-08.

21. Dar Santos AE, Partovi N, Ford JA, Yoshida EM. Use of hematopoietic growth factors as adjuvant therapy for anemia and neutropenia in the treatment of hepatitis C. Ann Pharmacother 2007; 41: 268-75.

22. Thévenot T, Cadranel JF, Di Martino V *et al.* A national french survey on the use of growth factors as adjuvant treatment of chronic hepatitis C. Hepatology 2007; 45: 377-83.

23. Afdhal NH, Dieterich DT, Pockros PJ *et al.* Epoetin alpha maintains ribavirin dose in HCV infected patients: a prospective, double-blind, randomized controlled study. Gastroenterology 2004; 126: 1302-311.

24. Pockros PJ, Shiffman ML, Schiff ER *et al.* Epoetin alpha improves quality of life in anemic HCV-infected patients receiving combination therapy. Hepatology 2004; 40: 1450-458.

25. Casadevall N, Nataf J, Viron B *et al.* Pure red-cell aplasia and antierythropoietin antibodies in patients treated with recombinant erythropoietin. N Engl J Med 2002; 346: 469-75.

26. Horsmans Y. Chronic hepatitis C, depression and interferon. J Hepatol 2005; 42: 788-89.

27. Sylvestre DL, Loftis JM, Hauser P *et al.* Co-occurring hepatitis C, substance use, and psychiatric illness: treatment issues and developing integrated models of care. J Urban Health 2004; 81: 719-34.

28. Cai W, Khaoustov VI, Xie Q *et al.* Interferon-a-induced modulation of glucocorticoid and serotonin receptors as a mechanism of depression. J Hepatol 2005; 42: 880-87.

29. Martín-Santos R, Díez-Quevedo C, Castellví P *et al.* De novo depression and anxiety disorders and influence on adherence during peginterferon alpha 2a and ribavirin treatment in patients with hepatitis C. Aliment Pharmacol Ther 2008; 27: 257-65.

30. Raison CL, Borisov AS, Broadwell SD *et al.* Depression during pegylated interferon alpha plus ribavirin therapy: prevalence and prediction. J Clin Psychiatry 2005; 66: 41-48.

31. Tomer Y, Blackard JT, Akeno N. Interferon alpha treatment and thyroid dysfunction. Endocrinol Metab Clin North Am 2007; 36: 1051-066.

32. Berk DR, Mallory SB, Keeffe EB, Ahmed A. Dermatologic disorders associated with chronic hepatitis C: effect of interferon therapy. Clin Gastroenterol Hepatol 2007; 5: 142-50.

33. Sánchez-Tapias JM, Diago M, Escartin P *et al.* Peginterferon alpha 2a plus ribavirin for 48 versus 72 weeks in patients with detectable hepatitis C virus RNA at week 4 of treatment. Gastroenterology 2006; 131: 451-60.

34. Mangia A, Santoro R, Minerva N *et al.* Peginterferon alpha 2b and ribavirin for 12 versus 24 weeks in HCV genotype 2 or 3. N Engl J Med 2005; 352: 2609-617.

35. Martínez-Bauer E, Crespo J, Romero-Gómez M *et al.* Development and validation of two models for early prediction of response to therapy in genotype 1 chronic hepatitis C. Hepatology 2006; 43: 72-80.

Capítulo 10
Tratamiento alternativo para los pacientes con hepatitis crónica C que no respondieron a tratamientos previos

M. Diago

Sección de Hepatología
Servicio de Digestivo
Consorcio Hospital General Universitario de Valencia
Valencia

Dirección para correspondencia
Consorcio Hospital General
Universitario de Valencia
Dr. M. Diago
mdiagom@meditex.es

1 Introducción

La eficacia del tratamiento para la hepatitis C ha aumentado de forma notable en la última década, pasando de un 6 % con el interferón estándar en monoterapia que se utilizaba a principios de los años noventa a un 60 % actual con la combinación de interferón pegilado (PegIFN) y ribavirina.[1-3] Sin embargo, los pacientes diagnosticados de hepatitis crónica C que han recibido tratamiento sin conseguir erradicar el virus constituyen un colectivo cada vez más numeroso que representa hoy en día más del 50 % de los pacientes que atendemos en las consultas.

Antes de considerar a un paciente no respondedor es necesario saber si cumplió adecuadamente el tratamiento, si hubo reducciones o pérdidas de dosis o reducción en la duración programada del tratamiento, en cuyo caso el paciente no se considera un verdadero no respondedor y sería subsidiario de reintentar el tratamiento en condiciones óptimas.

En algunos pacientes, el retratamiento incluso con la terapia actual tiene el máximo interés, ya que se observa que una progresión a cirrosis a corto o medio plazo es posible (AST/ALT > 1, fibrosis > 1, disminución de plaquetas). En otros casos, la evolución de la fibrosis puede ser más lenta y permitiría esperar una nueva generación de fármacos más eficaces, si bien no se contará con esta alternativa antes del año 2011.

Diversos estudios de seguimiento de fibrosis tras tratamiento con interferón han mostrado que la fibrosis es menor tras el tratamiento incluso en un porcentaje significativo de no respondedores virológicos. También hay que considerar que no todos los pacientes no respondedores son iguales y es necesario clasificarlos según el tipo de tratamiento previo, la respuesta al mismo y el genotipo.

No parece muy adecuado volver a tratar a los pacientes con el mismo régimen terapéutico al que no respondieron, ya que por lo general la respuesta será la misma, salvo que dicho tratamiento no se hubiera administrado de forma correcta o se hubiera suspendido precozmente. Los intentos de retratamiento se basan en emplear tratamientos con mayores dosis, mayor duración o añadiendo nuevos fármacos a los ya utilizados. También la aparición de nuevos tratamientos lleva a pacientes y a médicos a plantearse la posibilidad de retratamiento. El tratamiento actual, PegIFN y ribavirina, es la mejor opción para los pacientes no tratados, pero no sabemos si constituye una buena alternativa para los pacientes tratados previamente o si es mejor esperar a una nueva generación de fármacos. Las guías actuales sólo recomiendan retratamiento si la terapia previa fue con interferón convencional, pero hace poco se ha producido un cambio en la indicación europea de retratamiento con PegIFN alfa 2b para pacientes que no se curaron con PegIFN más ribavirina, si bien hay que ser prudentes en indicar el retratamiento, pues en determinados supuestos (genotipo 1 y grado de fibrosis alto) la respuesta viral sostenida (RVS) es muy baja.

2   Definición de respuesta

Los pacientes que no han conseguido RVS tras recibir tratamiento tuvieron diferentes respuestas al mismo. Según éstas, los clasificamos en varias categorías:

- *Recidivantes:* aquéllos en los que se consiguió una carga viral indetectable al final del tratamiento, pero el virus reapareció al dejarlo. La recidiva suele producirse en los tres primeros meses y es rara después de dos años de haber finalizado el tratamiento.
- *No respondedores:* entre ellos, distinguimos aquéllos en los que no se produce una disminución en la carga viral a las 12 y 24 semanas de tratamiento *(null responders)*, y los respondedores parciales, en los que se produce una disminución de la carga viral en la semana 12, pero sin llegar a 2 logaritmos *(partial responders)*.

Actualmente, sabemos que la dinámica viral durante el tratamiento determina en gran medida las posibilidades de RVS. Una respuesta rápida se acompaña de altas posibilidades de curación, mientras que una respuesta lenta las disminuye de forma notable.

Las respuestas se clasifican en:

- *Respuesta virológica rápida (RVR):* con ARN-VHC indetectable en las semanas 4 y 12. En ellos, la tasa de RVS es del 87 %.

- *Respuesta virológica temprana completa (RVTc):* con ARN-VHC mayor de 50 UI/ml en la semana cuatro, pero indetectable en la semana 12. En ellos, la RVS es del 68 % y la recidiva del 32 %.
- *Respuesta virológica temprana lenta o parcial (RVTp):* presentan ARN-VHC mayor de 50 UI/ml en la semana cuatro y también en la 12, pero con un descenso superior a 2 logaritmos con respecto al nivel basal. En ellos, la RVS es del 27 % y la recidiva del 73 %.
- *Sin respuesta virológica temprana (no RVT):* descenso de la carga viral en la semana 12 inferior a 2 logaritmos respecto al nivel basal. En ellos, la tasa de RVS es de sólo del 5 %, y es donde se engloban la mayoría de pacientes no respondedores.

Un análisis retrospectivo de los pacientes incluidos en los estudios de Fried y Hadziyannis,[1,3] presentado en el Congreso de la Asociación del Pacífico para el Estudio del Hígado por Marcellin,[4] mostró que los pacientes con respuesta virológica rápida (semana cuatro con ARN-VHC indetectable) tienen un 87 % de posibilidades de respuesta sostenida, porcentaje que desciende al 68 % si el ARN-VHC es indetectable en la semana 12, al 27 % si se ha producido una disminución de la carga viral en la semana 12, pero sin hacerse indetectable, y de sólo un 5 % si no ha habido respuesta en la semana 12 de tratamiento (véase la figura 1).

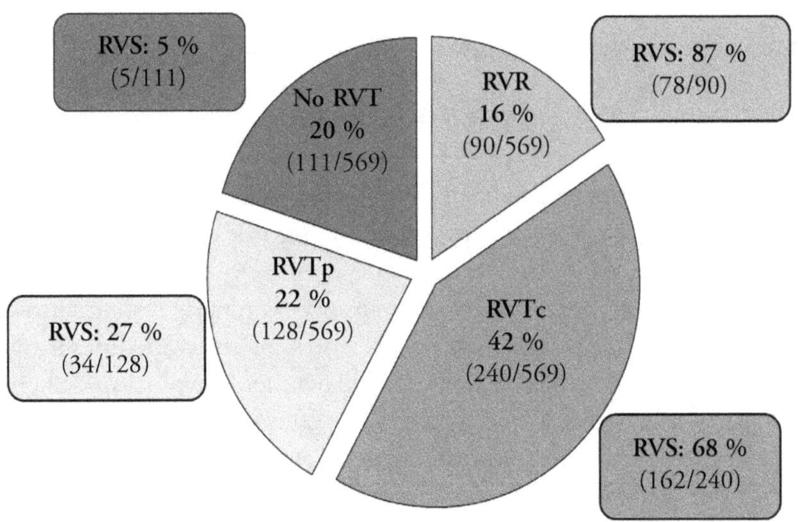

Figura 1. Tasas de RVS según cinética viral durante el tratamiento. Marcellin P et al. 18 th APASL 2008; Abstract FP022

3   Mecanismo de no respuesta

Los mecanismos de no respuesta al tratamiento con interferón no son bien conocidos y, en consecuencia, no sabemos cómo modificarlos. Se cree que están implicados factores genéticos, virales e incluso metabólicos. Por ejemplo, algunas proteínas del virus C pueden antagonizar la actividad antiviral del interferón, aunque no están bien definidas. Los factores genéticos probablemente intervienen de forma decisiva en el mecanismo de no respuesta, pero ello tampoco está confirmado. Por último, actualmente sabemos que la resistencia a la insulina provoca menor respuesta al interferón. En un estudio multicéntrico se ha observado que la respuesta al PegIFN y la ribavirina en pacientes con genotipo 1 fue del 60 % en aquellos que no ofrecían resistencia a la insulina (HOMA < 2) y del 20 % en los que sí la ofrecían (HOMA > 4).[5] Modificar la resistencia a la insulina podría, en el futuro, mejorar sensiblemente la tasa de respuesta sostenida, por ello se está evaluando si la asociación de metformina (con finalidad de disminuir la resistencia a la insulina) al tratamiento estándar mejora la tasa de respuesta sostenida; resultados preliminares han mostrado una respuesta virológica más alta en las semanas 4, 12 y 24 en el grupo que había disminuido la resistencia a la insulina.[6] Tarantino intuyó que una menor resistencia a la insulina puede mejorar la respuesta terapéutica y observó una mayor respuesta sostenida en un grupo de pacientes con genotipo 1 con síndrome metabólico a los que sometió a dieta y ejercicio (con el objetivo de disminuir un 10 % el índice de masa corporal) previamente al inicio del tratamiento antiviral.[7]

4   Objetivos del tratamiento

Ante un paciente que no ha respondido al tratamiento, cabe plantearse dos objetivos:

- *La erradicación viral:* es lo deseable, pero probablemente no puede conseguirse en un elevado número de casos con el tratamiento actual.
- *El mantenimiento:* con la finalidad de frenar la progresión de la fibrosis, la aparición de descompensaciones y la progresión a hepatocarcinoma.

Se han realizado dos grandes ensayos para conocer la tasa de respuesta sostenida con la combinación de PegIFN y ribavirina en pacientes no respondedores a tratamientos previos, y también para saber si en ellos es posible detener la evolución de la fibrosis con dosis bajas a largo plazo como mantenimiento. Uno de los estudios es el HALT-C (*Hepatitis C Long Term Treatment Against Cirrhosis*), con PegIFN alfa 2a,[8] y otro el EPIC (*Evaluation of PEG-Intron in Control of Hepatitis C Cirrhosis*), con PegIFN alfa 2b.[9,10] El objetivo primario del HALT-C ha sido estudiar si la terapia con PegIFN a largo plazo puede reducir el riesgo de progresión a cirrosis, de descompensación y hepatocarcinoma, así como la necesidad de trasplante en pacientes no respondedores a terapia antiviral. En dicho estudio se trató a pacientes no respondedores a interferón o interferón más ribavirina con 180 microgramos/semana de PegIFN alfa 2a más ribavirina con dosis estándar; los pacientes que respondieron en la semana 20 prosiguieron el tratamiento hasta completar las 48 semanas, en tanto que si no había respuesta eran aleatorizados para recibir PegIFN alfa 2a (90 microgramos/semana) durante 3,5 años u observación. Con los primeros 604 pacientes incluidos se obtuvo una respuesta global sostenida del 18 %, el 28 % en los pacientes que habían recibido previamente IFN en monoterapia y el 12 % en el grupo que no había respondido al tratamiento que combinaba IFN convencional y ribavirina.

Algunos factores de una mayor respuesta sostenida fueron: el tratamiento previo con monoterapia con interferón, tener genotipos 2 ó 3, un cociente AST/ALT bajo (fibrosis mínima), ausencia de cirrosis y no ser afroamericano. En caso de existir varios factores desfavorables la tasa de respuesta era del 6 %. Éstos son los factores que también conocemos como de «pobre respuesta» al tratamiento inicial. En dicho estudio también se manifiesta la importancia de la adherencia al tratamiento, ya que reducir la dosis de ribavirina del 80 al 60 % en las primeras 20 semanas de tratamiento suponía reducir la respuesta sostenida del 21 al 11 %; sin embargo, reducciones de ribavirina o PegIFN después de la semana 20 cuando el virus C es ya indetectable no afectaban significativamente la respuesta sostenida.[8]

El estudio EPIC incluyó pacientes recidivantes y no respondedores a IFN convencional y a PegIFN alfa 2b o 2a, todos tratados con ribavirina. Se trataron con PegIFN alfa 2b (1,5 µg/kg/semana) y ribavirina (800-1.400 mg/día, dependiendo del peso corporal). Si en la semana 12 existe respuesta virológica prosiguen hasta completar un año de tratamiento, y en caso de no haber respuesta son aleatorizados para observación o administración de PegIFN alfa 2b en monoterapia (0,5 µg/kg/semana). Recientemente, se han presentado los resultados de este estudio. En él se muestra que los recaedores previos respondieron mejor que los no respondedores y que el genotipo, el estadío de fibrosis y el tratamiento previo fueron factores predictivos importantes de RVS (véase la tabla 1). También se pone de manifiesto que los pacientes no respondedores que se retratan nuevamente con PegIFN alfa 2b y ribavirina obtienen una respuesta virológica inferior al 8 % (pacientes con genotipo 1). La indetectabilidad del ARN-VHC en la semana 12 constituyó el factor predictivo más importante de RVS.[10]

Krawitt ha tratado con PegIFN alfa 2b más ribavirina a 182 pacientes no respondedores o recidivantes a IFN convencional solo o combinado con ribavirina. Las respuestas sostenidas son las siguientes: 27 % (6/22) en no respondedores a interferón, 18 % (17/94) en no respondedores a la combinación de interferón ribavirina, 60 % (9/15) en recidivantes a interferón y 53 % (27/51) en recidivantes a la combinación de interferón ribavirina.[11]

Queda claro que en el retratamiento con PegIFN y ribavirina de un paciente no respondedor a IFN en monoterapia, la posibilidad de respuesta es del 28 % (demostrado con PegIFN 2a y 2b), en tanto que si el paciente era no respondedor a la combinación

	No respondedores previos			Recaedores previos		
	Peg 2b N = 280	Peg 2a N = 196	IFN alfa N = 903	Peg 2b N = 180	Peg 2a N = 164	IFN alfa N = 300
Todos	7 %	6 %	**18 %**	**32 %**	**34 %**	**43 %**
G1 F2	8 %	4 %	18 %	37 %	27 %	42 %
G1 F3	4 %	2 %	16 %	29 %	10 %	28 %
G1 F4	5 %	2 %	8 %	18 %	20 %	26 %
G2/3 F2	57 %	50 %	68 %	75 %	50 %	76 %
G2/3 F3	50 %	33 %	39 %	63 %	62 %	67 %
G2/3 F4	0 %	33 %	40 %	36 %	58 %	59 %

Tabla 1. Tasas de RVS en el estudio EPIC según genotipo, fibrosis, tratamiento previo y respuesta al mismo (EASL 2008), con el retratamiento con pegilado alfa 2b.

la respuesta es del 12-14 % (demostrado con PegIFN 2a y 2b), y del 38-53 % si el paciente era recidivante (véase la tabla 2). Estos resultados son aceptables para recidivantes y no respondedores a monoterapia, pero son escasos para no respondedores a tratamiento de combinación, para los cuales debe buscarse otras opciones.

• Recidivantes a IFN	60 %
• Recidivantes a IFN + RVS	38-53 %
• No respondedores a IFN	28 %
• No respondedores a IFN + RVS	12-14 % (con 180 µg/sem) 38 % (con 360 µg/sem)

Tabla 2. Tasas de respuesta sostenida obtenidas con la combinación de interferón pegilado y ribavirina en pacientes tratados.

5 Factores de respuesta en el retratamiento

En el manejo de los pacientes no respondedores a tratamiento previo, debemos analizar varios parámetros antes de decidirnos por un retratamiento (véase la tabla 3).

1. *Tipo de tratamiento previo:* IFN en monoterapia, IFN convencional más ribavirina o PegIFN más ribavirina. El retratamiento tiene más posibilidades de respuesta si el paciente fue no respondedor a monoterapia con interferón que si lo fue a tratamiento combinado.

• Tratamiento previo (IFN o IFN + Ribavirina)
• Respuesta previa (recidiva, respuesta parcial o no respuesta)
• Tolerancia tratamiento previo
• Grado de cumplimiento previo
• Severidad de la lesión hepática
• Genotipo

Tabla 3. Factores que hay que considerar antes de indicar retratamiento.

2. *Tipo de respuesta:* respuesta y recidiva posterior, respuesta virológica parcial o no respuesta. Los pacientes recidivantes tienen mayores posibilidades de respuesta que aquellos que tuvieron una respuesta virológica parcial, y en éstos es superior a aquéllos en los que la respuesta virológica fue nula.
3. *Genotipo:* los pacientes con genotipos 2 y 3 tienen siempre mayores posibilidades de respuesta que los de genotipo 1.
4. *Factores del paciente:* severidad de la lesión histológica y grado de cumplimiento y tolerancia del tratamiento previo.

Una lesión más evolucionada (F4) tiene generalmente menos posibilidades de respuesta, pero es precisamente en este paciente en el que tiene más sentido el retratamiento. Los pacientes con fibrosis avanzada tienen un mayor riesgo de progresión de la enfermedad y una vez establecida la cirrosis la mortalidad a los 10 años es del 50 %, con una frecuencia de hemorragia digestiva o hepatocarcinoma del 3 % anual.

Si el paciente no siguió correctamente el tratamiento o éste se interrumpió prematuramente por efectos adversos, puede intentarse un retratamiento con un control más estricto y mayores medidas de soporte al mismo para que pueda cumplirlo plenamente. Si ha habido reducciones importantes de dosis sobre todo en las primeras semanas de tratamiento por efectos adversos, puede intentarse el retratamiento previniendo estos efectos adversos para poder dar dosis plenas (por ejemplo, plantearse administrar eritropoyetina para evitar reducir la dosis de ribavirina ante una anemia aguda y precoz en el primer tratamiento o la administración de antidepresivos de forma preventiva).

6   Bases del retratamiento. Perspectivas

Con el fin de mejorar los resultados, se ha tratado de optimizar el tratamiento actual utilizando dosis superiores a la estándar, con una mayor duración de tratamiento o añadiendo fármacos al tratamiento previo.

Para mejorar las tasas de respuesta en pacientes no respondedores a interferón convencional y ribavirina, se evaluó emplear dosis más elevadas de PegIFN alfa 2a en pacientes con genotipo 1. En un estudio multicéntrico[12] se incluyeron 72 pacientes que se aleatorizaron para recibir 180, 270 o 360 μg por semana de PegIFN 2a más ribavirina a dosis de 1.000-1.200 mg/día durante las 12 primeras semanas (período de inducción), y seguir con dosis estándar hasta completar 48 semanas. Las características de los pacientes fueron similares en los tres grupos. La respuesta virológica sostenida fue del 38 % en el grupo tratado con inducción de 360, del 30 % en el grupo de 270 y del 18 % en el de 180 μg. Un aspecto destacable es que los efectos adversos fueron similares en los tres grupos (distintas dosis) y no diferían de lo observado en la práctica habitual. Asimismo fueron similares las reducciones de dosis. Otro aspecto destacable es que una no respuesta en la semana 12 suponía un 95 % de posibilidades de no respuesta, por lo que podía establecerse una predicción clara en dicha semana. Así pues, la inducción durante 12 semanas con 360 μg de PegIFN 2a y ribavirina a dosis estándar mostró una respuesta sostenida más elevada que con 180 μg (38 % frente a 18 %) sin aumentar efectos adversos y pudiendo predecir la respuesta en la semana 12, por lo que podría ser una opción a considerar para pacientes no respondedores a la combinación estándar.

Otra posibilidad de mejorar los resultados es utilizar dosis más elevadas de ribavirina, que se ha mostrado eficaz en pacientes no tratados. Así, Lindahl en un estudio piloto realizado con 10 pacientes, obtuvo una respuesta sostenida del 90 % utilizando dosis doble de ribavirina[13] que requirió el uso de eritropoyetina y transfusiones para paliar la anemia producida. Esta alternativa no ha sido explorada en pacientes no respondedores, pero conviene considerarla.

Una aproximación terapéutica diferente a la estándar en pacientes no tratados que no presentan una respuesta virológica temprana ha sido estudiada con la combinación de PegIFN 2a y ribavirina, alargando el tratamiento en un intento por mejorar la tasa de respuesta virológica.

La cinética viral durante el tratamiento antiviral indica que la tasa de respuesta virológica sostenida se relaciona inversamente con el tiempo de tratamiento necesario para que se negativice el ARN-VHC en el suero, y directamente con la duración del tratamiento después de la negativización del ARN-VHC en el suero.

La prolongación del tratamiento podría aumentar la tasa de respuesta sostenida en pacientes que no muestran una respuesta rápida (respuesta en la semana cuatro). Esta hipótesis ha sido explorada en un estudio multicéntrico español[14] en el que se incluyeron 517 pacientes. Todos fueron tratados con PegIFN alfa 2a y ribavirina; a las cuatro semanas de tratamiento, 184 pacientes (el 36 %) presentaron ARN-VHC negativo y se trataron de forma estándar, pero 326 de ellos (el 64 %) que eran ARN-VHC positivo se aleatorizaron para proseguir el tratamiento hasta completar 48 (165 pacientes) o 72 semanas (161 pacientes).

La administración de PegIFN alfa 2a y ribavirina durante 72 semanas disminuyó la tasa de recidivas y aumentó, por ello, la tasa de respuesta sostenida de forma significativa (de un 32 a un 45 %) en pacientes que no presentaron una respuesta virológica rápida (respuesta a la cuarta semana de tratamiento). La prolongación del tratamiento no aumentó la incidencia ni la gravedad de los efectos adversos, pero los prolongó, y ello produjo un aumento del abandono terapéutico. Asimismo, Berg[15] exploró también las 72 semanas frente a las 48 estándar, y encontró que:

- Los respondedores virológicos tempranos (ARN-VHC semana 12 negativo) consiguen altas tasas de respuesta virológica sostenida (75-80 %), independientemente de la duración del tratamiento (48 frente a 72 semanas).
- Los respondedores lentos (ARN-VHC semana 12 positivo y semana 24 negativo) muestran mejores tasas de respuesta sostenida cuando se tratan 72 semanas al disminuir la recidiva.

La amantadina es un fármaco antiviral que ha mostrado en algunos estudios una mejora en la tasa de respuesta sostenida al añadirse al interferón o a la combinación de IFN y ribavirina. Un metaanálisis de 31 ensayos controlados ha mostrado que la triple terapia de IFN, ribavirina y amantadina en pacientes no respondedores mejoraba de forma significativa la respuesta sostenida;[16] sin embargo, no parecía mostrar ninguna acción cuando se combinaba con IFN solo. No obstante, no es una combinación que vaya a resolver el problema de los pacientes no respondedores.

7 No respondedores a PegIFN y ribavirina

Estos pacientes constituyen el grupo más difícil de tratar y es un colectivo creciente en las consultas, ya que gran número de pacientes no respondedores a IFN convencional ya han sido retratados. Dos grandes estudios dan respuesta a lo que podemos esperar con el retratamiento.

En el estudio EPIC, los pacientes no respondedores a PegIFN alfa 2a o 2b y ribavirina, al ser retratados con PegIFN alfa 2b más ribavirina, obtuvieron tasas de respuesta entre un 4 % (genotipo 1 con F4) y un 56 % si el paciente tenía genotipo 2 y F2 (véase la tabla 1). En los pacientes recidivantes la tasa de respuesta fue del 18 %, en pacientes genotipo 1 con F4, y del 61 % en pacientes genotipos 2 y 3 con F2.

El estudio REPEAT *(REtreatment with PEginterferon alfa-2a [40KD] in pATients not responding to prior peginterferon alfa-2b [12KD]/ribavirin combination therapy)* ha analizado el impacto de la inducción (administrando durante 12 semanas 360 µg/ semana de PegIFN 2a) y de alargar el tratamiento a 72 semanas en pacientes no respondedores a PegIFN 2b.[17] Se incluyeron 950 pacientes y las tasas de RVS han variado entre el 7 y el 16 %, siendo la duración del tratamiento el factor predictivo de respuesta más importante; se obtuvo un 16 % en los grupos tratados con 72 semanas, en tanto que el impacto de la inducción no fue significativo (13 frente a 10 %) (véase la figura 2).

La determinación de la viremia en la semana 12 resultó de gran utilidad, ya que una viremia inferior a 50 UI en la semana 12, que presentaba un 17 % de los pacientes, su-

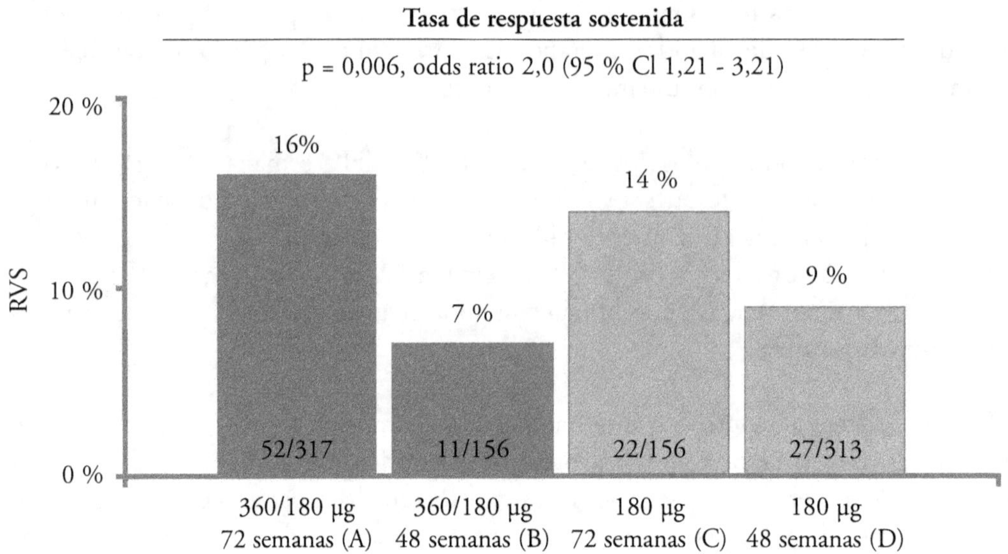

Figura 2. Tasas de RVS en el estudio REPEAT.

ponía una RVS del 57 % con el tratamiento de 72 semanas y del 35 % con el de 48 semanas. Asimismo, la no respuesta en la semana 12 suponía una RVS del 4 %.[18]

La recidiva a PegIFN más ribavirina ha sido explorada por Berg,[19] que incluyó a 64 pacientes tratados con PegIFN 2a más ribavirina durante 24 semanas y que habían recidivado. Tras ser tratados con la misma combinación, pero durante todo un año, obtuvo una tasa de respuesta del 55 %.

8   Terapias de mantenimiento

En los pacientes en los que no se consigue respuesta virológica alguna, existe, como se ha mencionado, la posibilidad de instaurar un tratamiento de mantenimiento para evitar la progresión de la fibrosis y, en definitiva, de la enfermedad, lo cual se basa en el hecho de que incluso en no respondedores se ha observado una regresión de la fibrosis. Este aspecto ha sido evaluado en los estudios HALT-C y EPIC, ya mencionados, y en un tercer estudio denominado COPILOT,[20] en el que 555 pacientes no respondedores a tratamientos basados en el interferón fueron randomizados (1:1) a recibir dosis bajas de PegIFN alfa 2b: 0,5 µg/kg/semana o colchicina (inhibe la fibrogénesis) a razón de 0,6 mg dos veces al día durante cuatro años. Los resultados finales de este estudio concluyeron que la terapia de mantenimiento con PegIFN 2b se ha asociado a menos episodios de hemorragia digestiva por varices esofágicas (26 frente a 39 casos), mientras que el hepatocarcinoma fue menos frecuente en el grupo tratado con colchicina (12 frente a 26 casos); sin embargo, el PegIFN demostró un beneficio con respecto a la supervivencia libre de acontecimientos solamente en pacientes con hipertensión portal. Destaca el hecho de que la mitad de participantes interrumpieron el tratamiento bien por ausencia de adherencia al mismo (36 %) o por efectos secundarios (13 %). La disminución de los episodios de hemorragia digestiva hallados en el estudio COPILOT podría estar relacionada con una disminución de la presión portal.[21]

Los resultados del estudio HALT-C han concluido que la terapia de mantenimiento con dosis bajas de PegIFN alfa 2a (90 μg/semana) no reduce la tasa de progresión de la enfermedad, ya que los episodios de muerte, descompensaciones y desarrollo de hepatocarcinoma fueron similares en el grupo tratado y en el grupo control (véase la tabla 4). Estos hallazgos no apoyan el tratamiento de mantenimiento con PegIFN en pacientes con hepatitis crónica C y fibrosis hepática avanzada que son no respondedores a un curso de tratamiento con PegIFN/ribavirina.[22] Sin embargo, un análisis reciente de la cinética viral ha mostrado que aquellos pacientes con intensa reducción de la carga viral (> 4 log o niveles indetectables) en el retratamiento con dosis plenas de PegIFN y ribavirina tenían menos episodios de descompensación, tuvieran o no tratamiento de mantenimiento.[23]

HALT-C	Controles	Terapia de mantenimiento
Pacientes	533	517
Descompensaciones	13,2 %	14,3 %
Cáncer hepático	3,2 %	2,8 %
Muerte	6,6 %	4,6 %

Tabla 4. Episodios de descompensación en el grupo control y en el de mantenimiento en el estudio HALT-C. DiBisceglie AM et al. Hepatol, 2007; AASLD 2007.

La terapia de mantenimiento con ribavirina ha sido evaluada en pacientes no respondedores a la combinación de interferón alfa y ribavirina. Un estudio de Hoofnagle realizado en 17 pacientes no respondedores a los que mantuvo con ribavirina en monoterapia, mostró una mejoría en los niveles de ALT y en la necroinflamación hepática, sin que se observaran cambios en la carga viral ni en la fibrosis.[24] Ello pone de manifiesto la necesidad de realizar más estudios para evaluar una posible acción beneficiosa de la ribavirina, la cual probablemente sería necesario asociarla a algún otro inmunomodulador.[25] No obstante, parece que el uso de la ribavirina como mantenimiento carece de fundamento.

9 Nuevos tratamientos

Hay un importante número de pacientes sin respuesta al tratamiento actual, para lo cual tenemos que esperar a nuevas generaciones de fármacos con los que conseguir un 100 % de curaciones.

No disponemos, por el momento, de opciones diferentes del PegIFN y la ribavirina para erradicar el virus C, si bien actualmente están en diferentes fases de desarrollo un gran número de nuevas sustancias, por ejemplo los inhibidores de polimerasa y los inhibidores de proteasa, que se comentarán con detalle en el próximo capítulo.

Todos ellos han sido inicialmente ensayados en pacientes no tratados antes y ya disponemos de algunos datos, entre ellos que se lograrán unos 20 puntos porcentuales más de respuesta sostenida que con el tratamiento actual para pacientes con genotipo 1, y que hay que administrarlos con interferón y ribavirina, ya que en monoterapia no han resultado efectivos y han generado especies mutantes resistentes, las cuales por fortuna han podido ser controladas con interferón.

Algunas de estas nuevas sustancias han sido ensayadas en pacientes no respondedores a interferón convencional o PegIFN con ribavirina.

- El albinterferón alfa 2b ha mostrado una tasa de RVS del 12 % (entre el 7 y el 15 %) en pacientes no respondedores a pegilado y ribavirina.[26]
- El boceprevir (inhibidor de proteasa) ha mostrado una tasa de RVS entre el 7 y el 14 % cuando se asocia a PegIFN alfa 2b más ribavirina en pacientes con genotipo 1 no respondedores a interferón pegilado y ribavirina.[27]
- El telaprevir (VX-950, inhibidor de proteasa) parece mostrar una mayor actividad antiviral que los demás, ya que en pacientes con genotipo 1 no respondedores a interferón pegilado más ribavirina presentaban virus C indetectable en la semana 12 en el 100 % de los casos.[28]
- Otras sustancias como el BLN 2061 o la valopicitabina han sido detenidas durante su desarrollo por causar efectos secundarios.

Todos los datos apuntan a que no tendremos una opción diferente del PegIFN y la ribavirina antes de 2011 en el mejor de los casos y siempre hablando de una triple combinación, por lo que el presente y el medio plazo pasan por mejorar el grado de cumplimiento del tratamiento y optimizar el tratamiento con PegIFN y ribavirina.

10 Conclusiones

- La población de pacientes no respondedores a interferón constituye un colectivo numeroso que nos demanda asistencia.
- Entre los pacientes no respondedores se engloban perfiles de pacientes con muy diferentes posibilidades de curación en el retratamiento. Las principales características son: el tipo de tratamiento (óptimo o no), el tipo de respuesta (NR frente a RR), y las características basales del paciente (fibrosis, síndrome metabólico) y del virus (carga viral y genotipo).

– El tratamiento con PegIFN y ribavirina está indicado en todos los pacientes con tratamiento subóptimo (que no hayan seguido el tratamiento inicial correctamente por una causa que sea corregible).

– Para aumentar la eficacia del tratamiento actual hay que seleccionar a aquellos pacientes con mayores posibilidades de responder en función de sus propias características y del virus (genotipos 2 y 3, baja carga viral, recidivantes a cualquier terapia, respondedores parciales) (véase la figura 3).

– Los pacientes recidivantes a monoterapia o tratamiento combinado y los no respondedores a interferón en monoterapia deben ser tratados de nuevo con PegIFN y ribavirina.

– Los pacientes no respondedores a PegIFN y ribavirina deben ser valorados en cuanto a la necesidad de establecer un nuevo tratamiento, necesidad que parece clara en aquéllos con fibrosis alta.

– Los regímenes de inducción, utilizando dosis más altas de interferón en las primeras semanas, no parecen ofrecer ventajas en estos pacientes.

– La combinación de PegIFN y ribavirina con inhibidores de polimerasa y proteasa puede ser una opción a medio plazo.

Determinantes de respuesta sostenida en retratamiento de NR

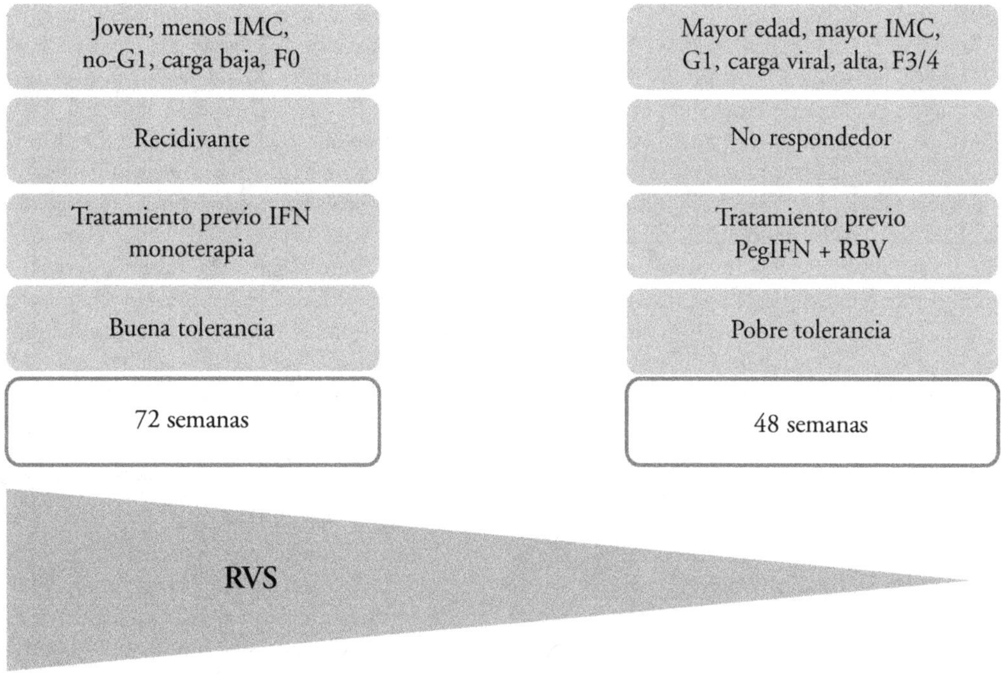

Figura 3. Factores de respuesta sostenida en el retratamiento de no respondedores.

BIBLIOGRAFÍA

1. Fried MW, Shiffman ML, Reddy KR, Smith C, Marinos G, Gonçales FL *et al.* Peginterferon alpha 2a plus ribavirin for chronic hepatitis C virus infection. N Engl J Med 2002; 347: 975-82.
2. Manns MP, McHutchison JG, Gordon SC, Rutsgi VK, Shiffman M, Reindollar R *et al.* Peginterferon alpha 2b plus ribavirin compared with interferon alpha 2b plus ribavirin for initial treatment of chronic hepatitis C: a randomised trial. Lancet 2001; 358: 958-65.
3. Hadziyannis SJ, Sette HJr, Morgan TR, Balan V, Diago M, Marcellin P *et al.* Peginterferon alpha 2a and ribavirin combination therapy in chronic hepatitis C. A randomized study of treatment duration and ribavirin dose. Ann Intern Med 2004; 140: 346-55.
4. Marcellin P, Jensen D, Hadziyannis S, Ferenci P. Improved prediction of SVR by differentiating early virologic response (EVR) into rapid virologic response (RVR), complete EVR (cEVR) and partial EVR (pEVR) in genotype 1 patients treated with peginterferon alpha 2a (40KD) and ribavirin. Comunicación al 18 Congreso de APASL. Seul. 2008.
5. Romero M, Viloria NM, Andrade R, Salmerón J, Diago M, Fernández C *et al.* Insulin resistence impairs sustained response rate to peginterferon plus ribavirin in chronic hepatitis C patients. Gastroenterology 2005; 128: 636-41.
6. Romero Gómez M, Diago M, Andrade R, Calleja JL, Salmerón J, Fernández Rodríguez C *et al.* Interim análisis from TRIC 1 a study of metformin with peginterferon alpha 2a and ribavirin in treatment naive genotype 1 chronic hepatitis C with insulin resistance. J Hepatol 2008; 48 (suppl 2): S375.
7. Tarantino G, Conca P, Artello M, Mastrolia M. Does a lower insulin resistance affect antiviral therapy response in patients suffering from HCV related chronic hepatitis? Gut 2006; 55(4): 585.
8. Shiffman M, Di Bisceglie A, Lindsay K, Morishima C, Wright E, Everson G *et al.* Peginterferon alpha 2a and ribavirin in patients with chronic hepatitis C who have failed prior treatment. Gastroenterology 2004; 126: 1015-023.
9. Poynard T, Schiff E, Terg R, Gonçales F, Diago M, Reichen J *et al.* Sustained Virologic Response in the EPIC3 Trial: week 12 virology predicts SVR in previous interferon/ribavirin treatment failures receiving PEG-Intron®/Rebetol™ weight based dosing. Journal Hepatology 2005; 42 (suppl 2): 40.
10. Poynard T, Schiff E, Terg R, Moreno Otero R, Flamm S, Schmidt W *et al.* Sustained viral response is dependent on baseline characteristics in the retreatment of previous alfa interferon/ribavirin non responders: final results from the EPIC program. J Hepatol 2008; 48 (sppl 2): S369.
11. Krawitt E, Ashikaga T, Gordon S, Ferrentino N, Ray M *et al.* Peginterferon alfa 2b and ribavirin for treatment – refractory chronic hepatitis C. Journal Hepatol 2005; 43: 243-49.
12. Diago M, Crespo J, Olveira A, Pérez R, Bárcena R, Sánchez-Tapias JM *et al.* Clinical trial: pharmacodynamics and pharmacokinetics of re-treatment with fixed-dose induction of peginterferon alpha 2a in hepatitis C virus genotype 1 true non-responder patients. Aliment Pharmacol Ther 2007; 26(8): 1131-135.
13. Lindahl K, Stahle L, Bruchfeld A, Schvarcz. High dose ribavirin in combination with standar dose peginterferon for treatment of patients with chronic hepatitis C. Hepatology 2005; 41: 275-79.
14. Sánchez-Tapias JM, Diago M, Escartín P, Enríquez J, Romero-Gómez M, Bárcena R *et al.* Peginterferon alpha 2a plus ribavirin for 48 versus 72 weeks in patients with detectable hepatitis C virus RNA at week 4 of treatment. Gastroenterology 2006; 131: 451-60.
15. Berg T, von Wagner M, Nasser S, Sarrazin C, Heintges T, Gerlach T *et al.* Extended treatment duration for hepatitis C virus type 1: comparing 48 *versus* 72 weeks of peginterferon alpha 2a plus ribavirin. Gastroenterology 2006: 130: 1086-097.
16. Deltenre P, Henrion J, Canva V, Dharancy S, Texier F, Louvet A *et al.* Evaluation of amantadine in chronic hepatitis C: a meta-analysis. Journal of Hepatology 2004; 41: 462-73.
17. Jensen D, Marcellin P. Rational and design of the REPEAT study: a phase III randomized, clinical trial of peginterferon alpha 2a plus ribavirin in non responders to peginterferon alpha 2b plus ribavirin. Eur J Gastroenterol Hepatol 2005; 17: 899-904

18. Jensen D, Freilich B, Andreone P, DiBisceglie A, Brandao-Mello C, Reddy R *et al.* Pegylated interferon alpha 2a plus ribavirin in prior non responders to pegylated interferon alfa 2b / rib: Final efficacy and safety outcomes of the REPEAT study. Hepatology 2007: 46 (4); 291A.

19. Berg C, Gonçales FL Jr, Bernstein DE, Sette H Jr, Rasenack J, Diago M *et al.* Re-treatment of chronic hepatitis C patients after relapse: efficacy of peginterferon alpha 2a (40 kDa) and ribavirin. J Viral Hepat 2006;13(7): 435-440.

20. Afdhal NH, Levine R, Brown R, Freilich B, O`Brien M, Brass C. Colchicine versus peginterferon alpha 2b long term therapy: Results of the 4 year copilot trial. J Hepatol 2008; 48 (suppl 2); S4.

21. Rincon D, Ripoll C, Lo Iacono O, Salcedo M, Catalina MV, Álvarez E *et al.* Antiviral therapy decreases hepatic venous pressure gradient in patients with chronic hepatitis C and advanced fibrosis. Am J Gastroenterol 2006; 101(10): 2269-274.

22. DiBisceglie A, Shiffman M, Everson G, Lindsay K, Everhart J, Wright E *et al.* Prolongad antiviral therapy with peginterferon to present complications of advanced liver disease of the hepatitis C antiviral Long term treatment against cirrhosis (HALT-C) trial. Hepatology 2007; 46 (suppl 1): 290A.

23. Shiffman M, Morishima C, Lindsay K, Hoefs J, Dienstag JL, Szabo G *et al.* Supresión of serum HCV RNA levels during maintenance peginterferon alpha 2a therapy and clinical outcomes in the HALT C trial. J Hepatol 2008; 48 (suppl 2): S 62.

24. Hoofnagle J, Chany M, Kleiner D, Doo E, Heller T, Promrat K *et al.* Maintenance therapy with ribavirin in patients with chronic hepatitis C who fail tos respond to combination therapy with interferon alfa and ribavirin. Hepatology 2003; 38: 66-74.

25. Patel K, Dev A, Muir A, McHutchison J. Rivabirin as maintenance therapy for hepatitis C patients: An interim peacekeeper? Hepatology 2003; 38: 21-24.

26. Nelson D, Rustgi V, Balan V, Sulkowski M, Davis G, Muir A *et al.* Sustained virologic response with albinterferon alpha 2b / ribavirin treatment in prior interferon therapy non responders. Hepatology 2007; 46 (suppl 1): 256A.

27. Schiff E, Poordad F, Jacobson I, Flamm S, Bacon B, Lawitz E. Boceprevir combination therapy in null responders: response dependent on interferon resposiveness. J Hepatol 2008; 48 (suppl 2): S 46.

28. Poordad F, Shiffman M, Sherman K, Smith J, Yao M, George S *et al.* A study of telaprevir with peginterferon alpha 2a and ribavirin in subjects with well documented prior p/r null response, non response or relapse: preliminary results. J Hepatol 2008; 48 (suppl 2): S 374.

Capítulo 11
Tratamiento antiviral dirigido contra dianas específicas del VHC en pacientes con hepatitis crónica

C. M. Fernández, S. Alonso, M. L. Gutiérrez, M. Fernández

Servicio de Aparato Digestivo
Hospital Universitario Fundación Alarcón
Madrid

Dirección para correspondencia
Hospital Universitario
Fundación Alarcón
Dr. C.M. Conrado
cfernandez@fhalarcon.es

1 Introducción

Por primera vez, disponemos de moléculas de pequeño tamaño que, administradas por vía oral, inhiben específicamente enzimas clave del ciclo molecular del VHC. Estos agentes se incluyen con la denominación en inglés STAT-C *(Specific Targeted Antiviral Therapy against HCV)*.

El refinamiento en las técnicas cristalográficas y el desarrollo de sistemas de cultivo celular para la replicación del VHC han facilitado el desarrollo rápido de fármacos específicamente dirigidos contra el VHC.

En este capítulo, se revisarán los datos más recientes de eficacia y seguridad de los agentes STAT-C, los relacionados con cofactores del huésped implicados en la replicación del VHC, y las posibilidades de futuras combinaciones, teniendo en cuenta las recomendaciones del comité consultivo antiviral de la FDA sobre diseño de ensayos clínicos que incorporan moléculas STAT-C.[1]

Es importante advertir que el desarrollo de este campo es muy rápido, por lo que es previsible que la información contenida en este capítulo varíe sustancialmente en un plazo breve de tiempo.

2 Nuevos modelos para el estudio del VHC *in vitro* y *ex vivo*

Tradicionalmente, los sistemas de estudio del VHC consistían en inocular el virus a chimpancés, observar los pacientes y estudiar, por analogía filogenética con el VHC, otros *fla-*

viviridae. La ausencia de modelos animales pequeños o modelos *in vitro* o *ex vivo* ha dificultado el conocimiento del ciclo molecular del VHC y el desarrollo de agentes inhibidores de enzimas clave de este ciclo. Aunque en los últimos años se disponía de sistemas subgenómicos autorreplicativos como el modelo del replicón, hasta 2005 no se produjo un avance importante con la descripción por Wakita *et al.* de la replicación de VHC en cultivos de células Huh-7 de hepatoma transfectadas por VHC.[2] El virus era un genotipo 2a, procedente de un paciente japonés con hepatitis fulminante; este aislado se denominó JFH-1 *(Japanese Fulminant Hepatitis).* Los investigadores recuperaron viriones del cultivo celular, consiguieron realizar varios pases e infectar algunos chimpancés. A partir de este descubrimiento, se han construido quimeras (partículas virales que contienen material genético de, al menos, dos virus) que contienen la región comprendida desde el core a NS2, de un clon genotipo 2a (J6) y la región no estructural de JFH1.[3,4] Esta quimera se replica y se disemina más rápidamente en células Huh-7.5 que el aislado JFH-1, alcanza títulos de infectividad más elevados (10^5 IU/ml), y se ha conseguido su pase seriado sin pérdida de infectividad. La replicación viral se inhibió por anticuerpos contra la glicoproteína E2 del VHC, que facilita su entrada en la célula, por interferón y por inhibidores de la proteasa y polimerasa del VHC, demostrándose así el valor de este sistema de cultivo para el ensayo *in vitro* de nuevos fármacos. Más recientemente, Zhong *et al.*[4] consiguieron obtener un cultivo celular de VHC en una línea celular deficiente en RIG-1 *(Retinoic Iinduced Gene type 1).* Este factor participa en la inmunidad innata al detectar el ARN de doble cadena (dsRNA) y activar el NF-κB y la fosforilación del factor regulador del interferón-3 (IRF-3), y así promueve la activación de citocinas. De este modo, el defecto RIG-1 de la inmunidad innata convierte a estas células en permisivas a la replicación viral.[5] Esta línea celular, denominada Huh-7.5.1, permite una liberación de partículas VHC en una concentración 50 veces superior a la descrita por Wakita *et al.*

2.1 Sistemas de cultivo del VHC genotipo 1

Dado que la mayoría de pacientes están infectados con genotipo 1, era fundamental desarrollar sistemas *in vitro* para este genotipo dominante. En 2006, Yi *et al.*[6] fueron capaces de producir mutaciones adaptativas en regiones no estructurales de un genotipo 1 y de transfectar este genoma adaptado, denominado H77-S, en células Huh-7.5. Más recientemente, Lázaro *et al.*[7] consiguieron la replicación de un genotipo 1a sin necesidad de inducir mutaciones adaptativas ni construcción de quimeras JFH-1. Este sistema funciona con diversos genotipos y las células pueden ser infectadas con sueros humanos sin ser modificadas o transfectadas con genomas completos. Se han observado en él algunos cambios citopáticos, lo que sugiere cambios inducidos por el virus *per se* en lugar de por la respuesta inmune citotóxica.

3   Ciclo molecular del VHC. Anclaje viral, entrada en la célula y fusión

El virus C tiene dos glicoproteínas transmembrana tipo I intensamente glicosiladas, la E1 y la E2. Los dominios transmembrana de estas glicoproteínas tienen varias funciones, entre ellos el anclaje a la membrana celular y la localización del retículo endoplásmico.[8] El anclaje a la membrana se inicia por la interacción de E2 con uno o varios receptores celulares. Mediante el estudio de la infección en células Huh-7, se ha observado que el suero humano facilita la infección de pseudopartículas VHC mediante la interacción de lipoproteínas de alta densidad (HDL), la región hipervariable 1 de E2 (HVR1) y el receptor celular SR-B1 (*scavenger receptor* B1). Se cree que la proteína E1 participa en la fusión intracitoplásmica del VHC. Se han identificado varios receptores celulares implicados en el anclaje celular del VHC; los glucosaminoglucanos pueden anclar transitoriamente el VHC y transferirlo a otro receptor o complejo de receptores de mayor afinidad. Entre estos receptores destaca el CD81, de un peso molecular de 25 KDa; pertenece a la superfamilia de las tetraspaninas. El CD81 es un correceptor necesario, pero no único para el anclaje y entrada del VHC a la célula. El SR-B1 se expresa en hepatocitos y en células esteroidogénicas. El asa extracelular grande del SR-B1 es responsable del anclaje VHC, y se ha sugerido que la HVR1 de E2 interacciona con SR-B1, acción facilitada por HDL.[8] Sin embargo, la administración de anticuerpos antiSR-B1 no bloquea completamente la entrada celular de VHC, por lo que deben existir otros correceptores implicados en el anclaje y captación del VHC. La Claudina-1 forma parte del armazón de las uniones celulares estrechas *(tight junction)* y es necesaria para la entrada del VHC en las células; su interacción con el VHC es posterior a la del CD81.[8] Existen otras partículas, como L-SIGN y DC-SIGN, que pueden participar en el anclaje del VHC a través de una interacción con E2. Una vez se produce la fijación a la membrana celular, la nucleocápside del virus se libera mediante la fusión de su envoltura lipídica y la membrana celular. Este proceso ocurre mediante endocitosis mediado por clatrinas. La fusión se produce por la presencia de un pH ácido en el endosoma (véanse las figuras 1 y 2).

3.1   *Traducción del ARN-VHC*

La decapsidación del VHC libera la cadena positiva del ARN en el citoplasma celular, cadena que sirve como ARN mensajero para la síntesis de la poliproteína VHC (véase la figura 1).

La región 5' no traducida (5'UTR) es la más conservada del VHC; contiene 341 nucleótidos y cuatro dominios, numerados de I a IV. Los dominios II, III y IV y los primeros 12 a 30 nucleótidos de la región que codifica la proteína del core constituyen la región denominada IRES, o sitio de entrada interno al ribosoma. La traducción de las proteínas del VHC está bajo el control del IRES, al reclutar proteínas virales y los factores de iniciación eucariota 2 y 3[8] (véase la figura 3).

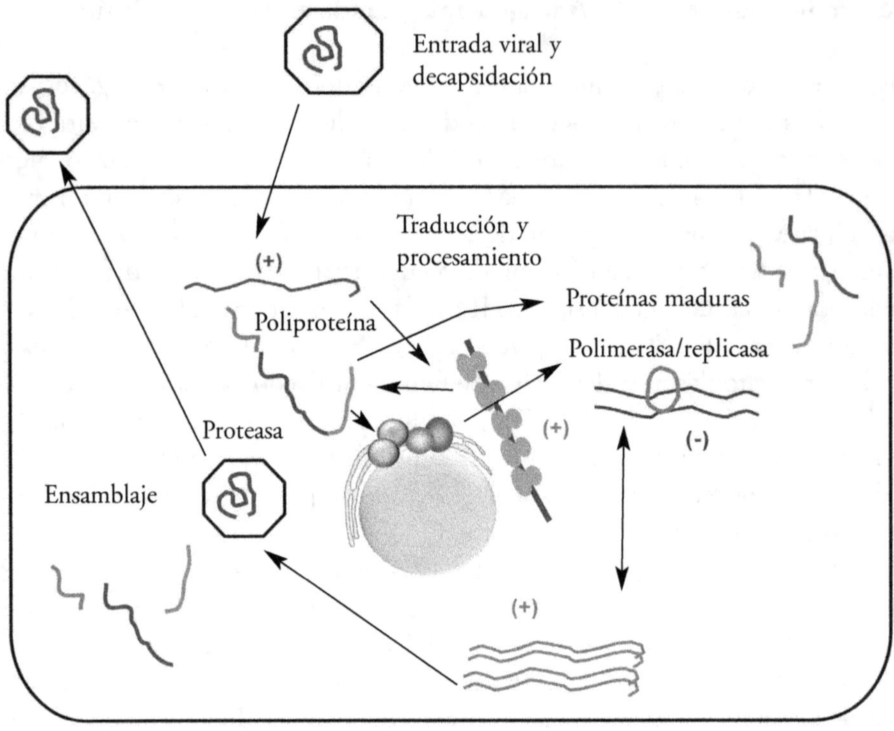

Figura 1. Ciclo vital del VHC. Una vez el virión entra en la célula, se produce su decapsidación
y el ARN viral se dirige al retículo endoplásmico, donde los ribosomas del huésped participan
en la traducción de la poliproteína viral. La poliproteína madura (esferas) contiene la NS5B o ARN
polimerasa ARN-dependiente (RdRp), que se une a otras proteínas del virus para formar el complejo
replicasa e iniciar la síntesis de cadenas de ARN. Finalmente, se produce el ensamblaje
y la exocitosis de los viriones.

El marco de lectura abierta del VHC contiene de 9.024 a 9.111 nucleótidos, dependiendo del genotipo. Este marco codifica una única poliproteína, cuyo procesamiento postraslacional genera once proteínas.

El IRES se une directamente a la fracción 40 S del ribosoma sin necesidad de los factores de iniciación, lo que constituye el primer paso en la traducción.

3.2 *Procesamiento postranslacional de la poliproteína*

Existen al menos dos peptidasas del huésped y dos del virus involucradas en el procesamiento postranslacional de la poliproteína del VHC. Las peptidasas del huésped generan las proteínas del core, E1 y E2 en la porción luminal del retículo endoplásmico. Las

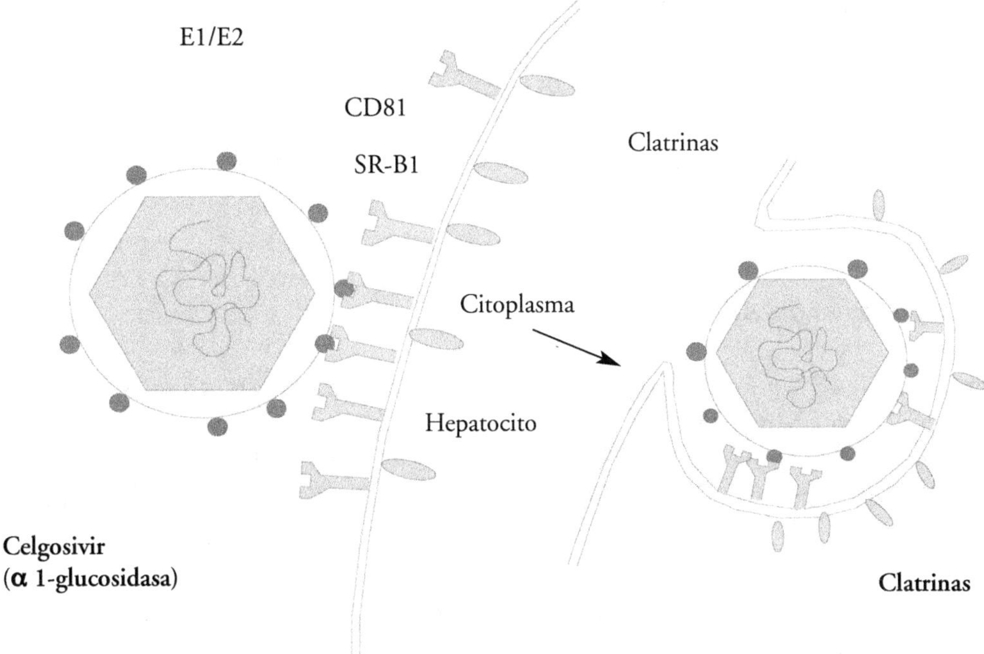

Figura 2. Las proteínas E1 y E2 reconocen varios correceptores como el CD81 y el SR-B1 y otros. Posteriormente, se produce una endocitosis mediada por clatrinas.

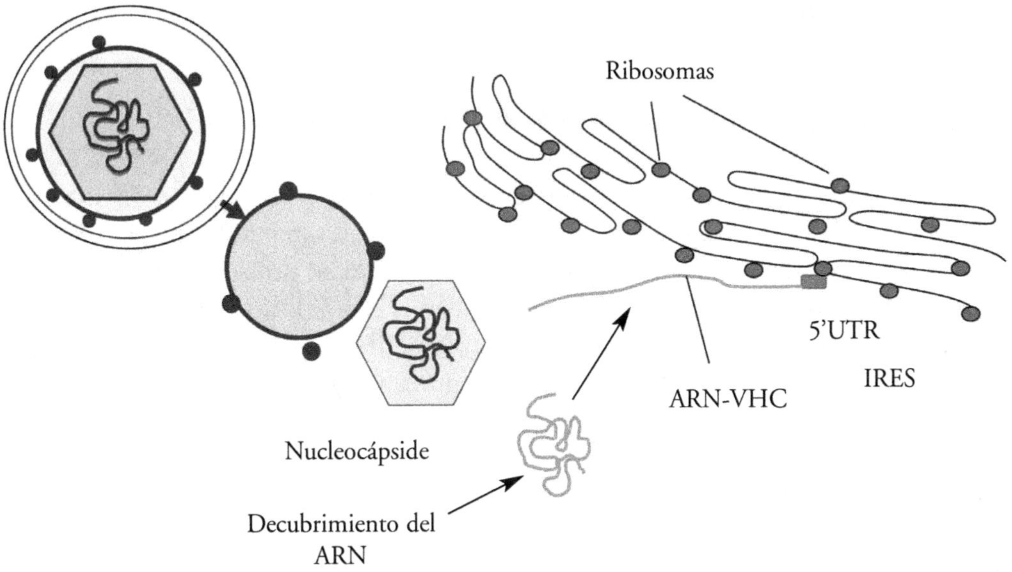

Figura 3. Una vez se produce la decapsidación del virus, el ARN-VHC se dirige a la subunidad 40S del ribosoma del huésped a través del sitio interno de entrada al ribosoma (IRES).

proteasas del VHC son: la NS2 proteasa, que es una metaloproteinasa zinc-dependiente que hidroliza el sitio de unión entre la NS2 y la NS3; las NS3/4A liberadas, que catalizan la ruptura de las uniones NS3/NS4A, NS4A/NS4B, NS4B/NS5A y NS5A/NS5B; y la proteína NS4A, que es un cofactor para la actividad NS3 proteasa. Este enzima tiene un centro catalítico muy superficial, lo que dificulta el desarrollo de moléculas inhibitorias con suficiente ventana terapéutica.[8]

3.3   Replicación del ARN-VHC

La proteína NS4B se asocia con la producción de una malla de estructuras vesiculares, en el citosol de los hepatocitos, que proceden del retículo endoplásmico y sirven como red o armazón membranoso para que la proteína NS5B, ARN-polimerasa ARN-dependiente (RdRp) forme un complejo replicasa con otras proteínas del virus y factores del huésped.[8] La función de este complejo es la síntesis y elongación del ARN-VHC. La ciclofilina B (CyPB) estimula el anclaje de la NS5B al ARN-VHC para facilitar la unión del extremo 3' de la cadena positiva ARN-VHC al complejo de replicación. Posteriormente, la hebra ARN negativa nueva se alarga y la helicasa viral separa ambas cadenas de ARN. La nueva hebra de ARN sirve como molde para la producción de nuevas hebras de ARN-VHC que se incorporan en nuevas partículas virales.

4   Desarrollo clínico

4.1   Fármacos que impiden la entrada del VHC en la célula

Se han utilizado anticuerpos policlonales HCIg (Civacir) a dosis de 75 mg/kg y 200 mg/kg con buena tolerancia, en un ensayo clínico fase II durante 14 semanas, aunque sin resultados positivos.[9] En un ensayo clínico fase Ib, la administración de múltiples dosis de anticuerpos monoclonales de alta afinidad (HCV-AB68) a pacientes trasplantados por VHC produjo un descenso de 1 $\log_{10}$ en 8 de 25 pacientes y de 0,75 log en los restantes.[10] Se necesitan estudios con dosis más altas y mayor frecuencia de administración y quizás en combinación con otros antivirales para valorar la eficacia de este compuesto.

El celgosivir es un inhibidor de la alfa-glucosidasa tipo I, necesario para la plegadura conformacional de las glucoproteínas del VHC, e imprescindible para reconocer sus receptores (véase la figura 2). En un ensayo fase IIa, su administración en combinación con peginterferón y ribavirina a pacientes con genotipo 1 no respondedores produjo un descenso mayor de la carga viral que la terapia con peginterferón y ribavirina por separado.[11]

4.2 Desarrollo clínico de fármacos que interfieren con la traducción. Oligonucleótidos antisentido, ribozimas e inhibidores específicos del IRES del VHC

La secuencia de los oligonucleótidos antisentido es complementaria del ARN-m diana; de esta forma se inhibe la traducción de las proteínas virales. Se han desarrollado oligonucleótidos antisentido de la región 5'-UTR, la más conservada del genoma del VHC. En un ensayo clínico fase I, el oligonucleótido ISIS 14803 no mostró su eficacia y produjo una elevación transitoria de la ALT.[12]

Los ribozimas son moléculas de ARN que reconocen y degradan moléculas diana de ARN. El ribozima químicamente modificado heptazyme, que reconoce el IRES, es tóxico para los animales y provoca la interrupción de su desarrollo.[8]

El inhibidor del complejo IRES-ribosoma-proteínas virales VGX-410C (mifepristona) bloquea la unión del IRES-40S al factor iniciador de la traducción de eucariotas (eIF3), e inhibe la traducción de la proteína. En la actualidad, no hay datos clínicos disponibles de este agente.

La utilización del ARN pequeño de interferencia (siARN) para silenciar ARN es una opción atractiva; sin embargo, el empleo de estos compuestos está dificultado por la administración parenteral y la necesidad de liberarlos de forma efectiva en la diana.

4.3 Inhibidores de la proteasa NS3/4A

El primer inhibidor de este enzima fue el compuesto celuprevir (BILN-2061). Produce una reducción importante de la carga viral en pacientes con genotipo 1, administrado durante dos días a dosis de 25 a 500 mg/12 h.[13] En la actualidad, se ha interrumpido su desarrollo por causar cardiotoxicidad en animales.

El telaprevir (TVR) (VX-950) es otro inhibidor peptidomimético (análogo estructural de los sustratos naturales) de la proteasa del VHC. Posee una porción cetoamida que se ancla al centro catalítico del enzima.[14] Aunque la tolerancia a corto plazo del fármaco es buena, con monoterapia aparecen frecuentemente rebotes de la carga viral en la segunda semana de tratamiento. Las recaídas ocurrieron principalmente con exposiciones más bajas al fármaco, que originan una selección de variantes resistente, como Val36Met/Ala, Tr54Ala, Arg155Lis/Tr y Ala156Ser/Tr/Val. Los virus con la mutación en la posición 156 fueron los más resistentes. Tras la interrupción del tratamiento, las variantes resistentes revirtieron lentamente al genotipo salvaje, de nuevo sensible al telaprevir.

La combinación con peginterferón alfa con o sin ribavirina evita el desarrollo de resistencias al telaprevir. Recientemente, se han publicado datos de la combinación de TVR con peginterferón y ribavirina, procedentes de los ensayos clínicos fase II, PROVE 1 *(PROtease inhibitors for Viral Evaluation)* y PROVE 2 en Estados Unidos y Europa, respectivamente[15,16] (véanse las figuras 4 y 5). En el estudio PROVE-1, todos los grupos de

**PROVE 1: Telaprevir + PegIFN/RBV
en el tratamiento de pacientes *naïve* con genotipo 1**

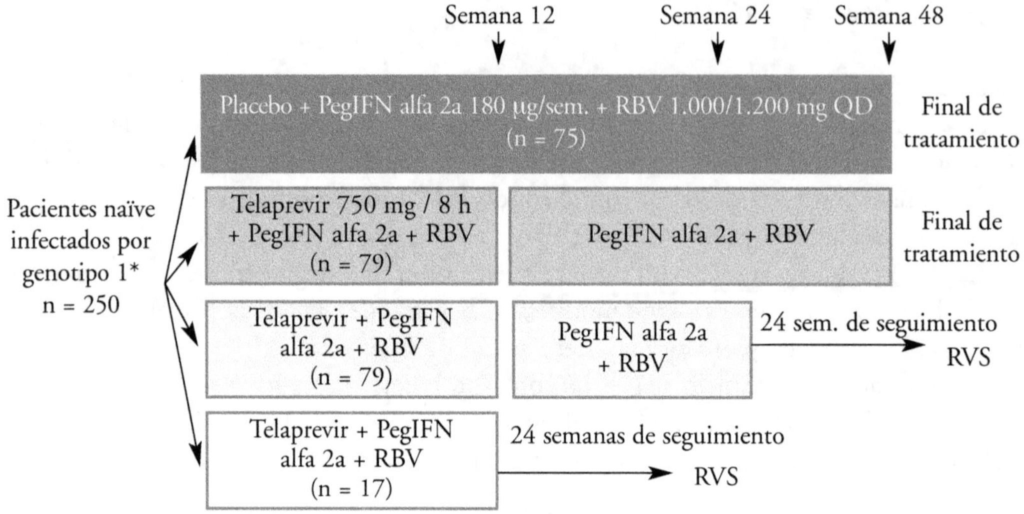

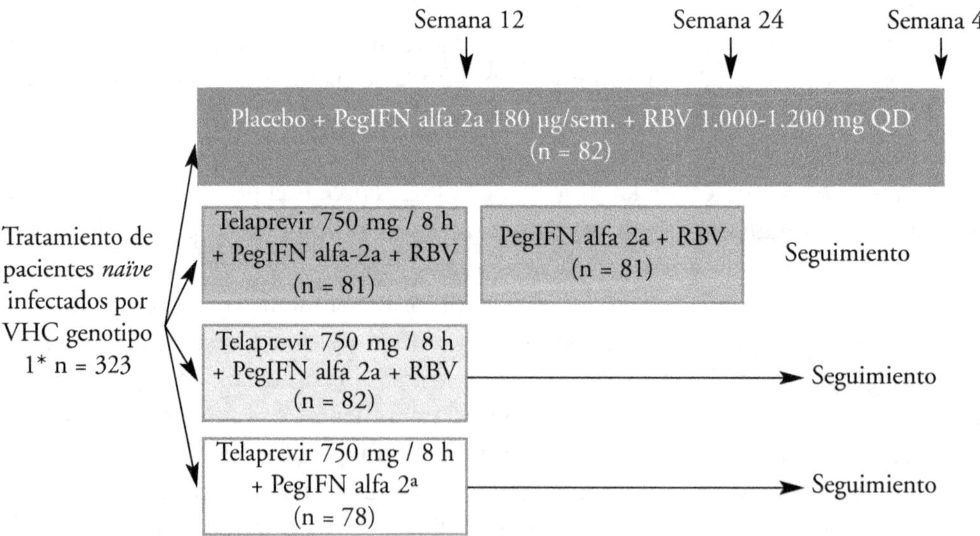

*Figura 4. Diseño del ensayo PROVE 1. *Los pacientes recibieron una dosis de carga de telaprevir 1.250 mg o placebo según el brazo de aleatorización. Los pacientes debían tener un ARN-VHC indetectable en la semana (< 10 IU/ml) y en la última determinación antes de detener el tratamiento en la semana 12 ó 24.*

**PROVE 2: Telaprevir + PegIFN/RBV
en el tratamiento de pacientes *naïve* con genotipo 1**

*Figura 5. Diseño del ensayo PROVE 2. * Los pacientes recibieron una dosis de carga de 1.250 mg de telaprevir o placebo según el brazo en el que fueron aleatorizados y recibieron el tratamiento 12 ó 24 semanas independientemente de que ocurriera RVR.*

la combinación TVR/PR presentaron mayor respuesta virológica rápida (ARN-VHC < 10 UI/ml) que el grupo control (79 % frente a 11 %) y en la semana 12 (70 % frente a 39 %). Los resultados de RVS y la tasa de recidivas se recogen en la tabla 1 y figura 6. La administración de telaprevir se asoció a más efectos adversos, especialmente digestivos y

Tratamiento	Semana 4 indetectable, %	Semana 12 indetectable, %	RVS %	Recidiva,% (N)
PegIFN α 2a/RBV 48 s. (n = 75)	11	45	41	23(35)
TPV 12w s.+ PegIFN α 2a/RBV 48 s. (n = 79)	81	80	67	33 (9)
TPV 12 s. + PegIFN α 2a/RBV 24 s. (n = 79)	81	68	61	2(41)
TPV 12w + PegIFN α 2a/RBV 12 s. (n = 17)	59	71	35	6(51)

Tabla 1. Resultados PROVE 1. ARN-VC < 10 UI/ml. Sólo pacientes que alcanzaron RVR y suspendieron el tratamiento en las semanas 12 ó 24.

PROVE 2: Telaprevir + PegIFN/RBV en pacientes *naïve* con genotipo 1. Resultados de RVS por intención de tratar y tasas de recidiva. RVS de grupos 2 y 4 respecto al control, p < 0,01.

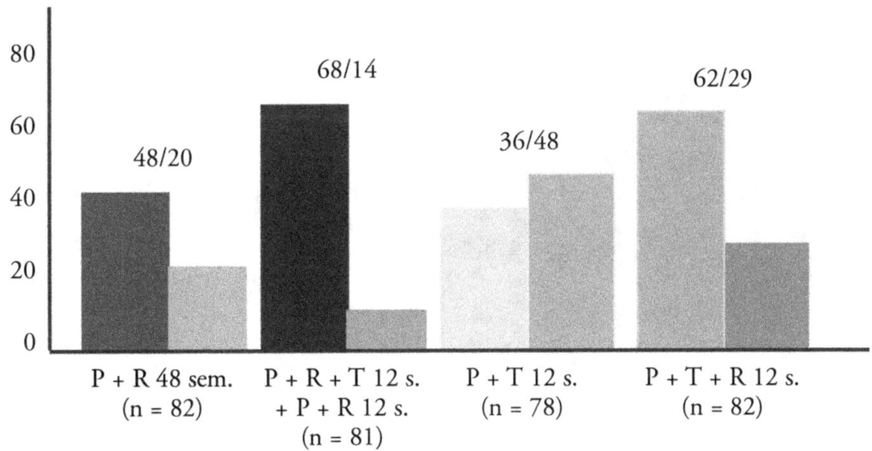

Figura 6. Resultados PROVE 2. En las columnas de la izquierda se representan las tasas de RVS y en las de la derecha, las tasas de recidiva. La tasa de RVS en pacientes tratados con triple terapia durante 12 semanas y después con terapia convencional otras 12 semanas alcanzó el 68 % frente al 48 % de los tratados con terapia convencional.

dermatológicos.[15] El ensayo fase II PROVE 2[16] incluyó 323 pacientes de 28 hospitales europeos y estudió la combinación de telaprevir con peginterferón alfa 2a con o sin RBV frente al tratamiento estándar (véase la figura 5). El exantema cutáneo, el prurito y la anemia fueron los efectos adversos más frecuentes en el grupo de telaprevir. El exantema cutáneo grave ocurrió en el 3-7 % de los casos.

El boceprevir (SCH 503034) es un inhibidor de la NS3 proteasa del VHC. *In vivo* es menos potente que el telaprevir a las dosis utilizadas; sin embargo, no causa toxicidad cutánea grave. El tratamiento durante una semana con boceprevir a pacientes no respondedores a peginterferón solo o en combinación con ribavirina fue bien tolerado y comportó un descenso de la carga viral de 1-1,6 log IU/ml a dosis de 200 y 400 mg tres veces al día, respectivamente.[17] Más recientemente, el ensayo SPRINT-1[18] *(Serine Protease inhibition of HCV)* (véase la figura 7) mostró que la administración previa de peginterferón y ribavirina mejoraba la respuesta en las semanas 4 y 12 y conseguía unas tasas de respuesta virológica en la semana 12 postratamiento del 57 % en los brazos de 28 semanas con inducción previa (véase la figura 8). En pacientes no respondedores, la actividad de la triple terapia con BCP, peginterferón y RBV es baja y depende de la sensibilidad residual al interferón, a dosis bajas el boceprevir induce rápidamente resistencias.[18,19]

El ITMN 191 es otro inhibidor de la NS3/4A proteasa, activo frente a varios genotipos en ensayos de replicón. Sin embargo, aún no ha progresado a fases clínicas.

Otra opción terapéutica es la prevención de la unión de la proteína viral NS4A, que funciona como un cofactor de la proteasa NS3 e impide su activación. El compuesto ACH-806/GS9132 bloquea esta unión y no induce resistencia cruzada con otros inhibidores de la proteasa; no obstante, produce disfunción tubular proximal.[8]

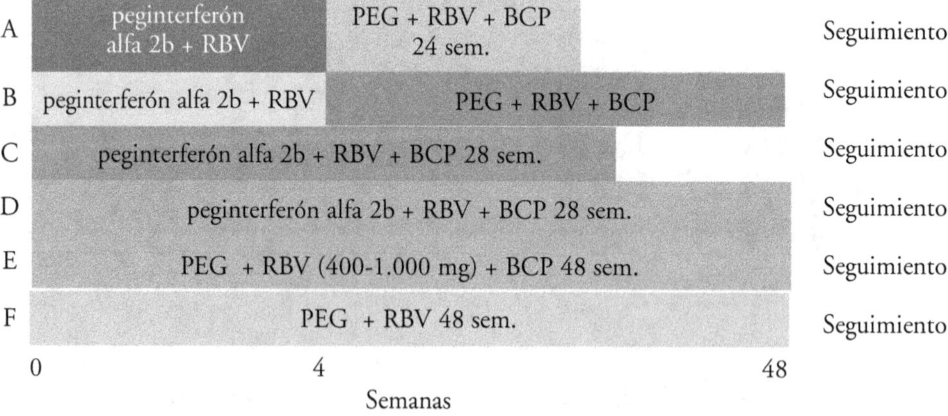

Figura 7. Diseño del ensayo SPRINT-1. Los brazos A y B se denominan Lead-In *o de inducción, y los C y D «*No Lead-In*» o de no inducción.*

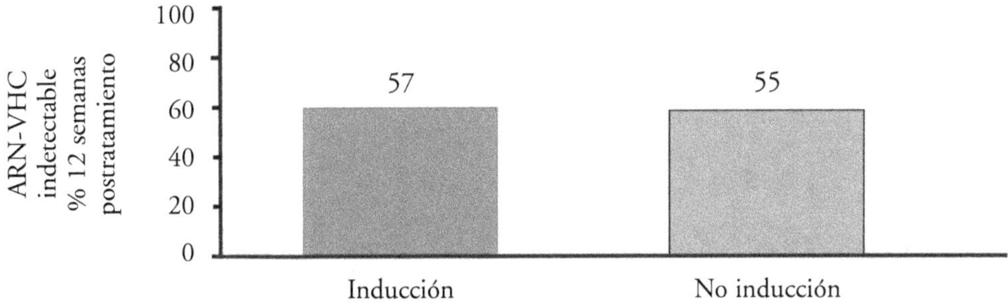

Figura 8. Resultados del estudio SPRINT-1. Sólo se dispone de resultados 12 semanas postratamiento de los grupos A, B y C, D. El seguimiento del grupo control no está finalizado.

4.4   Inhibidores de la NS3 helicasa

La proteína NS3, además de actividad proteasa, posee actividad helicasa en las dos terceras partes de su estructura; este enzima facilita el desenrolle del ARN-VHC de doble hélice durante la replicación viral. La helicasa NS3 es una diana terapéutica potencial, y varios compuestos han mostrado actividad inhibidora de la helicasa.[20] El problema será desarrollar agentes con alta especificidad que no inhiban proteínas del huésped.

4.5   Inhibidores de la NSB (ARN-VHC polimerasa ARN dependiente)

La proteína NS5B es otra diana terapéutica para fármacos antiVHC, debido a su actividad ARN polimerasa ARN-dependiente (RdRp). Existen precedentes de fármacos con actividad inhibitoria de ARN polimerasa en el VIH y VHB. Los inhibidores de la ARN polimerasa del VHC se dividen en dos categorías.

– Los inhibidores cuya diana es el centro activo del enzima. Son análogos de nucleósidos y, una vez en la célula, se fosforilan a nucleósido trifosfato e inhiben la iniciación o elongación de la cadena de ARN.
– Los que se unen a sitios alejados del centro activo y originan una inhibición alostérica del mismo. Éstos no son análogos de nucleósidos sino genotipo dependientes y bloquean la iniciación de la polimerización del ARN-VHC (véase la tabla 2).

Dado que la polimerización del ARN-VHC se produce en el complejo replicasa, en el que la proteína NS5b es uno de los elementos a los que se unen otras proteínas del virus, podría suceder que la inhibición aislada de la actividad NS5b no aportara resultados antivirales óptimos.

Actualmente, se encuentran en fases clínicas I y II de desarrollo la mayoría de los inhibidores de la polimerasa tanto nucleósidos como no nucleósidos. La valopicitabina (2'-

Nucleósidos	No nucleósidos
Valopicitabina	BILB 1941
R1626	HCV-796
PSI-6130	GS-9190
R7128	VCH-759

Tabla 2. Inhibidores de la NS5B (ARN polimerasa ARN-dependiente) que han progresado en la actualidad a fases clínicas. Se ha interrumpido el desarrollo de la valopicitabina y del HCV-796 por intolerancia a las dosis terapéuticas.

C-metilcitidina) induce un descenso del ARN-VHC dosis dependiente en pacientes infectados por genotipo 1. Sin embargo, su desarrollo se ha interrumpido por producir efectos adversos, fundamentalmente vómitos y diarrea a las dosis terapéuticas.

Otro compuesto inhibidor de la RdRp, el R1626, es un profármaco del análogo de nucleósido (R1479). En un ensayo fase IIb con pacientes *naïve* y genotipo 1, los pacientes se aleatorizaron a recibir 1.500 mg/12 h o 3.000 mg/12 h de R1626 en combinación con peginterferón alfa 2a ± ribavirina, o a peginterferón + ribavirina cuatro semanas. Más del 80 % de los pacientes que recibieron la dosis de 3.000 mg/12 h y peginterferón y ribavirina lograron un ARN-VHC sérico indetectable a las 48 semanas (respuesta final de tratamiento); estas cifras alcanzaron el 84 % de los pacientes tratados con la combinación y la dosis de 1.500 mg tres veces al día (véanse las figuras 9 y 10).[21] La toxicidad medular con neutropenia dosis-dependiente parece reversible. Los resultados son prometedores y apoyan un ensayo fase III.

El compuesto R7128 es otro agente inhibidor de la RdRp. En un ensayo clínico fase IIa, los resultados en la cuarta semana muestran una inhibición potente del ARN-VHC a dosis de 1.500 mg con ribavirina y peginterferón.[22]

5   Inhibidores de la ciclofilina

La ciclosporina A posee actividad antiVHC; sin embargo, su efecto inmunosupresor impide su posterior desarrollo como fármaco antiviral. Recientemente, el análogo sintético DEBIO-025, que no causa inmunosupresión al haber sido modificada su estructura química para que su afinidad para la calcineurina sea muy baja, ha mostrado una inhibición potente del sistema replicón VHC, logrando la inhibición del 50 % en una concentración 10 veces más baja que la ciclosporina. Este compuesto no sólo inhibe la infección por VHC sino que aclara las células ya infectadas por el mismo. Tiene un efecto antiviral aditivo con interferón y su mecanismo de acción es desconocido, aunque se ha descrito que la ciclofilina B aumenta la afinidad de la proteína NS5B por el ARN-VHC y, de esta forma, la inhibición de la CyPB interfiere con la polimerización del ARN-VHC.[23,24]

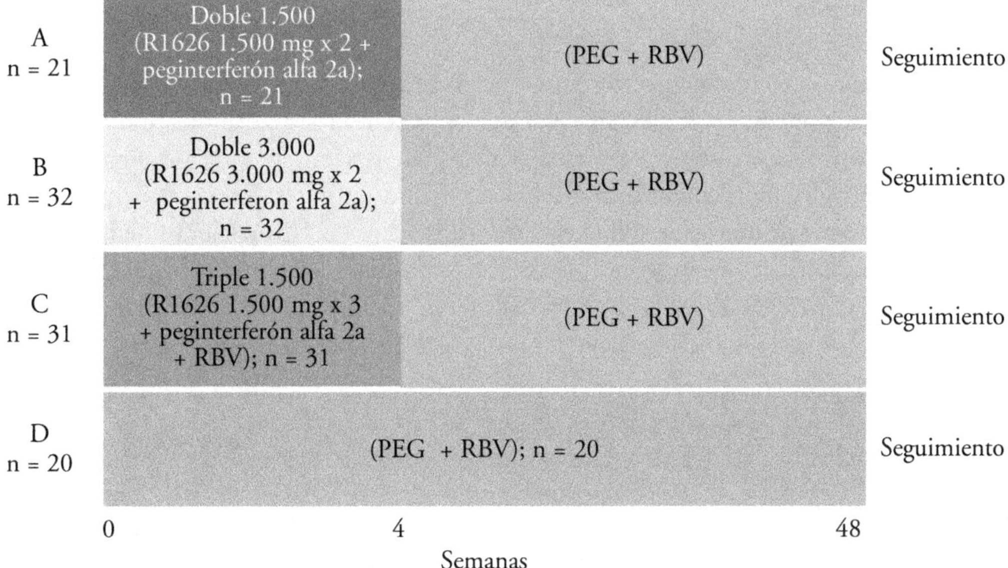

Figura 9. Estudio Fase 2b con el inhibidor de la polimerasa R1626.
La distribución por brazos fue 1:2:2:1.

ARN-VHC indetectable a las 48 semanas de tratamiento

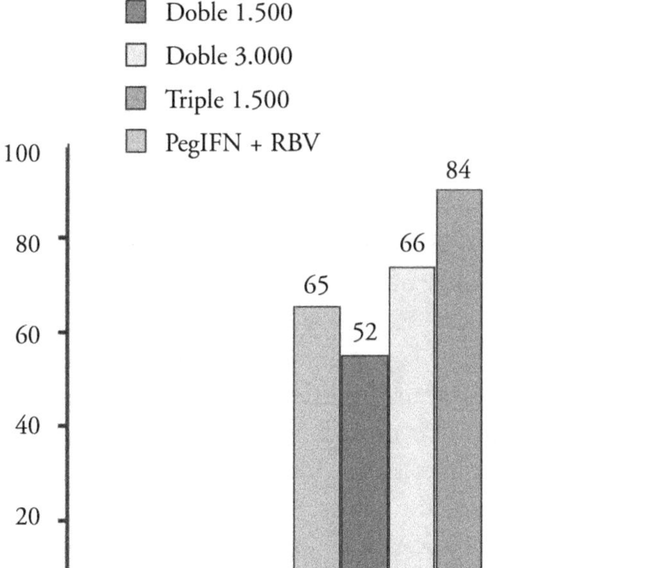

Figura 10. Resultados de respuesta al final del tratamiento con R1626.

6   Nitazoxanida

Es un derivado tiazolídico, antinfeccioso y antiprotozoario, que se utiliza para combatir las infecciones gastrointestinales. Al igual que su metabolitio tizoxanida, es activo frente a determinados virus, incluidos el VHB y el VHC. Recientemente, Rossignol y cols.[25] evaluaron su utilización en combinación con peginterferón alfa 2a, con o sin ribavirina, comparado con peginterferón alfa 2a y ribavirina solo, en 120 pacientes egipcios *naïve* o previamente tratados y con genotipo 4. En los pacientes *naïve*, la tasa de RVS a las 12 semanas fue del 79 % en los que recibieron triple terapia (P = 0,006 frente a control), del 68 % en los que recibieron doble terapia y del 43 % en el grupo control.

7   Resistencias

La sustitución de aminoácidos en la secuencia de proteínas NS3 confiere al virus resistencia frente al boceprevir. Hasta la fecha, se han identificado resistencias en ensayos del sistema de replicón, incluyendo Tre54Ala, Val170Ala y Ala156Ser.[17]

La prevención de resistencias se podrá minimizar si se seleccionan los fármacos con mayor barrera genética, es decir, los que para inducir resistencias requieren:

- un mayor número de mutaciones del virus,
- la combinación con peginterferón y ribavirina,
- la combinación de fármacos sin resistencia cruzada, como es el caso de un inhibidor de la proteasa y otro de la polimerasa, y
- la selección de fármacos con buen perfil farmacocinético (concentración plasmática suficiente a lo largo del día) y mediante la facilitación del cumplimiento terapéutico.

8   El futuro del tratamiento de la hepatitis crónica por virus C. Nuevas promesas y nuevos problemas

Los objetivos de una inhibición de la replicación del virus C, una mayor tasa de respuesta virológica sostenida y un acortamiento de los actuales tratamientos se están cumpliendo. Los escenarios terapéuticos más probables en los próximos años incluyen el peginterferón u otros sustitutos del interferón u otros fármacos inmunoestimulantes más la ribavirina y alguno de los nuevos antivirales. También es previsible que en pocos años se disponga de una vacuna terapéutica. Este futuro prometedor implica nuevos desafíos, como el desarrollo y selección precoz de variantes virales resistentes, y la posibilidad de un incremento de la toxicidad o disminución de la tolerabilidad. Existen cuasiespecies del VHC pretratamiento, resistentes a todos los agentes, actualmente en desarrollo, de la clase STAT-C, si bien estas variantes continúan siendo sensibles a las terapias basadas en el interferón. Por tanto, la monoterapia con estos nuevos fármacos no es una opción válida por la inducción rápida de resistencias, y la terapia combinada con peginterferón y ribavirina continuará siendo la base de los tratamientos contra la hepatitis C en los próximos años. Sin embargo, el riesgo de mayor toxicidad de estos nuevos agentes puede limitar estas combinaciones. Por último, se desconoce la interacción y la toxicidad potenciales de la combinación de un análogo de nucleósido NS5B con otro análogo de nucleósido como la ribavirina.

También es factible, si la función renal es adecuada, la combinación de ribavirina y dos antivirales nuevos o del peginterferón y dos antivirales nuevos. En pacientes con cirrosis por virus C descompensada o en pacientes en hemodiálisis, es predecible que el tratamiento será la combinación de tres o más nuevos fármacos sin resistencia cruzada.

BIBLIOGRAFÍA

1. Antiviral Advisory Committee meeting on clinical trial design incorporating small-molecule antiviral therapy Food and Drug Administration Center for Drug Evaluation and Research. Summary minutes of the antiviral drug advisory committed. Available at: http://www.fda.gov/ohrms/dockets/ac/06/minutes/2006-4250m1.pdf.

2. Wakita T, Pietschmann T, Kato T *et al.* Production of infectious hepatitis C virus in tissue culture from a cloned viral genome. Nat Med 2005; 11: 791-96.

3. Lindenbach BD, Evans MJ, Syder AJ, Wolk B, Tellinghuisen TL, Liu CC *et al.* Complete replication of hepatitis C virus in cell culture. Science 2005; 309: 623-26.

4. Zhong J, Gastaminza P, Cheng G *et al.* Robust hepatitis C virus infection *in vitro.* Proc Natl Acad Sci USA 2005; 102: 9294-299.

5. Bartenschlager R, Pietschmann T. Efficient hepatitis C virus cell culture system: what a difference the host cell makes. Proc Natl Acad Sci U S A 2005; 102: 9739-740.

6. Yi M, Villanueva RA, Thomas DL, Wakita T, Lemon SM. Production of infectious genotype 1a hepatitis C virus (Hutchinson strain) in cultured human hepatoma cells. Proc Natl Acad Sci U S A 2006; 103: 2310-315.

7. Lázaro CA, Chang M, Tang W *et al.* Hepatitis C virus replication in transfected and serum-infected cultured human fetal hepatocytes. Am J Pathology 2007; 170: 478-89.

8. Patlowsky JM, Chevaliez S, McHutchinson J. The Hepatitis C virus life cycle as a target for new antiviral therapies. Gastroenterology 2007; 132: 1979-998.

9. Davis GL, Nelson DR, Terrault N, Pruett TL, Schiano TD, Fletcher CV, Sapan CV, Riser LN, Li Y, Whitley RJ, Gnann JW Jr; Collaborative Antiviral Study Group. A randomized, open-label study to evaluate the safety and pharmacokinetics of human hepatitis C immune globulin (Civacir) in liver trasplant recipients. Liver Transpl 2005; 11: 941-49.

10. Galun E, Terrault NA, Eren R, Zauberman A, Nussbaum O, Terkieltaub D, Zohar M, Buchnik R, Ackerman Z, Safadi R, Ashur Y, Misrachi S, Liberman Y, Rivkin L, Dagan S.Clinical evaluation (Phase I) of a human monoclonal antibody against hepatitis C virus: safety and antiviral activity J Hepatol 2007; 46: 37-44.

11. Kaita K, Yoshida E, Kunimoto D, Anderson F, Morris S, Marotta P, Scully L, Peltekian K, Ens R, Díaz-Mitoma F, Lee S, Worobetz L, Pankovich J, Petersen AK. Proof of concept study of celgosivir in combination with peginterferon alfa 2b and ribavirin in chronic hepatitis C genotype-1, non-responder patients. J Hepatol 2007; 46 (Suppl 1): S56-S57.

12. McHutchison JG, Bartenschlager R, Patel K, Pawlotsky JM. The face of future hepatitis C antivi-

ral drug development: recent biological and virologic advances and their translation to drug development and clinical practice. J Hepatol 2006; 44: 411-21.

13. Lamarre D, Anderson PC, Bailey M, Beaulieu P, Bolger G, Bonneau P, Bös M, Cameron DR, Cartier M, Cordingley MG, Faucher AM, Goudreau N, Kawai SH, Kukolj G, Lagacé L, LaPlante SR, Narjes H, Poupart MA, Rancourt J, Sentjens RE, St George R, Simoneau B, Steinmann G, Thibeault D, Tsantrizos YS, Weldon SM, Yong CL, Llinàs-Brunet M. An NS3 protease inhibitor with antiviral effects in humans infected with hepatitis C virus. Nature 2003. 13; 426: 186-89.

14. Sarrazin C, Kieffer TL, Bartels D, Hanzelka B, Muh U, Welker M, Wincheringer D, Zhou Y, Chu HM, Lin C, Weegink CJ, Reesink HW, Zeuzem S, Kwong AD. Dynamic HCV genotypic and phenotypic changes in patients treated with the protease inhibitor telaprevir (VX-950). Gastroenterology 2007; 132: 1767-777.

15. McHutchinson J, Everson GT, Gordon SC, Jacobson I, Kauffman R, McNair L, Muir A. PROVE 1: results from a phase 2 study of telaprevir with peginterferon alpha 2a and ribavirin in treatment-*naïve* subjects with hepatitis C. J Hepatol 2008; 48: S4.

16. Dusheiko G, Hezode C, Pol S, Goeser T, Bronowick JP, Bourliere M, Buggish P, Serfaty L, Berg T, Couzige P, Benhamou Y, Forestier N, Bengtsson L, Gharakhanian S, Kauffman R, Alam J, Ferenci P, Pawlotsky JM, Zeuzem S. Treatment of chronic hepatitis C with telaprevir (TVR) in combination with peginterferón alfa 2a with or without ribavirin. Further interim analysis results of the PROVE-2 study. J Hepatol 2008; 48: S4.

17. Tong X , Chase R , Skelton A , Chen T , Wright J , Minogue P , Malcolm BA. Identification and analysis of fitness of resistance mutations against the HCV protease inhibitor SCH 503034. Antiviral Res 2006; 70: 28-38.

18. Kwo E, Lawitz E, McCone J, Schiff E, Vierling J, Pound D, Davis M, Galati J, Gordon S, Ravendhran N, Rossaro L, Anderson F, Jacobson I, Rubin R, Mukhopadhyay P, Chaudhri E, Pedicone L, Albrecht J. Interim results from HCV, SPRINT-1: RVR/EVR from phase 2 study of Boceprevir plus Pegintron (peginterferón alfa 2b) / ribavirin in treatment-naive subjects with genotype 1 CHC. J Hepatol 2008; 48 (suppl 2): S372.

19. Schiff E, Poorad F, Jacobson I, Flamm S, Bacon B, Lawitz E, Gordon S, McHutchison J, Ghalib R, Poynard T, Sulkowski M, Trepo C, Rizzetto M, Zeuzem S, Marcellin P, Méndez P, Brass C, Albrecht JK. Boceprevir combination therapy in null responders (NR): response dependent on interferon responsiveness. J Hepatol 2008; 48 (suppl 2): S46.

20. Borowski P, Deinert J, Schalinski S *et al.* Halogenated benzimidazoles and benzotriazoles as inhibitors of the NTPase/helicase activities of hepatitis C and related viruses. Eur J Biochem 2003;270: 1645-653.

21. Nelson D, Pockros PS, Godofsky E, Rodríguez-Torres M, Everson G, Fried M, Ghalib M, Harrison S, Nyberg L, Shiffman M, Chan A, Hill G. High end-of-tratment virological response after 4 weeks of R1626, peginterferon alfa 2a (40 KDa) and ribavirin followed by a further 44 weeks of peginterferon alfa 2a and ribavirin. J Hepatol 2008; 4 (Supl 2): S371.

22. Lalezari J, Gane E, Rodríguez-Torres M, De Jesús E, Nelson D, Everson G, Jacobson I, Reddy R, Hill GZ, Beard A, Symonds A, Berrey RR, McHutchison JG. Potent antiviral activity of the hcv nucleoside polymerase inhibitor r7128 with pegINF and ribavirin: interim results of R7128 500 mg bid for 28 days. J Hepatol 2008; 48 (suppl 2): S29.

23. Flisiak R, Horban A, Gallay P *et al.* The cyclophilin inhibitor Debio-025 shows potent anti-hepatitis C effect in patients coinfected with hepatitis C and human immunodeficiency virus. Hepatology 2008; 47: 817-26.

24. Heitman J, Cullen BR. Cyclophilin B escorts the hepatitis C virus RNA polymerase: a viral achilles heel? Molecular Cell, Vol. 2005; 19: 145-46.

25. Rossignol JF, Elfert A, El-Gohary Y, Keeffe EB, Glenn J. Interim data from a randomized controlled trial of nitazoxanide peginterferon-ribavirin, nitazoxanide-peginterferon and peginterferon-ribavirin in the treatment of patients with chronic hepatitis C genotype 4. Program and abstracts of the 58th Annual Meeting of the American Association for the Study of Liver Diseases; november 2-6, 2007; Boston, Massachusetts. Abstract 178.

Capítulo 12
Hepatocarcinoma y VHC

A. Gallego

Médico adjunto
Servicio de Patología Digestiva
Hospital de la Santa Creu i Sant Pau
Barcelona

Dirección para correspondencia
Hospital de la Santa Creu
i Sant Pau
Dr. A. Gallego
agallego@santpau.cat

1   Epidemiología

El hepatocarcinoma es uno de los tumores más frecuentes en el mundo, ocupa el quinto lugar en prevalencia y representa la tercera causa de mortalidad por cáncer. Existen importantes diferencias en su distribución universal, de modo que más del 80 % de los casos ocurren en el África subsahariana y en el este de Asia, coincidiendo con la distribución endémica del VHB, que es el principal agente causal (excepto en Japón). En cambio, el norte y sur de América, norte de Europa y Oceanía son áreas de baja incidencia, donde se registran menos de cinco casos por 100.000 habitantes. El sur de Europa presenta unas tasas de incidencia intermedias, por ejemplo en España (7,5/100.000 hombres; 2,4/100.000 mujeres), Italia (13,5/100.000 hombres; 4,6/100.000 mujeres) o Grecia (12,1/100.000 hombres; 4,6/100.000 mujeres). En las zonas de incidencia baja o intermedia y en Japón el VHC es el responsable de la mayoría de los casos de hepatocarcinoma. Así, en estas áreas existe una alta prevalencia de marcadores de infección por VHC en los pacientes con hepatocarcinoma; por ejemplo, 44-66 % en Italia, 27-58 % en Francia, 60-75 % en España y 80-90 % en Japón.[1] En general, se estima que el riesgo de desarrollar hepatocarcinoma es unas 17 veces mayor en los sujetos antiVHC positivo que en los antiVHC negativo.

La infección por VHC afecta a más de 170 millones de individuos en todo el mundo, y se estima que aproximadamente un 20 % de ellos tienen o van a desarrollar cirrosis hepática. El riesgo anual de desarrollar un hepatocarcinoma es de alrededor del 4 % en los pacientes con cirrosis hepática, aunque se han descrito tasas de hasta un 7 % en Japón.[2]

Se calcula que el tiempo medio desde que se produce la infección por VHC hasta que se desarrolla el hepatocarcinoma es de unos treinta años, si bien existen diversos factores que pueden modificar la incidencia y el tiempo de aparición de esta neoplasia.

2 VHC y hepatocarcinogénesis

El genoma del VHC está constituido por una hebra positiva de ARN de unos 9.500 nucleótidos que codifica una poliproteína de alrededor de 3.000 aminoácidos. Esta poliproteína, tras ser procesada por enzimas del virus y del huésped, dará lugar a las distintas proteínas estructurales y no estructurales del VHC. La polimerasa del VHC carece de mecanismo de reparación de errores, de manera que da lugar a una gran acumulación de mutaciones durante el proceso replicativo, lo que explica la gran heterogeneidad del VHC con la formación de cuasiespecies que favorecen la evasión del sistema inmune.

Al contrario de lo que ocurre con el VHB, el VHC no se integra en el genoma huésped, por lo que su posible papel oncogénico no puede ser atribuido a mutagénesis insercional. Por tanto, otros mecanismos directos o indirectos son los que conducen al desarrollo de hepatocarcinoma (véase la figura 1).

2.1 *Actividad necroinflamatoria y proliferación celular. Cirrosis hepática*

La aparición de hepatocarcinoma en pacientes con infección por VHC suele ocurrir sobre una cirrosis hepática. Este hecho sugiere que la cirrosis hepática, asociada a procesos necroinflamatorios y de regeneración, actuaría como promotor tumoral y sería el principal factor de riesgo en el desarrollo del hepatocarcinoma. La actividad inflamatoria mantenida con procesos de muerte y proliferación celular mediados por el sistema inmune puede conducir al desarrollo de mutaciones en el ADN celular y a la transformación maligna. La respuesta inmune frente a los hepatocitos infectados no es lo suficientemente vigorosa para conseguir la curación de la infección en la mayoría de los casos. Se ha sugerido que el ARN-VHC y la proteína core podrían alterar las funciones de las células dendríticas, necesarias para la activación de los linfocitos T. Además, la proteína core y la proteína no estructural NS5A podrían estar implicadas en la evasión de la célula infectada a la respuesta inmune-celular mediante su interacción con factores participantes en el proceso, por ejemplo el receptor de TNF-alfa, IFN-alfa y otros. Las proteínas no estructurales NS3 y NS4A, a través de su actividad proteasa, podrían interferir en la función de algunos componentes implicados en la respuesta inmune. En general, las interacciones patogénicas entre el sistema inmune y el VHC son muy complejas y desconocidas en gran parte.[3] Otro mecanismo que podría contribuir a la transformación maligna es la formación, durante el proceso inflamatorio, de radicales de oxígeno con capacidad mutagénica.

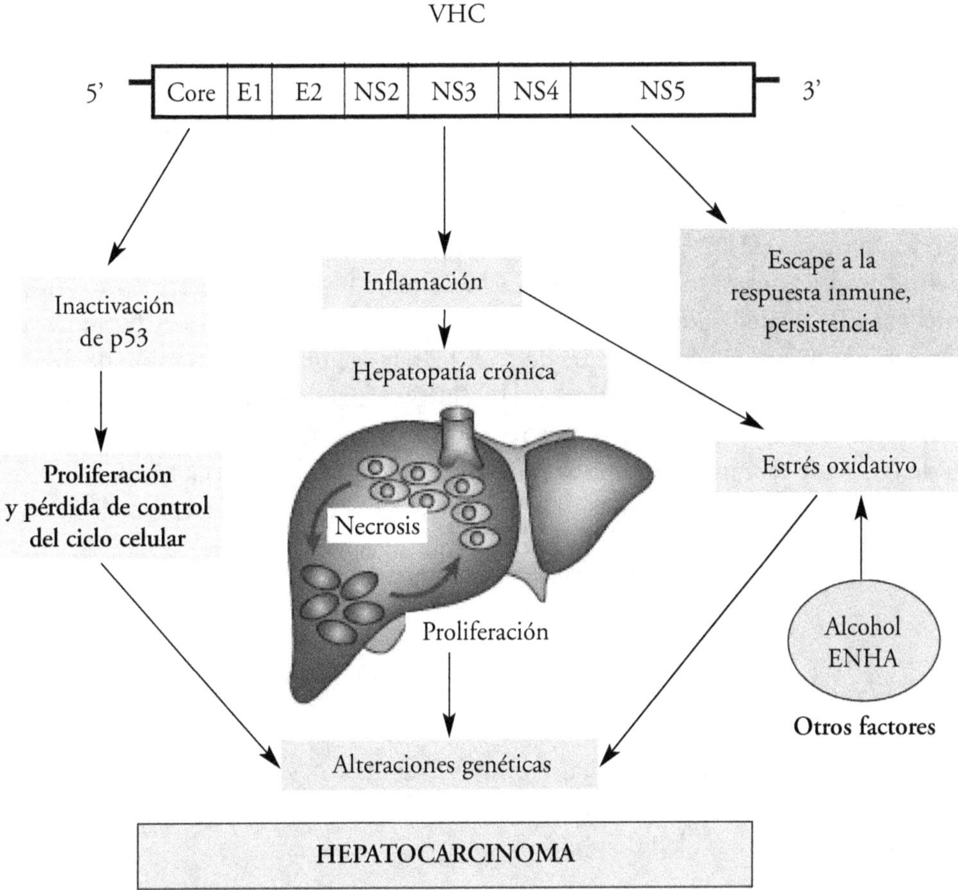

Figura 1. Representación esquemática de los mecanismos directos e indirectos implicados en la hepatocarcinogénesis por VHC.

2.2 Proteínas del VHC y hepatocarcinogénesis

Existe alguna evidencia experimental del posible papel oncogénico directo que desarrolla el VHC. Se ha sugerido que algunas proteínas del mismo podrían estar implicadas en el proceso de hepatocarcinogénesis.

2.2.1 Proteína core

En experimentación animal, se ha observado que la proteína core induce la aparición de hepatocarcinoma en el ratón transgénico, y se cree que puede desempeñar un importante papel en el proceso de hepatocarcinogénesis, aunque no se conoce el mecanismo exacto por el cual ejercería este efecto. Estudios *in vivo* e *in vitro* han mostrado que la expresión de la proteína core, tanto en cultivo celular como en el ratón transgénico, conduce al desarrollo de esteatosis hepática, un factor de riesgo que contribuye a la carcinogénesis.[4] La proteína core puede modular diversas funciones reguladoras del ciclo celular, como la expresión del inhibidor ciclina-dependiente p21[WAF1], y promover la apoptosis o la proliferación celular por medio de su interacción con p53. El gen p21[WAF1] es una diana para p53 y la proteína p21[WAF1] regula la actividad de complejos ciclina / kinasas ciclina-dependientes implicados en el control del ciclo celular. La proteína core en el citoplasma aumenta p21[WAF1] mediante la activación de p53, mientras que en el núcleo disminuye p21[WAF1] por otro mecanismo independiente de p53. La regulación de la expresión de p21[WAF1] por esta proteína influenciaría el destino de las células infectadas hacia la proliferación o apoptosis. Además, la proteína core parece regular las funciones de p73, miembro de la familia de p53, que está implicada en la transformación maligna.[5] Recientemente, se ha observado que dicha proteína induce al factor nuclear $\kappa\beta$ (NF-$\kappa\beta$) suprimiendo la apoptosis mediada por TNF-alfa. Este efecto podría tener importancia en la persistencia viral y en el proceso de hepatocarcinogénesis.[6]

2.2.2   Proteína NS3

La proteína NS3 puede interactuar con p53. Además, NS3 puede reprimir la actividad promotora de p21[WAF1] de manera sinérgica con la proteína core o bien vía transcripcional modulando la actividad de p53.[5]

2.2.3   Proteína NS5A

La función de esta proteína no se conoce muy bien. Fragmentos truncados de NS5A pueden actuar como activadores transcripcionales. Se han descrito numerosas interacciones de esta proteína con factores de señalización celular y kinasas que participan en la regulación del ciclo celular. Algunas de estas interacciones bloquean la apoptosis de las células infectadas, lo que sugiere que interviene de alguna manera en el mantenimiento de la infección y progresión a cirrosis. Por otro lado, la proteína NS5A inhibe la activación transcripcional de la proteína supresora p53 y la apoptosis en la infección por VHC, lo que podría contribuir al proceso de hepatocarcinogénesis.[5]

2.2.4   Proteínas E1 y E2

Las proteínas E1 y E2 parecen inhibir la apoptosis y favorecer el desarrollo de hepatocarcinoma en un modelo experimental con ratones transgénicos.[7]

2.3 Sobreexpresión de genes

Diversos estudios con técnicas de microarrays que han analizado la cirrosis hepática por VHC han mostrado una sobreexpresión de genes proinflamatorios, proapoptóticos y pro-proliferativos que pueden estar implicados en la progresión hacia el desarrollo de hepatocarcinoma.[4]

3 VHC y factores de riesgo de hepatocarcinoma

Existen distintos factores que pueden aumentar el riesgo de desarrollar un hepatocarcinoma en los pacientes que padecen infección crónica por VHC (véase la tabla 1).

3.1 Fibrosis avanzada / cirrosis hepática

La incidencia de hepatocarcinoma es mayor cuanto más avanzado es el estadío de fibrosis hepática, como se ha observado en diversos estudios retrospectivos.[8,9] La presencia de cirrosis hepática es, con diferencia, el principal factor de riesgo del desarrollo de hepatocarcinoma en los pacientes infectados por VHC. En Europa y EE.UU. la incidencia anual

Factores	Relevancia
Relacionados con el huésped:	
Edad al diagnóstico	Importante
Edad en el momento de la infección	Importante
Sexo masculino	Importante
Severidad de la fibrosis hepática	Importante
Sobrecarga férrica	Controvertido
Esteatosis hepática	Evidencia creciente
Diabetes mellitus	Evidencia creciente
Factores virales:	
Genotipo del VHC	Controvertido
Carga viral	No evidencia
Coinfección con VHB	Importante
Infección oculta por VHB	Evidencia creciente
Coinfección por VIH	Evidencia creciente
Factores externos:	
Alcohol	Importante
Tabaco	Controvertido
Consumo de café*	Evidencia creciente

*Tabla 1. Relevancia de los distintos factores de riesgo en el desarrollo de hepatocarcinoma en la infección crónica por VHC. * Disminuye el riesgo de hepatocarcinoma*

de hepatocarcinoma en pacientes con cirrosis se sitúa en torno al 3,7 %, mientras que en los pacientes sin cirrosis la incidencia es tan baja que no pudo ser calculada en algunos estudios europeos. De igual modo, en Japón, donde la incidencia de hepatocarcinoma es mayor, los pacientes con cirrosis hepática tienen una tasa anual del 7,1 %, mientras que en aquéllos con hepatitis crónica se aproxima al 1,7 %.[2] La población con cirrosis por VHC constituye una clara indicación para el *screening* y la vigilancia del hepatocarcinoma mediante ecografía abdominal periódica. Entre todos los pacientes con cirrosis, los que tienen enfermedad hepática más avanzada (Child B o C) tienen mayor riesgo que aquellos que presentan una cirrosis compensada (Child A).

3.2   *Factores virales*

La influencia del genotipo del VHC en el desarrollo de hepatocarcinoma es controvertida. Mientras en algunos estudios no se ha demostrado un mayor riesgo asociado a un genotipo concreto, en otros se destaca al genotipo 1b como un claro factor de riesgo.[2] Bruno *et al.*, tras un seguimiento medio de 10,7 años de una cohorte de 163 pacientes con cirrosis hepática por VHC, observaron una incidencia anual de hepatocarcinoma del 4,6 % en los pacientes genotipo 1b, significativamente superior al 1,7 % en pacientes con genotipo 2a/c. En el análisis multivariado, el genotipo 1b fue factor predictivo independiente de hepatocarcinoma.[10]

No hay evidencia de que la carga viral del VHC tenga un impacto en el desarrollo de hepatocarcinoma.[9]

3.3   *Sexo masculino*

Independientemente de otros factores y del área geográfica, los individuos de sexo masculino tienen un riesgo de 2 a 4 veces mayor de desarrollar hepatocarcinoma que los de sexo femenino. Además, parece que el sexo masculino también se asocia a mayor riesgo de progresión a cirrosis hepática tanto en la hepatitis crónica C como B. Aunque la existencia de otros factores externos como el consumo de alcohol son más frecuentes en hombres, sin duda existen también factores hormonales o genéticos no bien conocidos implicados en esta distinta prevalencia.[1]

3.4   *Edad avanzada*

Como hemos dicho antes, el tiempo medio desde que se contrae la infección por VHC hasta que se desarrolla un hepatocarcinoma es de unos 30 años. En casi todos los estudios retrospectivos, la edad avanzada es un factor de riesgo para el desarrollo de hepatocarcinoma en los individuos con infección por VHC.[2] Hay que tener en cuenta que, en muchos casos, el momento de la infección y la duración de la misma son desconocidos, de modo que una edad más avanzada simplemente podría traducir una mayor duración de la infección. No obstante, la edad del individuo en el momento de la infección también es un factor importante. Hamada *et al.* analizaron de forma retrospectiva la evolución de 445 pacientes con infección crónica por VHC adquirida tras una transfusión de sangre bien documentada, de los cuales 52 desarrollaron hepatocarcinoma. La duración de la infección ≥ 26 años y la edad en el momento del diagnóstico ≥ 56 años fueron factores de riesgo independientes para el desarrollo de hepatocarcinoma. Concretamente, el riesgo de hepatocarcinoma fue 7,8 veces mayor en los pacientes con edad más avanzada en el momento del diagnóstico, existiendo una significativa correlación negativa entre la duración de la infección hasta el diagnóstico de hepatocarcinoma y la edad del paciente en el momento de la infección, es decir, que los pacientes que adquirieron la infección a edad más avanzada requirieron menos años de evolución para desarrollar hepatocarcinoma.[11] Es probable que la edad más avanzada sea un factor favorecedor de los mecanismos de hepatocarcinogénesis en la infección por VHC.

3.5 *Consumo de alcohol y tabaco*

El consumo de alcohol es un factor de riesgo para el desarrollo de hepatocarcinoma en los pacientes con hepatitis crónica o cirrosis por VHC. En estudios caso-control se ha observado que existe un efecto sinérgico entre el consumo de alcohol y la infección por VHC, de modo que el riesgo de hepatocarcinoma se incrementa de 2 a 4 veces en aquellos sujetos que consumen más de 60-80 gramos de alcohol por día. El alcohol y la infección crónica por VHC promueven el desarrollo de cirrosis hepática, de modo que un posible mecanismo de acción común sería la generación de estrés oxidativo. Se desconoce si la ingesta de cantidades menores de alcohol tiene algún efecto en la posible aparición de hepatocarcinoma.[1,2] Por otra parte, el tabaquismo es frecuente entre los consumidores de alcohol y, dado que el tabaco contiene carcinógenos, algunos de los cuales se metabolizan en el hígado, podría existir un efecto carcinogénico adicional. Aunque no se ha demostrado claramente que el tabaco constituya un factor de riesgo independiente para el desarrollo de hepatocarcinoma, sí se ha observado un efecto sinérgico entre tabaco y alcohol en pacientes con cirrosis hepática.[12]

3.6 *Diabetes, obesidad y esteatohepatitis no alcohólica*

Diversos estudios epidemiológicos sugieren que la diabetes *per se* aumenta el riesgo de hepatocarcinoma y, por otra parte, la diabetes mellitus es más prevalente en pacientes con hepatitis crónica C que en la población general.[1,13] En estudios recientes, se demuestra que los pacientes con hepatitis crónica C y diabetes presentan un riesgo más elevado de desarrollar hepatocarcinoma. Veldt *et al.* analizaron la evolución de una cohorte de 541 pacientes con hepatitis crónica C que presentaban fibrosis avanzada o cirrosis, y observaron una incidencia de hepatocarcinoma a los cinco años del 11,4 % en los pacientes con diabetes que fue significativamente superior al 5 % observado en aquéllos sin diabetes.[14] El mecanismo por el cual la diabetes aumenta el riesgo de hepatocarcinoma es desconocido. Una posible explicación es que la diabetes suele formar parte de un síndrome metabólico, asociado a obesidad y a una mayor incidencia de esteatohepatitis no alcohólica (EHNA), y que ésta, a través de mecanismos de inflamación, daño celular y fibrosis, podría incrementar el riesgo de hepatocarcinoma.[15] De hecho, en diversos estudios se ha observado que la esteatosis hepática es un factor de riesgo independiente para el desarrollo de hepatocarcinoma en pacientes con hepatitis crónica o cirrosis por VHC.[16,17] La diabetes puede asociarse además a otros factores como el consumo de alcohol, de tabaco y la obesidad, que tendrían un efecto sinérgico.[12] Es bien conocido que un índice de masa corporal elevado representa un factor de riesgo para desarrollar diabetes y EHNA y parece que el riesgo de hepatocarcinoma en la hepatitis crónica C aumenta de manera proporcional con el incremento del índice de masa corporal.[18]

3.7   Sobrecarga férrica

Los enfermos con hepatitis crónica C pueden presentar un incremento de los depósitos de hierro hepático y parece que en estas personas existe una asociación con hepatocarcinoma.[19] El mecanismo por el que esto tiene lugar no se conoce bien, pero se ha sugerido que el depósito de hierro podría deberse a la necrosis hepatocitaria y a la liberación de ferritina, que sería captada por los macrófagos. El exceso de hierro podría desencadenar la producción de radicales de oxígeno, estrés oxidativo, mutaciones en el ADN celular y desarrollo de hepatocarcinoma. Sin embargo, en un estudio publicado recientemente que comparó de forma prospectiva la evolución de dos cohortes, una de pacientes con cirrosis hepática por VHC y otra de pacientes con cirrosis de etiología alcohólica; se observó que en la cohorte de 139 pacientes con cirrosis hepática por VHC ni la presencia de hierro en la biopsia hepática ni la presencia de las mutaciones C282Y o H63D del gen HFE se asociaron a un mayor riesgo de hepatocarcinoma. En cambio, en la cohorte de 162 pacientes con cirrosis alcohólica, la presencia de hierro hepático y la mutación C282Y sí se asociaron a un mayor riesgo de hepatocarcinoma.[20] Por tanto, la posible contribución de la sobrecarga férrica al proceso de hepatocarcinogénesis en los pacientes con cirrosis por VHC no está demostrada.

3.8   Coinfección por VHB

La coinfección por VHC y VHB se asocia a un mayor riesgo de hepatocarcinoma por un efecto aditivo. En estudios de cohortes que incluyeron pacientes con cirrosis hepática, se observó que aquéllos con coinfección tuvieron un riesgo de 2 a 6 veces mayor de desarrollar hepatocarcinoma que los monoinfectados.[2] Por otra parte, se ha descrito la presencia de infección oculta por VHB hasta en un 50 % de pacientes con infección por VHC que desarrollaron hepatocarcinoma.[21] La infección oculta por VHB se caracteriza por la detección de ADN-VHB en ausencia de HBsAg con o sin antiHBs o antiHBc. En un estudio reciente se detectó la presencia de ADN-VHB en tejido hepático en un 62 % de los pacientes antiVHC positivo con hepatocarcinoma frente a un 37 % en los pacientes antiVHC positivo sin hepatocarcinoma; asimismo, en los pacientes antiVHC negativo con hepatocarcinoma se detectó en un 68 % frente a un 18 % en aquellos antiVHC negativo sin hepatocarcinoma.[22] Los resultados sugieren que la infección oculta por VHB tendría un papel en el proceso de hepatocarcinogénesis y que sería independiente de la infección por VHC. Este hecho ha sido confirmado recientemente en un estudio prospectivo con 872 pacientes con hepatitis crónica o cirrosis por VHC en los que la presencia de antiHBc se asoció a una mayor incidencia de hepatocarcinoma.[23]

3.9 Coinfección por VIH

El hepatocarcinoma en pacientes con infección por VIH ocurre en la gran mayoría de casos en el contexto de una infección crónica por VHC o VHB. Su incidencia está aumentando en los últimos años, probablemente debido a que la terapia antirretroviral de gran actividad (TARGA) ha mejorado la supervivencia de los pacientes con VIH y ello ha permitido la aparición de las complicaciones de la cirrosis hepática a largo plazo. Los pacientes con coinfección por VHC y VIH parecen desarrollar hepatocarcinoma a una edad más joven y tras un período de tiempo menor que los sujetos con infección sólo por VHC.[24] El VIH modifica la historia natural de la infección por VHC, ya que aumenta el riesgo de cronificación después del episodio agudo de contagio y acelera la progresión de la hepatitis crónica C hacia cirrosis hepática. Sin embargo, no se ha demostrado claramente que la coinfección aumente el riesgo de hepatocarcinoma.[25]

3.10 Consumo de café

Diversos estudios epidemiológicos han apreciado una disminución del riesgo de cirrosis hepática y hepatocarcinoma asociada al consumo de café, y han sugerido que la ingesta de 2 a 4 tazas de café al día reduciría de un 25 a un 75 % el riesgo de desarrollar hepatocarcinoma respecto a los no consumidores.[1] En general, la mayoría de estos estudios han usado a la población general como grupo control, lo que parece poco adecuado dada su baja incidencia de hepatocarcinoma. Sin embargo, cuando se realiza un análisis estratificado de los resultados, la relación inversa entre el consumo de café y el desarrollo de hepatocarcinoma se observa tanto en los individuos que presentan enfermedad hepática como en los sujetos sin hepatopatía. El mecanismo por el cual el café produciría este efecto protector no se conoce, pero sabemos que contiene sustancias antioxidantes que, en estudios experimentales, han demostrado un efecto inhibidor de la hepatocarcinogénesis.[26,27]

4　Prevención del hepatocarcinoma

El objetivo de la prevención primaria es evitar o retrasar la aparición de hepatocarcinoma, y en la actualidad, existe una creciente evidencia de que el tratamiento antiviral de la infección por VHC puede conseguir este objetivo.

El interferón alfa (IFN) se empezó a utilizar en la década de los ochenta para el tratamiento de la hepatitis crónica no A-no B y fue aprobado después para el tratamiento de la hepatitis crónica C en 1991. Desde entonces, la eficacia de este tratamiento ha aumentado progresivamente, primero al extender la duración del mismo a 48 semanas, luego con la combinación del IFN con ribavirina y, finalmente, con la introducción del IFN pegilado. En general, con el tratamiento combinado de IFN pegilado y ribavirina durante 48 semanas se consigue una respuesta viral sostenida (RVS) de alrededor del 60 %, mientras que si consideramos sólo los pacientes con cirrosis hepática la RVS se sitúa alrededor del 45 %.

El tratamiento antiviral es capaz de mejorar o detener la progresión de la lesión histológica producida por la infección por VHC y, por tanto, cabría esperar una reducción en la incidencia de hepatocarcinoma en los pacientes tratados. Sin embargo, la mayoría de publicaciones sobre tratamiento antiviral han ido encaminadas a evaluar únicamente la RVS, por lo que sólo alcanzan un seguimiento de seis meses tras finalizar el tratamiento, tiempo insuficiente para analizar la incidencia de hepatocarcinoma. El conocimiento del efecto del tratamiento antiviral de la hepatitis C sobre la incidencia de hepatocarcinoma se deduce principalmente del análisis de estudios retrospectivos. Otro aspecto que hay que tener en cuenta es que la gran mayoría de estos estudios han evaluado la respuesta al tratamiento con IFN en monoterapia, cuya eficacia es muy inferior a la terapia combinada actual.

4.1　Prevención del hepatocarcinoma en la hepatitis crónica C sin cirrosis

Dado que la cirrosis hepática es el principal factor de riesgo para el desarrollo de hepatocarcinoma, el tratamiento antiviral debería indicarse idealmente antes de que ésta se desarrolle. Por otra parte, como se ha mencionado, la respuesta al tratamiento es peor en los pacientes que ya han desarrollado cirrosis hepática.

La erradicación del VHC en pacientes con hepatitis crónica se asocia a una mejoría persistente de la actividad necroinflamatoria y, en menor medida, de la fibrosis hepática, evitando la progresión a cirrosis. Sin embargo, en los pacientes con hepatitis crónica C no cirróticos la incidencia anual de hepatocarcinoma es muy baja, sobre todo en Europa, por lo que demostrar la prevención del mismo mediante el tratamiento con IFN requeriría un gran número de pacientes y un seguimiento muy prolongado. No obstante, en estudios retrospectivos publicados en Japón, donde la incidencia anual de hepatocarcinoma es mayor, sí se ha evaluado este punto. En uno de ellos se analizó la evolución de 2.890 pacientes con hepatitis crónica C de los que 490 no fueron tratados. Con un seguimiento medio de 4,3 años, la incidencia anual de hepatocarcinoma fue de un 1,1 % en los pacientes tratados frente a un 3,1 % en los no tratados. El máximo beneficio se observó en aquellos pacientes que obtuvieron una RVS o que tenían mayor fibrosis (F2-F3), mientras que no se demostró beneficio en los que padecían fibrosis leve (F0-F1) debido a la baja incidencia de hepatocarcinoma en este subgrupo.[9]

Okanoue *et al.*, en un análisis retrospectivo de 1.148 pacientes con hepatitis crónica C tratados con interferón alfa o beta y tras un seguimiento medio de 2,7 años, observaron una diferencia significativa en la incidencia de hepatocarcinoma entre los pacientes con RVS (1 %) y los no respondedores (7 %).[28] De forma similar, un tercer estudio japonés comparó la evolución de 419 pacientes con hepatitis crónica C tratados con interferón con 144 no tratados. Tras un seguimiento medio de 3,8 años, la incidencia de hepatocarcinoma fue significativamente mayor en el grupo no tratado (12,2 %) que en el tratado (6,6 %). El análisis por subgrupos mostró una incidencia de hepatocarcinoma del 0,9 % en pacientes con RVS, 6,1 % en recaedores y 12,8 % en no respondedores.[29] Estos resultados sugieren que el efecto beneficioso de la terapia antiviral en la prevención del hepatocarcinoma ocurre principalmente en los pacientes con RVS. Dado que las tasas de RVS al tratamiento han aumentado notablemente en los últimos años, es lógico pensar que el impacto en la prevención de las complicaciones de la cirrosis y en la aparición de hepatocarcinoma haya aumentado en igual medida.

4.2   Prevención del hepatocarcinoma en la cirrosis hepática por VHC

La mayoría de publicaciones acerca del papel del tratamiento antiviral en la prevención del hepatocarcinoma se han centrado en pacientes con cirrosis hepática. El primer estudio randomizado controlado en este sentido fue el publicado por Nishigushi *et al.* en 1995. En este estudio, 90 pacientes con cirrosis por VHC fueron randomizados en dos grupos: uno recibió de tres a seis meses de tratamiento con 6 MU de IFN linfoblastoide tres veces por semana y el otro grupo no fue tratado. Se obtuvo una respuesta viral sostenida en el 16 % de ellos. Tras un seguimiento medio de 4,4 años en el grupo tratado, dos pacientes (el 4 %) desarrollaron hepatocarcinoma frente a 17 (el 38 %) en el grupo control (p = 0,002).[30] Con posterioridad, se publicó una actualización de los resultados tras un seguimiento medio de 8,2 años; en el grupo tratado desarrollaron hepatocarcinoma 12 pacientes (el 27 %) frente a 33 pacientes (el 73 %) en el grupo no tratado (p < 0,001).[31] Los resultados de este ensayo fueron controvertidos, principalmente debido a la alta incidencia de HCC en el grupo control, muy superior a la que se ha observado en cohortes de pacientes no tratados en Europa y EE.UU. Así, los escasos estudios prospectivos realizados en Europa no lograron demostrar una disminución de la incidencia de hepatocarcinoma con el tratamiento antiviral, probablemente por el reducido número de pacientes incluidos, la menor incidencia de hepatocarcinoma en Europa y la pobre eficacia del IFN en monoterapia.[32]

Se han publicado numerosos estudios retrospectivos no controlados que comparan la incidencia de hepatocarcinoma en pacientes tratados y no tratados con IFN, así como revisiones y metaanálisis que analizan los resultados.[32-34] Las limitaciones de los estudios retrospectivos son bien conocidas, pues al no existir randomización de los pacientes, la comparación de los grupos tratado y no tratado puede ser cuestionable e influenciada por factores distintos del propio tratamiento. Así, los pacientes no tratados podrían haber sido excluidos del tratamiento, entre otros motivos, por tener una edad más avanzada o por contraindicaciones asociadas al grado evolutivo de su hepatopatía crónica, por ejemplo plaquetopenia, anemia, etc. Probablemente, estos pacientes «más enfermos» son los que tienen mayor riesgo de desarrollar complicaciones de la cirrosis y hepatocarcinoma, por lo que para evitar este sesgo es fundamental que los grupos tratado y no tratado estén bien pareados para los distintos factores relevantes.

El metaanálisis de Cammà *et al.* incluyó la evaluación de 3.109 pacientes procedentes de tres estudios randomizados controlados y 11 retrospectivos. En conjunto, se observó un efecto beneficioso del tratamiento con IFN en la prevención del desarrollo de hepatocarcinoma con significación estadística, especialmente en los pacientes con RVS. Sin embargo, dada la notable heterogeneidad entre las distintas publicaciones analizadas, el resultado fue inconsistente.[34] En otro metaanálisis que evaluó cinco estudios prospectivos y seis retrospectivos con un total de 2.178 pacientes, el desarrollo de hepatocarcinoma fue más frecuente en los pacientes no tratados (21,5 %) que en los tratados con IFN (8,2 %). Asimismo, la incidencia de hepatocarcinoma fue menor en los pacientes que obtuvieron RVS (0,9 %) respecto a aquellos que no la obtuvieron (9 %) y menor en estos últimos respecto a los no tratados. El beneficio del tratamiento con IFN se observó independientemente del tipo de estudio analizado (prospectivo o retrospectivo), la duración del seguimiento o el origen del estudio (europeo o asiático).[33]

La valoración que podemos realizar de estos resultados es que el riesgo de desarrollar hepatocarcinoma en pacientes con cirrosis por VHC se reduce significativamente en aquellos pacientes que obtienen una RVS, mientras que en ausencia de ésta el beneficio no está claramente demostrado. Recientes publicaciones procedentes de Europa y de Asia refuerzan la importancia de la RVS al tratamiento antiviral en la prevención del hepatocarcinoma. Bruno *et al.* evaluaron a 920 pacientes con cirrosis por VHC tratados con IFN. Se obtuvo una RVS en el 13,5 % de ellos y tras un seguimiento medio de 96,1 meses, la incidencia anual de hepatocarcinoma fue del 0,66 % en aquéllos con RVS frente al 2,1 % en los no respondedores (p < 0,001). La ausencia de RVS fue un factor de riesgo independiente para la aparición de hepatocarcinoma.[35] Conclusiones similares se extraen de un estudio multicéntrico japonés en el que se analizó la evolución de 345 pacientes tratados con IFN frente a 74 pacientes que cumplían criterios de tratamiento pero rechazaron someterse al mismo. Tras un seguimiento medio de 6,8 años, la incidencia de hepatocarcinoma fue menor en el grupo con RVS (17,2 %) que en el grupo no respondedor (35,3 %) y en cambio no hubo diferencias entre los no respondedores y los no tratados.[36]

La mayoría de publicaciones que han evaluado la influencia del tratamiento antiviral en la prevención del hepatocarcinoma fueron realizadas con IFN en monoterapia, el cual logra una muy baja tasa de RVS (5-15 %). La terapia combinada con IFN y ribavirina consigue una mayor tasa de RVS en pacientes con cirrosis hepática compensada, por lo que el impacto en la prevención del desarrollo de hepatocarcinoma debería ser mayor. Sin embargo, disponemos de pocas publicaciones que hayan evaluado este aspecto. Asimismo, por motivos éticos, los estudios planificados con terapia combinada no incluyen un grupo de no tratamiento, de modo que la relevancia que pueda tener el tratamiento combinado en la incidencia de hepatocarcinoma nunca se derivará de los resultados de un estudio randomizado controlado. A pesar de ello, los estudios retrospectivos publicados recientemente ponen de manifiesto un claro efecto preventivo del tratamiento combinado en los pacientes con RVS.

Yu *et al.* compararon la evolución de 1.057 pacientes con hepatitis crónica C tratados con IFN (en 760 asociado a ribavirina) frente a 562 no tratados. El seguimiento medio fue de cinco años y la incidencia de hepatocarcinoma fue del 12,2 % en el grupo tratado frente al 35,2 % en el grupo no tratado (p = 0,0013). La incidencia de hepatocarcinoma fue inferior en los pacientes con RVS (a ambos, IFN en monoterapia o IFN + ribavirina) que en los no tratados. En cambio, la incidencia en los no respondedores fue similar a la del grupo no tratado.[37]

Asimismo, Hung *et al.* evaluaron 132 pacientes con cirrosis por VHC tratados con IFN alfa + ribavirina durante 24-48 semanas. La RVS fue del 55 % y tras un seguimiento medio de 37 meses desarrollaron hepatocarcinoma 11 pacientes sin RVS frente a cinco con RVS (p = 0,017). El análisis multivariado seleccionó la ausencia de RVS, el sexo masculino y la edad avanzada como factores de riesgo con poder predictivo independiente.[38]

Del mismo modo, en un estudio retrospectivo europeo que incluía 113 pacientes con cirrosis tratados en su mayoría (el 69 %) con terapia combinada, se obtuvo una RVS del 33 % (con retratamiento en un 48 %). Tras un seguimiento medio de 7,7 años, la incidencia de hepatocarcinoma fue del 8,1 % en aquéllos con RVS frente al 31,6 % en los no respondedores (p = 0,01). La mortalidad fue significativamente superior en los pacientes no respondedores y sobre todo en relación con el desarrollo de hepatocarcinoma.[39]

Hay que reseñar que aunque es evidente que la RVS disminuye de forma notable el riesgo de desarrollar hepatocarcinoma en los pacientes con cirrosis hepática, no lo elimina totalmente. Si bien la supresión viral mantenida reduce la actividad necroinflamatoria, la cirrosis subyacente *per se* continúa siendo un factor de riesgo para desarrollar hepatocarcinoma y estos pacientes deben continuar el programa de vigilancia. Makiyama *et al.* han observado la aparición de hepatocarcinoma en un 2,3 % de 1.197 pacientes con RVS tras el tratamiento con IFN, siendo el sexo masculino, la mayor edad y el estadío histológico más avanzado antes del tratamiento los factores que se asociaron de forma independiente a este hecho.[40]

4.3 Tratamiento antiviral de mantenimiento en la prevención del hepatocarcinoma

Los pacientes con cirrosis hepática o fibrosis avanzada presentan un mayor riesgo de desarrollar hepatocarcinoma. Este riesgo, como se ha señalado antes, disminuye de forma significativa en aquellos pacientes que consiguen una RVS tras el tratamiento, mientras que el beneficio es nulo o marginal en los no respondedores. Dado que el IFN, además de su acción antiviral, posee también actividad antiproliferativa, se ha planteado su utilización como tratamiento de mantenimiento en los pacientes no respondedores a la terapia convencional con el ánimo de evitar la progresión de la fibrosis, la aparición de cirrosis hepática descompensada y el hepatocarcinoma. Sin embargo, recientemente se han conocido los resultados de dos estudios prospectivos randomizados y controlados que no han demostrado que este efecto sea beneficioso.[41,42] En el estudio HALT-C se randomizaron 1.050 no respondedores a IFN pegilado + ribavirina con fibrosis avanzada o cirrosis a recibir tratamiento de mantenimiento con dosis bajas de IFN pegilado alfa 2a (90 µg/semana) frente a la opción de no recibir ningún tratamiento. No hubo diferencias en la incidencia acumulada de hepatocarcinoma a los cinco años entre los dos grupos; ésta fue del 5,7 % en los tratados y del 5,1 % en los no tratados.[41] En el segundo estudio, denominado COPILOT, 555 pacientes no respondedores a terapia de combinación fueron randomizados a recibir colchicina (0,6 mg dos veces al día) frente al tratamiento de mantenimiento con dosis bajas de IFN pegilado alfa 2b (0,5 µg/kg semanal). Tras un seguimiento de cuatro años no se observó un descenso en la incidencia de hepatocarcinoma en el grupo tratado con IFN pegilado.[42]

Por tanto, en el momento actual no disponemos de un tratamiento alternativo para prevenir la progresión de la enfermedad hepática y la aparición de hepatocarcinoma en aquellos pacientes que no han respondido al tratamiento convencional. Es posible que las nuevas moléculas actualmente en desarrollo, como los inhibidores de la proteasa o de la polimerasa, puedan desempeñar un papel importante en la prevención primaria del hepatocarcinoma en el futuro.

BIBLIOGRAFÍA

1. El-Serag H, Rudolph KL. Hepatocellular carcinoma: epidemiology and molecular carcinogenesis. Gastroenterology 2007; 132: 2557-576.

2. Fattovich G, Stroffolini T, Zagni I *et al.* Hepatocellular carcinoma in cirrhosis: incidence and risk factors. Gastroenterology 2004; 127: S35-S50.

3. Farazi PA, DePinho RA. Hepatocellular carcinoma pathogenesis: from genes to environment. Nat Rev Cancer 2006; 9: 674-87.

4. Tan A, Yeh A, Liu CJ *et al.* Viral hepatocarcinogenesis: from infection to cancer. Liver Int 2008; 2: 175-88.

5. Anzola M. Hepatocellular carcinoma: role of hepatitis B and C viruses proteins in hepatocarcinogenesis. J Viral Hep 2004; 11: 383-93.

6. Tai DI, Tsai SL, Chen YM *et al.* Activation of nuclear factor kappa B in hepatitis C virus infection: implications for pathogenesis and hepatocarcinogenesis. Hepatology 2000; 31: 656-64.

7. Kamegaya Y, Hiasa Y, Zukerberg L *et al.* Hepatitis C virus acts as a tumor accelerator by blocking apoptosis in a mouse model of hepatocarcinogenesis. Hepatology 2005; 41: 660-67.

8. Aizawa Y, Shibamoto Y, Takagi I *et al.* Analysis of factors affecting the appearance of hepatocellular carcinoma in patients with chronic hepatitis C. Cancer 2000; 89: 53-59.

9. Yoshida H, Shiratori Y, Moriyama M *et al.* Interferon therapy reduces the risk for hepatocellular carcinoma: national surveillance program of cirrhotic and non cirrhotic patients with chronic hepatitis C in Japan. Ann Intern Med 1999; 131: 174-81.

10. Bruno S, Crosignani A, Maisonneuve P *et al.* Hepatitis C virus genotype 1b as a major risk factor associated with hepatocellular carcinoma in patients with cirrhosis: a seventeen-year prospective cohort study. Hepatology 2007; 46: 1350-356.

11. Hamada H, Yatsuhashi H, Yano K *et al.* Impact of aging on the development of hepatocellular carcinoma in patients with posttransfusion chronic hepatitis C. Cancer 2002; 95: 331-39.

12. Marrero JA, Fontana RJ, Fu S *et al.* Alcohol, tobacco and obesity are synergistic risk factors for hepatocellular carcinoma. J Hepatol 2005; 42: 218-24.

13. Mehta SH, Brancati FL, Sulkowski MS *et al.* Prevalence of type 2 diabetes among persons with hepatitis C virus infection in the United States. Ann Intern Med 2000; 133: 592-99.

14. Veldt BJ, Chen W, Heathcote EJ *et al.* Increased risk of hepatocellular carcinoma among patients with hepatitis C cirrhosis and diabetes mellitus. Hepatology 2008; 47: 1856-862.

15. Bugianesi E, Leone N, Vanni E *et al.* Expanding the natural history of nonalcoholic steatohepatitis: from cryptogenic cirrhosis to hepatocellular carcinoma. Gastroenterology 2002; 123: 134-40.

16. Ohata K, Hamasaki K, Toriyama K *et al.* Hepatic steatosis a risk factor for hepatocellular carcinoma in patients with chronic hepatitis C virus infection. Cancer 2003; 97: 3036-043.

17. Pekow JR, Bhan Ak, Zheng H *et al.* Hepatic steatosis is associated with increased frequency of hepatocellular carcinoma in patients with hepatitis C-related cirrhosis. Cancer 2007; 109: 2490-496.

18. Ohki T, Tateishi R, Sato T *et al.* Obesity is an independent risk factor for hepatocellular carcinoma development in chronic hepatitis C. Clin Gastroenterol Hepatol 2008; 4: 459-64.

19. Chapoutot C, Esslimani M, Joomaye Z *et al.* Liver iron excess in patients with hepatocellular carcinoma developed on viral C cirrhosis. Gut 2000; 46: 711-14.

20. Nahon P, Sutton A, Rufat P *et al.* Liver iron, HFE gene mutations, and hepatocellular carcinoma occurrence in patients with cirrhosis. Gastroenterology 2008; 134: 102-10.

21. Toberson M, Thomas DL. Occult hepatitis B. Lancet Infect Dis 2002; 2: 479-86.

22. Pollicino T, Squadrito G, Cerenzia G *et al.* Hepatitis B virus (HBV) maintains its pro-oncogenic properties in case of occult HBV infection. Gastroenterology 2004; 126: 102-10.

23. Ikeda K, Marusawa H, Osaki Y *et al.* Antibody to hepatitis B core antigen and risk for hepatitis C-related hepatocellular carcinoma: a prospective study. Ann Intern Med 2007; 146: 649-56.

24. García-Samaniego J, Rodríguez M, Berenguer J *et al.* Hepatocellular carcinoma in HIV-infected patients with chronic hepatitis C. Am J Gastroenterol 2001; 96: 179-83.

25. Macdonald DC, Nelson M, Bower M *et al.* Hepatocellular carcinoma, human immunodeficiency virus and viral hepatitis in the HAART era. World J Gastroenterol 2008; 14: 1657-663.

26. Larsson SC, Wolk A. Coffee consumption and risk of liver cancer: a meta-analysis. Gastroenterology 2007; 132: 1740-745.

27. Bravi F, Bosetti C, Tavani A *et al.* Coffee drinking and hepatocellular carcinoma risk: a meta-analysis. Hepatology 2007; 46: 430-35.

28. Okanoue T, Itoh Y, Minami M *et al.* Interferon therapy lowers the rate of progression to hepatoce-

llular carcinoma in chronic hepatitis C but not significantly in an advanced stage: a retrospective study in 1148 patients. J Hepatol 1999; 30: 653-59.

29. Imai Y, Kawata S, Tamura S *et al.* Relation of interferon therapy and hepatocellular carcinoma in patients with chronic hepatitis C. Ann Intern Med 1998; 129: 94-99.

30. Nishiguchi S, Kuroki T, Nakatani T *et al.* Randomised trial of effects of interferon-α on incidence of hepatocellular carcinoma in chronic active hepatitis C with cirrhosis. Lancet 1995; 346: 1051-055.

31. Nishiguchi S, Shiomi S, Nakatani *et al.* Prevention of hepatocellular carcinoma in patients with chronic active hepatitis C and cirrhosis. Lancet 2001; 357: 196-97.

32. Heathcote EJ. Prevention of hepatitis C virus-related hepatocellular carcinoma. Gastroenterology 2004; 127: S294-S302.

33. Papatheodoridis GV, Papadimitropoulos VC, Hadziyannis SJ *et al.* Effect of interferon therapy on the development of hepatocellular carcinoma in patients with hepatitis C virus-related cirrhosis: a meta-analysis. Aliment Pharmacol Ther 2001; 15: 689-98.

34. Camma C, Giunta M, Andreone P *et al.* Interferon and prevention of hepatocellular carcinoma in viral cirrhosis: an evidence-based approach. J Hepatol 2001; 34: 593-602.

35. Bruno S, Stroffolini T, Colombo M *et al.* Sustained virological response to interferon-α is associated with improved outcome in HCV-related cirrhosis: a retrospective study. Hepatology 2007; 45: 579-87.

36. Shiratori Y, Ito Y, Yokosuka O *et al.* Antiviral therapy for cirrhotic hepatitis C: association with reduced hepatocellular carcinoma development and improved survival. Ann Intern Med 2005; 142: 105-14.

37. Yu ML, Lin SM, Chuang WL *et al.* A sustained virological response to interferon or interferon/ribavirin reduces hepatocellular carcinoma and improves survival in chronic hepatitis C: a nationwide, multicentre study in Taiwan. Antiviral Ther 2006; 11: 985-94.

38. Hung CH, Lee CM, Lu SN *et al.* Long-term effect of interferon alpha 2b plus ribavirin therapy on incidence of hepatocellular carcinoma in patients with hepatitis C virus-related cirrhosis. J Viral Hep 2006; 13: 409-14.

39. El Braks R, Ganne-Carrié N, Fontaine H *et al.* Effect of sustained response on long-term clinical outcome in 113 patients with compensated hepatitis C-related cirrhosis treated by interferon alpha and ribavirin. World J Gastroenterol 2007; 13: 5648-653.

40. Makiyama A, Itoh Y, Kasahara A *et al.* Characteristics of patients with chronic hepatitis C who develop hepatocellular carcinoma after a sustained response to interferon therapy. Cancer 2004; 101: 1616-622.

41. Lok AS, Seef LB, Morgan TR *et al.* Incidence rates and risk factors associated with hepatocellular carcinoma (HCC) in patients with advanced liver disease due to hepatitis C: results of the HALT-C trial. J Hepatol 2008; 48 (suppl 2): S45.

42. Afdhal NH, Levine R, Brown R *et al.* Colchicine versus peginterferon alpha 2b long term therapy: results of the 4 year COPILOT trial. J Hepatol 2008; 48 (suppl 2): S4.

Capítulo 13
Coinfección VHC/VIH

E. Vispo,[1] L. Martín-Carbonero,[1] J. García-Samaniego[2]

[1] Servicio de Enfermedades Infecciosas
[2] Unidad de Hepatología
Hospital Carlos III. CIBEREHD
Madrid

Dirección para correspondencia
Hospital Carlos III. CIBEREHD
Dr. J. García-Samaniego
javiersamaniego@telefonica.net

1 Introducción

La infección por el virus de la hepatitis C (VHC) en pacientes positivos para el virus de la inmunodeficiencia humana (VIH) ha adquirido especial importancia en los últimos diez años, especialmente a partir de la generalización de la terapia antirretroviral de gran actividad (TARGA). El aumento de la expectativa de vida de estos pacientes ha tenido como consecuencia la irrupción de enfermedades como la hepatitis crónica y sus complicaciones a largo plazo como la cirrosis y la enfermedad hepática terminal (EHT). La trascendencia clínica de la coinfección VHC/VIH viene dada por la progresión más rápida del daño hepático que tiene lugar en los pacientes VIH+,[1,2] el riesgo más elevado de hepatotoxicidad secundaria al tratamiento antirretroviral[3] y el gran número de pacientes coinfectados. Aproximadamente, 9 de los 36 millones de pacientes infectados por VIH en el mundo lo están también por VHC.[4] Todo ello hace que la infección por VHC en pacientes VIH positivos sea una de las principales causas de morbimortalidad sobre todo en los países desarrollados, donde existe un amplio uso de la TARGA.[5,6]

2 Epidemiología

El VHC y el VIH comparten similares vías de transmisión, lo que determina que la coinfección por ambos agentes sea relativamente frecuente, sobre todo en los grupos de riesgo expuestos a contaminación parenteral como los adictos a drogas por vía parenteral (ADVP) y los hemofílicos.[7] Por otro lado, mientras que el VIH se transmite con frecuencia por vía sexual y vertical, la transmisión del VHC por estas vías es bastante rara.[8,9] Estos factores son los determinantes de las diferentes tasas de coinfección de acuerdo con el área geográfica y el grupo de riesgo estudiados. En Europa del Este y en el sudeste de China, donde los ADVP constituyen el principal grupo de riesgo para la adquisición del VIH, la frecuencia de coinfección por VHC/VIH alcanza el 80 %. Sin embargo, en África e India, donde la principal vía de transmisión del VIH es el contacto heterosexual, la prevalencia de la coinfección VHC/VIH es menor del 5 %.[8] Finalmente, en las regiones donde el VIH se contagia esencialmente por contacto homosexual, como es el caso de Norteamérica y Europa Central y del Norte, las tasas de coinfección son intermedias (10 %).

Los datos más consistentes sobre la prevalencia de la coinfección VIH/VHC en el continente europeo provienen de un reciente estudio de Eurosida. La distribución de los diferentes genotipos del VHC varía también de acuerdo con la región geográfica y el grupo de riesgo. Mientras que el genotipo 1 predomina en todas las regiones (prevalencia global del 40-60 %), las tasas de genotipo 3 (global 20-40 %) son más elevadas en Europa del Este, y el genotipo 2 (global 1-5 %) predomina sobre todo en Europa Central y del Norte. El genotipo 4, particularmente frecuente en el norte de África, puede representar hasta el 20 % de las infecciones por VHC en los países del sur de Europa (véase la figura 1).[10]

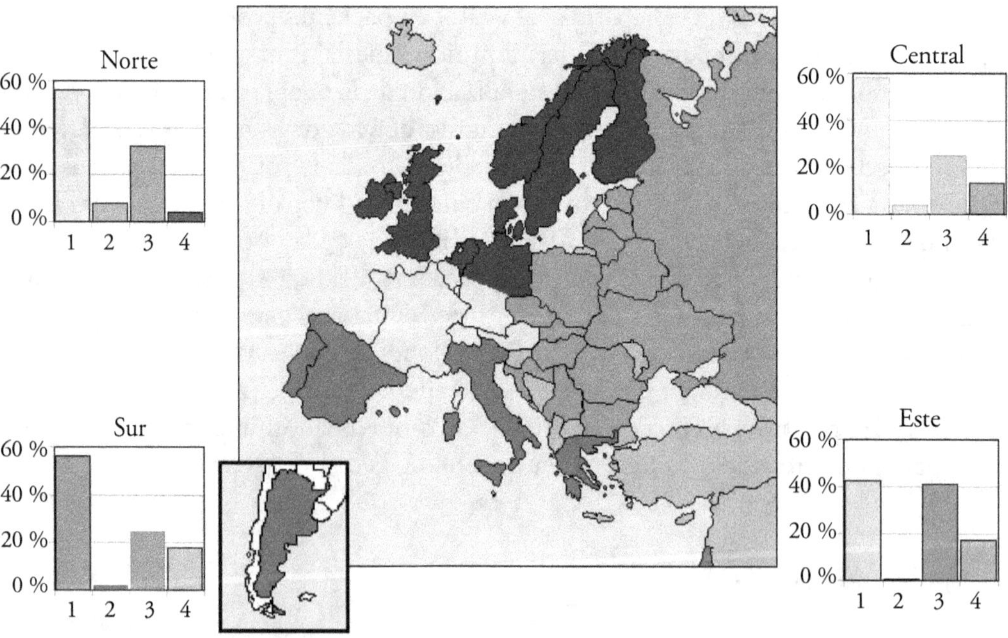

Figura 1. Distribución de los genotipos del VHC en la cohorte de un estudio de Eurosida.

Si bien el VHC no se transmite eficazmente por vía vertical (menos del 5 % en pacientes con ARN-VHC positivo), la coinfección con el VIH aumenta las tasas de transmisión por esta vía (8-20 %). Sin embargo, las pacientes en tratamiento antirretroviral no evidencian un aumento de la tasa de transmisión perinatal. Se ha sugerido que la realización de cesárea podría reducir discretamente la transmisión vertical del VHC.[11]

3 Etiopatogenia de la coinfección VHC/VIH

La infección por VIH empeora la evolución de la infección por VHC.[1,2] Los pacientes VIH positivos progresan más rápidamente a cirrosis y EHT y presentan un riesgo aumentado de desarrollar complicaciones como el hepatocarcinoma.[12] La influencia del VIH en la historia natural del VHC se evidencia en varios aspectos.

1. La resolución espontánea de la infección por VHC es menos frecuente en los sujetos VIH positivos en comparación con los monoinfectados por VHC. Ello puede ser secundario, por un lado, a una respuesta inmune alterada y, por otro, a la exposición repetida al VHC, especialmente frecuente en los ADVP, que aumenta las posibilidades de evolución a la cronicidad después de exposiciones repetidas al virus.[13]

2. Los pacientes VIH positivos presentan niveles más elevados de ARN-VHC y ello incrementa el riesgo de transmisión del virus y condiciona menores tasas de respuesta al tratamiento. Estos hallazgos podrían explicarse por una alteración en la respuesta inmune específica frente al VHC. La respuesta de los linfocitos T CD4+ específicos antiVHC está reducida en los pacientes coinfectados VIH/VHC, medida tanto a través de proliferación celular como de producción de citocinas.[14,15] Sin embargo, no está claro por qué la respuesta específica frente al VHC se altera tempranamente mientras que la respuesta inmune frente a otros virus sólo se ve afectada en estadíos tardíos de la infección por VIH. Existe también una reducción en la respuesta específica CD8-interferón gamma contra el VHC en los pacientes coinfectados que se correlaciona directamente con el recuento total de CD4.[15,16]

3. El VIH acelera el daño histológico producido por el VHC en el hígado y conduce al desarrollo de estadíos más avanzados de fibrosis hepática en períodos más cortos de tiempo. Una posible hipótesis de este efecto se explicaría por una reducción en la secreción de citocinas antiinflamatorias y antifibróticas por los linfocitos T CD4 intrahepáticos asociado a una mayor carga viral del VHC.

4   Influencia del VIH en la historia natural de la infección por VHC

4.1   Hepatitis C aguda

El VHC se transmite infrecuentemente por vía sexual en comparación con el VIH o el virus de la hepatitis B (VHB). Estudios recientes han demostrado una tasa de transmisión baja entre parejas monógamas.[17] Sin embargo, desde el año 2000 se ha evidenciado un aumento en el diagnóstico de hepatitis C aguda entre varones homosexuales VIH positivos en Europa, Estados Unidos y Australia.[18] El aspecto más interesante de este hallazgo fue la ausencia de factores de riesgo relacionados con una exposición parenteral y la presencia de prácticas sexuales de riesgo: múltiples parejas, infecciones de transmisión sexual (ITS) y relaciones sexuales traumáticas acompañadas de sangrado durante el acto sexual. Uno de los estudios más recientes realizado en Gran Bretaña por Danta *et al.* incluyó 111 pacientes homosexuales VIH positivos con hepatitis C aguda diagnosticada entre 1999 y 2005. Los factores directamente relacionados con un mayor riesgo de adquirir la infección por VHC fueron el número de parejas sexuales, las prácticas sexuales de alto riesgo, el sexo en grupo y la actividad sexual bajo la influencia de drogas. Matthews *et al.*, en un estudio prospectivo que analizó 120 pacientes con hepatitis C aguda en Australia, demostraron una mayor incidencia de transmisión por vía sexual en homosexuales VIH positivos en comparación con los VIH negativos.[19] Tras analizar todos estos datos, podemos concluir que la vía sexual se ha transformado en una vía de transmisión efectiva del VHC en individuos homosexuales VIH positivos. Este hallazgo podría explicarse por una mayor carga viral del VHC en el semen de estos pacientes,[20] que asociado a prácticas sexuales traumáticas sin protección y la presencia de ITS facilitarían la transmisión del virus.

Los factores asociados con la eliminación espontánea del VHC después de la infección aguda en pacientes VIH positivos son los mismos que para los VIH negativos: edad joven, sexo femenino, genotipo 3, baja carga viral, raza blanca, infección aguda sintomática y rápido descenso de la carga viral en las primeras cuatro semanas de infección.[21] La respuesta inmune de tipo celular desempeña un papel importante en la evolución de la hepatitis C aguda. Una respuesta vigorosa de células T CD4+ y CD8+ se asocia con la eliminación del VHC. Como se ha mencionado anteriormente, la alteración inmune secundaria a la infección por VIH (pérdida de la respuesta CD4+ y CD8+) reduce las posibilidades de aclaramiento espontáneo del VHC y conduce a una infección crónica en el 80 % de los casos. A su vez, los sujetos VIH positivos responden en menor porcentaje al tratamiento de la hepatitis C, entre otras razones por una menor actividad inmune del interferón mediada por citocinas. Por todos estos factores, las intervenciones terapéuticas tempranas son aún más importantes en los pacientes coinfectados.

4.2 Hepatitis C crónica

La infección por VIH no sólo aumenta las tasas de evolución a la cronicidad de la infección por VHC sino que también incrementa la progresión de la fibrosis hepática en comparación con los controles VIH negativos.[22] Esto ocurre incluso antes del descenso de las cifras de linfocitos CD4 y descontando el efecto de otras variables como la edad, el sexo, el consumo de alcohol, etc. La disminución de la respuesta inmune antiviral de tipo CD4 en pacientes VIH positivos no se ha relacionado directamente con el recuento de CD4 y podría ocurrir más tempranamente. En la actualidad, no está claro por qué la respuesta inmune específica antiVHC es tan sensible al efecto del VIH, mientras que la inmunidad frente a otros agentes infecciosos sólo se altera en etapas tardías de la infección. La infección por VIH se ha asociado con una producción aumentada de citocinas proinflamatorias y profibrogénicas. Este incremento produciría mayor daño hepático y también una mayor activación de las células relacionadas con la fibrogénesis como las células estrelladas y las células de Kupffer. Otros factores igualmente relacionados con una mayor progresión de la fibrosis hepática en la infección por VIH son la edad en el momento de la infección, el sexo, la raza, el consumo de alcohol, la hepatotoxicidad por fármacos, el síndrome metabólico asociado al VIH (diabetes, obesidad, dislipemia, esteatosis) y la actividad necroinflamatoria hepática.[23]

4.3 El «doble efecto» de la TARGA

Después de la introducción de la TARGA, la enfermedad hepática por VHC ha emergido como una importante causa de mortalidad y morbilidad en los sujetos VIH positivos. Si bien ello podría ser únicamente consecuencia de la capacidad de «desenmascarar» la presencia de una hepatopatía subyacente por una supervivencia más prolongada, otros factores como la posibilidad de un daño hepático irreversible y la hepatotoxicidad inducida por el tratamiento antirretroviral son igualmente importantes. El efecto de la TARGA sobre la fibrosis hepática es en la actualidad controvertido. Es difícil realizar estudios que permitan valorar la influencia del tratamiento antirretroviral sobre la progresión de la fibrosis hepática. En primer lugar, la evaluación de las tasas de progresión de la fibrosis en pacientes coinfectados VHC/VIH es difícil porque depende del momento de adquisición del VHC y el comienzo de la TARGA. En segundo lugar, los individuos VHC/VIH positivos representan un grupo muy heterogéneo en lo que se refiere a edad, consumo de alcohol, raza, recuento de CD4 y carga viral del VIH, todos ellos factores que pueden influir en la gravedad de la fibrosis hepática.

Uno de los principales efectos protectores de la TARGA sería la restauración de la inmunidad secundaria a la caída de la carga viral del VIH. Algunos estudios han propuesto que la mejoría del daño hepático estaría relacionada con el recuento de CD4.[24] Sin embargo, se desconoce en qué medida el tratamiento de la infección por VIH mejoraría la respuesta inmune de células T específica del VHC a largo plazo. El efecto de la TARGA sobre la carga viral del VHC es controvertido. Aparentemente, no hay una relación directa entre la reducción de la carga viral del VIH y la del VHC. Por lo tanto, si la mejoría del daño hepático no se relaciona con una mayor respuesta antiviral, la hipótesis más probable sería una reparación de la disfunción inmune producida por la replicación del VIH. Otro efecto protector de la TARGA estaría relacionado con el grupo específico de antirretrovirales utilizado. En algunos estudios, el uso de inhibidores de la proteasa (IP) se ha relacionado con una menor progresión de la fibrosis hepática.[25] Otros estudios, por el contrario, han demostrado una reducción de la fibrosis en los pacientes tratados con inhibidores de la transcriptasa inversa no análogos de nucleósido (ITINAN).[26]

Los efectos negativos de la TARGA se relacionan fundamentalmente con el riesgo de desarrollo de hepatotoxicidad y de trastornos metabólicos. Los principales factores de riesgo relacionados con la aparición de toxicidad hepática son la infección concomitante por VHB, el consumo de alcohol, el uso de cocaína o éxtasis, la edad avanzada, el sexo femenino, la ganancia significativa de CD4 y los estadíos avanzados de fibrosis hepática. Existen cuatro mecanismos descritos de toxicidad hepática.

1. Daño metabólico mediado por el huésped (ITINAN e IP).
2. Toxicidad mitocondrial (ITINAN).
3. Fenómenos de reconstitución inmune (sobre todo en pacientes con hepatitis B).
4. Reacciones de hipersensibilidad (nevirapina, efavirenz, abacavir).

La esteatosis y la esteatohepatitis no alcohólica también forman parte de las lesiones relacionadas con la toxicidad hepática inducida por fármacos e incluyen un complejo grupo de trastornos metabólicos que se presentan en individuos VIH positivos: dislipemia, resistencia a la insulina, diabetes mellitus y alteraciones en la distribución de la grasa corporal. En este sentido, es bien conocido que los pacientes portadores del genotipo 3 del VHC, asociado con la aparición de esteatosis, presentan mayor riesgo de desarrollo de hepatotoxicidad inducida por antirretrovirales.

Probablemente, la TARGA contribuye a mejorar inicialmente la lesión hepática, y después, el daño por toxicidad hepática directa o como consecuencia del síndrome metabólico podría terminar condicionando la progresión de la fibrosis hepática, el denominado «doble efecto» de la TARGA (véase la figura 2).

5 Tratamiento de la hepatitis C en pacientes VIH positivos

El objetivo primario del tratamiento de la hepatitis crónica C es la erradicación del virus, o lo que es lo mismo, la obtención de una respuesta virológica sostenida (RVS), que se define como la ausencia de detección de ARN-VHC 24 semanas después de haber finalizado el tratamiento antiviral. La consecución de RVS modifica favorablemente la his-

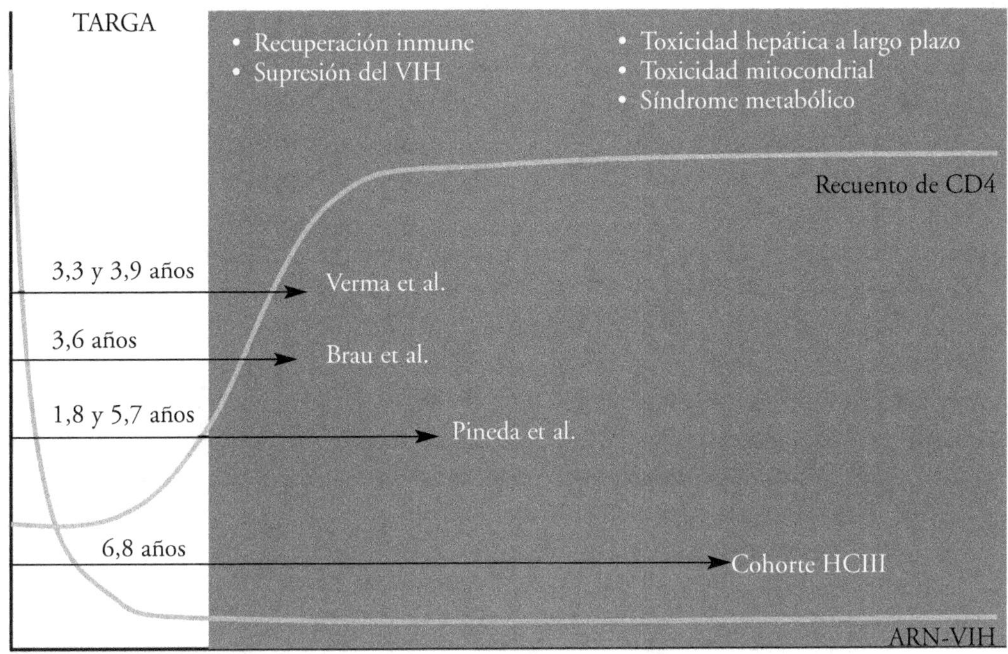

Figura 2. Efecto de la TARGA sobre la fibrosis hepática a lo largo del tiempo en pacientes coinfectados por VHC/VIH.

toria natural de la enfermedad, proporciona mejoría histológica y disminuye de forma significativa el riesgo de desarrollar cirrosis y hepatocarcinoma, además de disminuir el riesgo de toxicidad hepática del tratamiento antirretroviral.

5.1 Selección de candidatos para iniciar tratamiento

Se debe proporcionar tratamiento a los pacientes con hepatitis crónica C en los que el beneficio de una eventual erradicación del VHC sobrepase los posibles efectos adversos de la medicación. Como primera premisa, es de fundamental importancia contar con una buena disposición del paciente para recibir la medicación anti VHC. En los individuos VIH positivos es preciso considerar el nivel de inmunodeficiencia y el régimen antirretroviral que reciben.

5.1.1 Factores dependientes del paciente

Demográficos: la edad superior a 40 años, el sexo masculino, la raza negra, la obesidad y el abuso de alcohol se asocian con una menor tasa de RVS, tanto en pacientes monoinfectados como en coinfectados por VIH.[4,27] En los últimos años, se ha prestado especial atención a la influencia negativa que ejerce la resistencia a la insulina[28] como parte del síndrome metabólico sobre la respuesta a la terapia frente al VHC. Además, la propia infección por VIH y la administración de determinados fármacos antirretrovirales (sobre todo algunos inhibidores de la proteasa y análogos de nucleósidos) incrementan el riesgo de resistencia a la insulina, de ahí la relevancia de prevenir, diagnosticar y, eventualmente, tratar este trastorno para mejorar las tasas de respuesta al tratamiento de la hepatitis C.

Histológicos: la gravedad de la fibrosis hepática es uno de los parámetros más importantes de progresión de la enfermedad hepática por VHC. En general, grados leves de fibrosis hepática se asocian con mayores tasas de RVS, pero existe mayor urgencia por erradicar la infección por VHC en pacientes con fibrosis avanzada antes de que se produzca una hepatopatía descompensada, porque el tratamiento con interferón pegilado (PegIFN) y ribavirina (RBV) está contraindicado en pacientes con cirrosis de clase funcional B o C de Child-Pugh, fundamentalmente porque hay un mayor riesgo de descompensación y de que aparezcan efectos adversos graves. De ahí la importancia de considerar el estadío de fibrosis antes de iniciar el tratamiento de la hepatitis C.

La biopsia hepática ha sido durante muchos años el único método para determinar el estadío de fibrosis.[29] Sin embargo, la mayor eficacia del tratamiento con PegIFN y RBV, la rápida progresión de la enfermedad hepática si coexiste infección por VIH y la posibilidad de estimar precozmente qué pacientes no van a responder a la terapia, nos permite iniciar el tratamiento en la mayoría de los pacientes sin necesidad de realizar una biopsia. Por otro lado, en los últimos años se ha desarrollado una gran variedad de técnicas incruentas para evaluar la fibrosis hepática. Fundamentalmente, se dividen en:

a) Técnicas de imagen, como la elastometría (fibroscan).

b) Índices bioquímicos: Fibro-test, APRI, Forns, Shasta y Fib-4, entre otros.

El valor predictivo de todas estas técnicas es muy elevado para fibrosis avanzada y cirrosis y mejora cuando se combinan ambas metodologías. En el caso particular de los pacientes coinfectados VIH/VHC, la utilidad de los marcadores serológicos puede verse comprometida debido a que la infección por VIH o el tratamiento antirretroviral introducen factores de confusión que alteran la sensibilidad y especificidad de estos índices.

5.1.2   Factores virales

VHC: los dos factores más importantes que hay que tener en cuenta antes de empezar el tratamiento del VHC son el genotipo del paciente y su carga viral. En los pacientes coinfectados con genotipos 2-3 o genotipo 1 y niveles bajos de viremia (inferiores a 400.000-600.000 UI/ml) se obtienen tasas elevadas de RVS (hasta del 60 %). Por el contrario, la combinación de genotipo 1 y viremia elevada se asocia con tasas de RVS no superiores al 20 %.[30-32]

Las menores tasas de respuesta observadas en los pacientes coinfectados en comparación con los monoinfectados pueden explicarse por varios mecanismos. En los pacientes coinfectados que reciben tratamiento para la hepatitis C, la velocidad de aclaramiento viral es inferior y el tiempo hasta conseguir viremia indectectable generalmente más prolongado. Otros factores que pueden influir de forma negativa sobre la respuesta virológica son: el grado de inmunodepresión, estadíos más avanzados de fibrosis hepática, mayor prevalencia de resistencia a la insulina y tasas más altas de abandono del tratamiento (el 15 % en monoinfectados frente al 25-42 % en coinfectados).

VIH: la cifra de linfocitos CD4+ y el grado de replicación del VIH parecen tener una influencia discreta sobre la eficacia intrínseca del tratamiento del VHC. Sin embargo, algunos estudios sí han relacionado la tasa de respuesta al tratamiento del VHC con el porcentaje de linfocitos CD4. Además, en los pacientes con recuentos de linfocitos CD4+ inferiores a 200 células/µl existe mayor riesgo de que aparezcan infecciones oportunistas y efectos adversos relacionados con el tratamiento a base de PegIFN y RBV. En la decisión de iniciar tratamiento antirretroviral en estos pacientes se deben considerar otros factores: la duración de la infección por VHC, la gravedad de la hepatopatía, la inmunodepresión secundaria al VIH y los predictores habituales de respuesta en pacientes monoinfectados, como la carga viral C y el genotipo.

Los pacientes VIH positivos presentan, a su vez, más probabilidad de toxicidad (descenso de la cifra de linfocitos CD4+ y mayor riesgo de infecciones oportunistas) y menores tasas de respuesta. Por esta razón, en los pacientes que no están recibiendo terapia antirretroviral y presentan una cifra baja de linfocitos CD4+, debe considerarse en primer lugar comenzar el tratamiento antirretroviral. Más adelante, una vez se ha incrementado la cifra de linfocitos CD4+ y disminuido la carga viral VIH, se podrá iniciar el tratamiento de la hepatitis C.

5.2 *Selección del tratamiento*

En los últimos años, la combinación de PegIFN y RBV se ha convertido en el *standard of care* del tratamiento de la hepatitis C. La tabla 1 resume los resultados de eficacia de cinco estudios controlados que evaluaron la respuesta al tratamiento con PegIFN y RBV en pacientes coinfectados. La RVS global varía entre un 27 y un 44 % (40-60 % para los pacientes con genotipos 2 y 3, y 14-29 % para los de genotipo 1). Todos los estudios han demostrado la superioridad del tratamiento combinado con PegIFN y RBV frente a la combinación de interferón estándar más RBV o PegIFN pegilado solo.

El uso de dosis de RBV ajustadas al peso del paciente es un elemento fundamental para maximizar la eficacia de la terapia antiVHC. La dosificación de RBV en pautas de 1.000 mg/día para los pacientes con menos de 75 kg y 1.200 mg/día para aquéllos con más de 75 kg parece lograr un buen equilibrio entre eficacia y toxicidad de tipo hema-

	Chung *et al.* PegINF a 2a 180 µg/wk + RBV 600 mg/d - increased to 1.000 mg/d (n = 66)±	Torriani *et al.* PegINF a 2a 180 µg/wk + RBV 800 mg/d (n = 289)±	Carrat *et al.* PegINF a 2b 1,5 µg/wk + RBV 800 mg/d (n = 205)±	Laguno *et al.* PegINF a 2b 1 or 1,5 µg/wk + RBV 600 mg/d - 1.200 mg/d (n = 52)±	Cargnel *et al.* PegINF a 2b 1,5 µg/wk + RBV 800 mg/d (n = 69)±
CD4 (media)	474 cel	482 cel	530 cel	570 cel	480 cel
Genotipos 1 y 4	78 %	61 %	48 %	53 %	53 %
Discontinua-ción eventos adversos	14 %	25 %	42 %	17 %	21 %
EVR*	41 %†	71 %	41 %	NR	30 %
ETR (todos)*	41 %	49 %	38 %	52 %	NR
Genotipos 1 y 4	29 %	38 %	25 %	NR	NR
Genotipos 2 y 3	80 %	64 %	42 %	NR	NR
SVR (todos)*	27 %	40 %	27 %	44 %	22 %
Genotipos 1 y 4	14 %	29 %	15 %	38 %	11 %
Genotipos 2 y 3	73 %	62 %	46 %	53 %	38 %

Tabla 1. Estudios aleatorizados en tratamiento de hepatitis C con PegIFN y ribavirina en pacientes VIH positivos.
±Número de pacientes asignados al grupo PegIFN + RBV. † Respuesta global, no por grupos.
**EVR: respuesta virológica rápida; ETR: respuesta virológica al final del tratamiento; SVR: respuesta virológica sostenida.*

tológico (anemia). En el estudio multicéntrico español PRESCO, uno de los pocos en los que los pacientes recibieron dosis de RBV ajustadas al peso corporal, la tasa de RVS global fue del 50 %, la más alta comunicada hasta la fecha en pacientes con coinfección VIH/VHC. Por otro lado, se ha sugerido la existencia de una buena correlación entre los niveles plasmáticos de RBV y la respuesta al tratamiento de la hepatitis C, con un rango terapéutico entre 2 y 2,5 µg/ml.

El mantenimiento de al menos el 80 % de las dosis de RBV y PegIFN durante más del 80 % del período de tiempo previsto de tratamiento constituye un objetivo funda-mental para mejorar la tasa de respuesta. Para ello, es necesario seleccionar adecuadamente los candidatos al tratamiento, estimular el cumplimiento terapéutico, prevenir y detectar precozmente la patología psiquiátrica relacionada con el tratamiento y utilizar factores de crecimiento hematopoyéticos para evitar al máximo las reducciones de dosis, tanto de PegIFN (factor de crecimiento de neutrófilos) como de RBV (eritropoyetina).

Otro aspecto importante es la existencia de interacciones entre el tratamiento antirretroviral y la terapia para la hepatitis C. La interacción puede tener lugar por dos mecanismos:

1. Efecto sinérgico, con la consiguiente aparición de toxicidad.
2. Por interferencia entre fármacos, que comporta una disminución de la eficacia. En el primer grupo se encuentran las interacciones entre RBV, didanosina (ddI), estavudina (d4T) y zidovudina (ZDV).

La RBV aumenta la fosforilación de los metabolitos activos intracelulares del ddI y determina la aparición de toxicidad mitocondrial, que se evidencia clínicamente por una mayor incidencia de pancreatitis, acidosis láctica y cirrosis descompensada, ocasionalmente fatal. La combinación de ddI y RBV está formalmente contraindicada. El uso de d4T durante el tratamiento de la hepatitis C agudiza la pérdida de peso. Por último, la asociación de ZDV y RBV incrementa el riesgo de anemia y neutropenia y, a ser posible, debería evitarse su administración conjunta. En el segundo grupo de interacciones se encuentra la descrita entre abacavir (ABV) y RBV. Algunos estudios preliminares sugieren que puede existir un antagonismo farmacodinámico por interferencia en la fosforilación intracelular de estos dos análogos de guanosina, de modo que la actividad de RBV podría verse comprometida.[33] Por último, no se ha demostrado ninguna interferencia entre tenofovir y RBV.

5.3 Evaluación de la respuesta

La cinética de la carga viral C es un excelente marcador de la respuesta al tratamiento que permite predecir la eficacia en fases muy precoces. La respuesta virológica temprana (RVT) se define como una caída de la carga viral C de, al menos, 2 log en la semana 12 de tratamiento con PegIFN y RBV. La RVT tiene un elevado valor predictivo negativo (90-100 %) de fracaso terapéutico y permite identificar precozmente a los pacientes que no van a responder. En la actualidad, las guías de tratamiento de la hepatitis C recomiendan suspender el tratamiento cuando no se alcanza la RVT. Por su parte, la respuesta virológica rápida (RVR) se define como la negatividad de la viremia C en la semana cuatro de tratamiento. La RVR tiene un alto valor predictivo positivo de éxito terapéutico, es decir, permite identificar a los pacientes con una alta probabilidad de erradicar el VHC e incluso acortar la duración del tratamiento en determinados subgrupos de pacientes VIH negativos con genotipo 1. En pacientes VIH positivos no existen datos consistentes que permitan acortar la duración del tratamiento a quienes alcanzan RVR. Por último, los pacientes que obtienen RVT, pero persisten con viremia detectable en la semana 24, tienen muy escasas probabilidades de responder y en ellos también se recomienda suspender el tratamiento en ese momento.

5.4   Duración óptima del tratamiento

Como ya se ha mencionado, es factible acortar el tratamiento en pacientes monoinfectados por VHC con RVR, pero estos hallazgos no son completamente trasladables a los pacientes coinfectados. Hay que tener en cuenta que la carga viral C es, por lo general, más elevada en los coinfectados, al igual que las tasas de recaída. Por estas razones, las recomendaciones actuales para los pacientes coinfectados proponen una duración de 48 semanas de tratamiento independiente del genotipo. Algunos estudios recientes, sin embargo, han demostrado que la reducción del tratamiento a 24 semanas en pacientes VIH positivos con genotipos 2 ó 3 que obtienen una RVR no comporta un mayor riesgo de recaída. Asimismo, un subanálisis del estudio APRICOT ha demostrado que en los pacientes con genotipo 1, la cifra de carga viral C inferior a 800.000 UI/ml unida a la existencia de RVR se asociaba a tasas de RVS del 61 %.

Mención aparte merecen los pacientes con genotipo «desfavorable» que muestran un aclaramiento viral lento (viremia detectable en las semanas 4 y 12, pero indetectable en la semana 24). Estos pacientes podrían beneficiarse de una prolongación del tratamiento más allá de las 48 semanas, si bien esta estrategia no siempre es bien aceptada por ellos y la suspensión voluntaria del tratamiento resulta frecuente. En la figura 3 se muestra un algoritmo de tratamiento en pacientes coinfectados que propone acortar la duración de tratamientos en los pacientes con genotipos 2 ó 3, RVR y fibrosis leve y aumentarla en aquéllos con genotipos 1 ó 4 y ausencia de RVR.

5.5   Tratamiento de las recaídas y de los no respondedores

Al abordar el retratamiento de los pacientes sin respuesta es importante definir si la terapia previa fue subóptima (duración inferior a 12 meses, dosis bajas de RBV, uso de interferón estándar, interrupción por efectos secundarios y pobre adherencia). En estos pacientes que han recibido regímenes subóptimos, se obtienen tasas de RVS del 15-20 % cuando se utilizan pautas correctas de PegIFN y RBV durante 48 semanas. En el caso de que sean verdaderos no respondedores, es decir, pacientes que han mostrado fracaso virológico después de una terapia óptima con PegIFN y RBV, el retratamiento raras veces consigue alcanzar RVS.

El manejo de los pacientes no respondedores debe basarse en el estadío de fibrosis hepática: los pacientes con fibrosis leve deberían ser controlados hasta disponer de nuevos

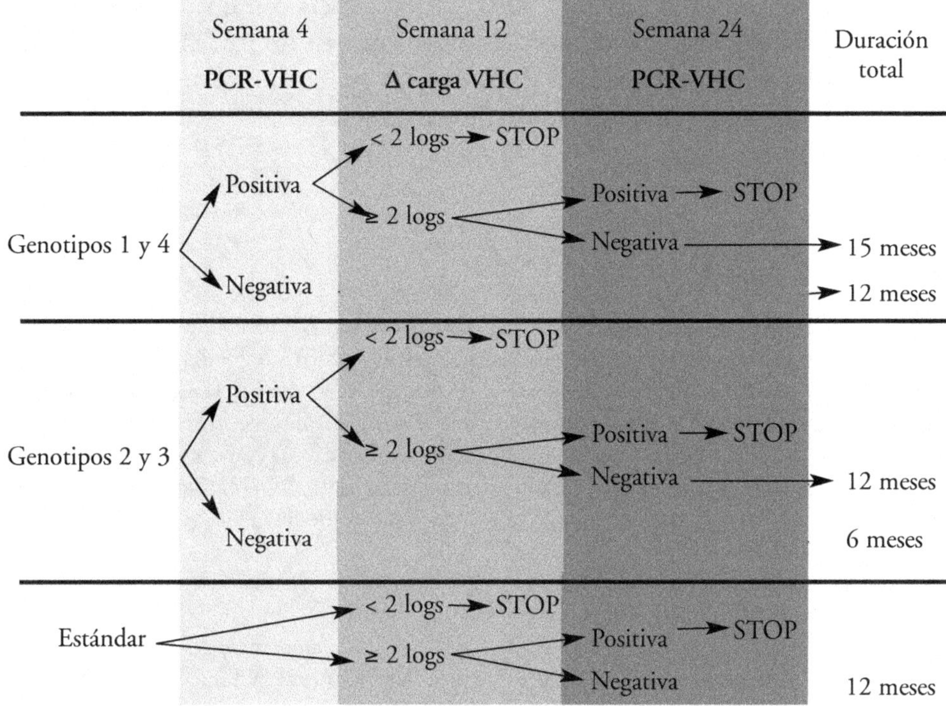

Figura 3. Algoritmo de tratamiento propuesto para pacientes coinfectados por VHC/VIH.

fármacos antivirales. Por el contrario, para los pacientes con fibrosis avanzada se puede valorar la inclusión en ensayos clínicos que exploren la utilización de dosis más elevadas de RBV o la utilidad de la terapia de mantenimiento con PegIFN, si bien esta estrategia no ha proporcionado beneficio clínico en los pacientes monoinfectados.

6   Conclusión

Al menos una cuarta parte de los pacientes VIH positivos en Europa y Estados Unidos están coinfectados por VHC y estas tasas son aún mayores en colectivos como los ADVP. La epidemiología del VHC en el contexto de la infección por VIH tiene determinadas peculiaridades, con una mayor tendencia a la cronicidad y una transmisión más efectiva entre sujetos homosexuales. El VIH acelera la progresión de la enfermedad hepática por VHC y, por esa razón, en todos los pacientes coinfectados debe considerarse la indicación de tratamiento de la hepatitis C. La utilización de PegIFN y RBV dosificada de acuerdo con el peso corporal permite alcanzar la curación hasta en el 50 % de los pacientes coinfectados. La erradicación del VHC facilita el tratamiento antirretroviral, disminuyendo con ello el riesgo de toxicidad hepática, y se asocia con una regresión de la fibrosis hepática. Sin embargo, la respuesta es menor que en los pacientes monoinfectados. El desarrollo en los próximos años de estrategias que permitan mejorar las tasas de respuesta será fundamental para esta población de pacientes.

Bibliografía

1. Eyster ME, Diamondstone LS, Lien JM, Ehmann WC, Quan S, Goedert JJ. Natural history of hepatitis C virus infection in multitransfused hemophiliacs: effect of coinfection with human immunodeficiency virus. The Multicenter Hemophilia Cohort Study. J Acquir Immune Defic Syndr 1993; 6(6): 602-10.

2. Soto B, Sánchez-Quijano A, Rodrigo L, del Olmo JA, García-Bengoechea M, Hernández-Quero J *et al.* Human immunodeficiency virus infection modifies the natural history of chronic parenterally-acquired hepatitis C with an unusually rapid progression to cirrhosis. J Hepatol 1997; 26(1): 1-5.

3. Soriano V, Puoti M, García-Gasco P, Rockstroh JK, Benhamou Y, Barreiro P *et al.* Antiretroviral drugs and liver injury. AIDS 2008; 22(1): 1-13.

4. Soriano V, Puoti M, Sulkowski M, Cargnel A, Benhamou Y, Peters M *et al.* Care of patients coinfected with HIV and hepatitis C virus: 2007 updated recommendations from the HCV-HIV International Panel. AIDS 2007; 21(9): 1073-089.

5. Núñez M, Martín-Carbonero L, Soriano V. Impact of hepatitis C virus (HCV) on morbidity and mortality rates among HIV infected patients. Clin Infect Dis 2003; 37(3): 460-61.

6. Weber R, Sabin CA, Friis-Moller N, Reiss P, El-Sadr WM, Kirk O *et al.* Liver-related deaths in persons infected with the human immunodeficiency virus: the D:A:D study. Arch Intern Med 2006; 166(15): 1632-641.

7. Rockstroh JK, Mocroft A, Soriano V, Tural C, Losso MH, Horban A *et al.* Influence of hepatitis C virus infection on HIV 1 disease progression and response to highly active antiretroviral therapy. J Infect Dis 2005; 192(6): 992-1002.

8. Modi AA, Feld JJ. Viral hepatitis and HIV in Africa. AIDS Rev 2007; 9(1): 25-39.

9. Rouet F, Chaix ML, Inwoley A, Msellati P, Viho I, Combe P *et al.* HBV and HCV prevalence and viraemia in HIV positive and HIV negative pregnant women in Abidjan, Cote d'Ivoire: the ANRS 1236 study. J Med Virol 2004; 74(1): 34-40.

10. Soriano V, Mocroft A, Rockstroh J, Ledergerber B, Knysz B, Chaplinskas S. Spontaneous viral clearance, viral load and genotype distribution of hepatitis C virus (HCV) in HIV infected patients with antiHCV antibodies in Europe. AIDS. In press 2008.

11. European Paediatric Hepatitis C Virus Network. A significant sex—but not elective cesarean section—effect on mother-to-child transmission of hepatitis C virus infection. J Infect Dis 2005; 192(11): 1872-879.

12. García-Samaniego J, Rodríguez M, Berenguer J, Rodríguez-Rosado R, Carbó J *et al.* Hepatocellular carcinoma in HIV infected patients with chronic hepatitis C. Am J Gastroenterol 2001; 96: 179-83.

13. Vispo E, Martínez-Alarcón J, Poveda E, Toro C, Soriano V. Initial spontaneous clearance and re-infection with a distinct hepatitis C virus genotype leading to chronic hepatitis C in an HIV+ intravenous drug user. AIDS 2008; 22(2): 318.

14. Harcourt G, Gomperts E, Donfield S, Klenerman P. Diminished frequency of hepatitis C virus specific interferon gamma secreting CD4+ T cells in human immunodeficiency virus/hepatitis C virus coinfected patients. Gut 2006; 55(10): 1484-487.

15. Capa L, Soriano V, García-Samaniego J, Núñez M, Romero M, de Mendoza C *et al.* Evolution of T-cell responses to hepatitis C virus (HCV) during pegylated interferon plus ribavirin treatment in HCV monoinfected and in HCV/HIV coinfected patients. Antivir Ther 2007; 12: 459-68.

16. Klenerman P, Kim A. HCV-HIV coinfection: simple messages from a complex disease. PLoS Med 2007; 4(10): e240.

17. Vandelli C, Renzo F, Romano L, Tisminetzky S, De PM, Stroffolini T *et al.* Lack of evidence of sexual transmission of hepatitis C among monogamous couples: results of a 10-year prospective follow-up study. Am J Gastroenterol 2004; 99(5): 855-59.

18. Gotz HM, van DG, Niesters HG, den Hollander JG, Thio HB, de ZO. A cluster of acute hepatitis C virus infection among men who have sex with men—results from contact tracing and public health implications. AIDS 2005; 19(9): 969-74.

19. Matthews GV, Hellard M, Kaldor J, Lloyd A, Dore GJ. Further evidence of HCV sexual transmission among HIV positive men who have sex with men: response to Danta *et al.* AIDS 2007; 21(15): 2112-113.

20. Briat A, Dulioust E, Galimand J, Fontaine H, Chaix ML, Letur-Konirsch H *et al.* Hepatitis C virus in the semen of men coinfected with HIV 1: prevalence and origin. AIDS 2005; 19(16): 1827-835.

21. Micallef JM, Kaldor JM, Dore GJ. Spontaneous viral clearance following acute hepatitis C infection: a systematic review of longitudinal studies. J Viral Hepat 2006; 13(1): 34-41.

22. Barreiro P, Martín-Carbonero L, Núñez M, Rivas P, Morente A, Simarro N *et al.* Predictors of liver fibrosis in HIV infected patients with chronic hepatitis C virus (HCV) infection: assessment using transient elastometry and the role of HCV genotype 3. Clin Infect Dis 2006; 42(7): 1032-039.

23. Sulkowski MS, Mehta SH, Torbenson M, Afdhal NH, Mirel L, Moore RD *et al.* Hepatic steatosis and antiretroviral drug use among adults coinfected with HIV and hepatitis C virus. AIDS 2005; 19(6): 585-92.

24. Pineda JA, García-García JA, Aguilar-Guisado M, Ríos-Villegas MJ, Ruiz-Morales J, Rivero A *et al.* Clinical progression of hepatitis C virus-related chronic liver disease in human immunodeficiency virus-infected patients undergoing highly active antiretroviral therapy. Hepatology 2007; 46(3): 622-30.

25. Macias J, Sánchez-Quijano A, Rey C, Lissen E. [Antiretroviral treatment with nucleoside analogs does not decrease the viremia of the hepatitis C virus in patients with HIV 1 infection.] Med Clin (Barc) 1998; 111(3): 118-19.

26. Berenguer J, Bellon JM, Miralles P, Álvarez E, Castillo I, Cosin J *et al.* Association between exposure to nevirapine and reduced liver fibrosis progression in patients with HIV and hepatitis C virus coinfection. Clin Infect Dis 2008; 46(1): 137-43.

27. Mehta SH, Lucas GM, Mirel LB, Torbenson M, Higgins Y, Moore RD *et al.* Limited effectiveness of antiviral treatment for hepatitis C in an urban HIV clinic. AIDS 2006; 20(18): 2361-369.

28. Nasta P, Gatti F, Puoti M, Cologni G, Bergamaschi V, Borghi F *et al.* Insulin resistance impairs rapid virologic response in HIV/hepatitis C virus coinfected patients on peginterferon alpha 2a. AIDS 2008; 22(7): 857-61.

29. Soriano V, Martín-Carbonero L, García-Samaniego J. Treatment of chronic hepatitis C virus infection: we must target the virus or liver fibrosis? AIDS 2003; 17(5): 751-53.

30. Torriani FJ, Rodríguez-Torres M, Rockstroh JK, Lissen E, González-García J, Lazzarin A *et al.* Peginterferon alpha 2a plus ribavirin for chronic hepatitis C virus infection in HIV infected patients. N Engl J Med 2004; 351(5): 438-50.

31. Laguno M, Murillas J, Blanco JL, Martínez E, Miquel R, Sánchez-Tapias JM *et al.* Peginterferon alpha 2b plus ribavirin compared with interferon alpha 2b plus ribavirin for treatment of HIV/HCV coinfected patients. AIDS 2004; 18(13): F27-F36.

32. Chung RT, Andersen J, Volberding P, Robbins GK, Liu T, Sherman KE *et al.* Peginterferon alpha 2a plus ribavirin versus interferon alpha 2a plus ribavirin for chronic hepatitis C in HIV coinfected persons. N Engl J Med 2004; 351(5): 451-59.

33. Vispo E, Barreiro P, Pineda JA, Mira JA, Maida I, Martín-Carbonero L *et al.* Low response to pegylated interferon plus ribavirin in HIV infected patients with chronic hepatitis C treated with abacavir. Antivir Ther 2008; 13(3): 429-37.

Capítulo 14
Manejo del paciente con insuficiencia renal e infección por el virus de la hepatitis C

T. Casanovas, C. Baliellas

Servicio de Aparato Digestivo
Hospital Universitari de Bellvitge
Barcelona

Dirección para correspondencia
Hospital Universitari de Bellvitge
Dra. T. Casanovas
teresacasanovas@csub.scs.es

1 Introducción

En este capítulo, nos centraremos en la población con insuficiencia renal crónica (IRC) terminal en tratamiento sustitutivo que se halla en espera de un posible trasplante renal (TR). La hepatitis crónica por virus de la hepatitis C (VHC) es la causa principal de enfermedad hepática en pacientes sometidos a hemodiálisis (HD) y después de recibir un TR, y constituye un factor de riesgo para la pérdida del injerto renal, pues el VHC se asocia a enfermedades glomerulares tanto en el riñón nativo como en el trasplantado.

La prevalencia de la infección por VHC en las unidades de diálisis españolas era elevada en los años ochenta por transmisión nosocomial en las mismas unidades y, en especial, por la necesidad de transfusiones. Aunque esta prevalencia ha disminuido en los últimos años gracias a medidas sanitarias más eficientes para prevenir contagios, a disponer de transfusiones más seguras y a necesitar menos transfusiones con la administración de eritropoyetina (EPO), los pacientes con IRC siguen presentando una mayor prevalencia de VHC que la población general.[1]

Actualmente, en los países occidentales la prevalencia de la infección por VHC se ha reducido y así en los pacientes sometidos a HD es del 13,5 %, siendo más alta en los portadores de un TR previo.[2]

Aproximadamente el 25-30 % de los pacientes con VHC al ser evaluados para un posible TR ya tienen una fibrosis avanzada (estadío 3 ó 4).[3,4] El aumento de la morbi-mortalidad postTR en los VHC positivos se puede atribuir a la progresión de esta hepatopatía después del trasplante. También se observan complicaciones extrahepáticas en relación con el VHC, por ejemplo la diabetes mellitus *de novo*, la sepsis y la mencionada glomerulonefritis. Además, el tratamiento antiviral actual está contraindicado en pacientes portadores de TR funcionante por el riesgo de rechazo y pérdida del injerto.[5]

Por las consideraciones anteriores se deduce la importancia del tratamiento del VHC previo al TR mientras los pacientes permanecen en HD. En los que se vayan a mantener en HD a largo plazo sin TR, sólo en casos seleccionados estaría indicado intentarlo con el objetivo de erradicar la infección por VHC.

Desde finales de los años ochenta, tenemos experiencia en la administración del tratamiento antiviral con interferón (IFN) alfa estándar en los pacientes candidatos a TR de manera similar a la población general.[6,7] Hoy en día, los protocolos terapéuticos se basan en la administración de IFN pegilado con o sin ribavirina (RBV), pero los resultados son aún preliminares.[8]

La tolerancia al tratamiento antiviral en los pacientes nefrópatas es peor que en la población general.[6] No obstante, este grupo puede beneficiarse claramente de dicha terapia, pues se consigue un porcentaje de RVS similar o superior al de la población general[6] que se mantiene después del TR.[9,10]

2 Epidemiología de la infección por VHC en los pacientes con IRC en HD

2.1 *Prevalencia de la infección por VHC en pacientes en HD*

A partir de los años noventa, en que se introdujo de manera generalizada la detección del VHC, se pudo comprobar la alta prevalencia de esta infección entre los pacientes sometidos a HD. Ello era debido a la necesidad de transfusiones repetidas en esta población y, probablemente, al riesgo de transmisión que ejerce la HD. Años después, con la utilización de la EPO, el cribado que realizan los bancos de sangre y la introducción de las medidas estándar de precaución universal en las unidades de HD, la incidencia de nuevos casos ha disminuido de forma drástica.[11]

Sin embargo, la hepatitis crónica VHC sigue teniendo una alta prevalencia en los pacientes en HD. Esta prevalencia depende del área geográfica que se considere y oscila entre el 9 y el 80 %, reflejando en parte la prevalencia de la infección en la población general del mismo país.[11] Así, las prevalencias más elevadas se observan en países en vías de desarrollo y las más bajas en países occidentales y desarrollados. Los factores de riesgo para la infección por VHC en estos pacientes incluyen la historia de transfusiones sanguíneas, el volumen transfundido, los años de permanencia en HD y los antecedentes de drogadicción.[1] También es más alta en los pacientes con TR previo que han reiniciado HD. Los años de permanencia en HD es el factor de riesgo más consistente en todos los estudios y, curiosamente, es independiente de si el paciente ha recibido transfusiones sanguíneas o tiene antecedentes de drogadicción. Ello sugiere que la HD *per se* constituye un riesgo para la adquisición de la infección por VHC.[1] Las posibles fuentes de infección y los riesgos que implican para adquirir este virus en los pacientes en diálisis se reflejan en la tabla 1.

Los genotipos del VHC que predominan en esta población son los habituales en el país de origen. Además, se han observado más infecciones mixtas por varios genotipos que en la población general y, en estos casos, habitualmente el genotipo 1 prevalece sobre el 2 ó el 3.[12] En los últimos años, se han observado variaciones en la prevalencia de los diferentes genotipos en las unidades de HD en muchos países.

Fuente de infección por VHC	Riesgo de adquisición del VHC
Adicción a drogas por vía parenteral	Igual que la población general
Diálisis peritoneal	Bajo
Transfusiones realizadas antes de 1992	Moderado
Transfusiones realizadas después de 1992	Muy bajo
Infección nosocomial en la unidad de HD	Bajo

Tabla 1. Posibles fuentes de infección y riesgo para la adquisición del VHC en los pacientes en diálisis.

2.2   Incidencia de la infección por VHC en pacientes en HD

La incidencia de nuevos casos de VHC en los pacientes sometidos a HD en los países desarrollados es del 1,1 al 3,6 % anual.[2] Esta incidencia, en ausencia de otros factores para adquirir la infección, se considera que es debida a transmisión nosocomial[1] y ello se basa en evidencias epidemiológicas y en estudios de biología molecular. Las evidencias epidemiológicas son varias: se ha observado que las unidades con mayor prevalencia de VHC son las que muestran una mayor incidencia de nuevos casos; el riesgo de adquirir la infección depende del tiempo en HD y del hecho de que la prevalencia de VHC es más alta entre los pacientes en HD que entre los sometidos a diálisis peritoneal (DP).[11] Los estudios de biología molecular ponen de manifiesto el mismo origen filogenético entre los nuevos casos de VHC en la misma unidad de HD y cuando se estudia la procedencia de un caso determinado puede detectarse el origen de la infección dentro de la propia unidad.

Varios mecanismos pueden ser responsables de la transmisión nosocomial del VHC en las unidades de HD, entre ellos la reutilización de los hemodializadores, la contaminación de las máquinas de HD o la transmisión del VHC a través del personal que atiende a los pacientes. Los estudios realizados demuestran que el mecanismo principal en los países desarrollados es por medio del personal de las unidades de HD por no observancia de las medidas de precaución universal propugnadas por The Centres for Disease

Control and Prevention (CDC, Atlanta, GA).[1,2,11] Estas recomendaciones incluyen medidas tan simples como el lavado de manos del personal sanitario, utilizar material desechable, administrar la medicación para cada paciente de manera separada y disponer de un área «limpia» y de un área «contaminada» independientes en las unidades, dedicadas a diferentes usos.

El aislamiento de los pacientes VHC positivos en las máquinas de HD es un tema harto debatido. Algunos estudios han demostrado la reducción de la transmisión de la infección aislándolos; sin embargo, la necesidad de instaurar esta medida no se halla universalmente aceptada, ya que otros autores han reportado la inexistencia de nuevos casos de transmisión del VHC cuando se aplican de forma rigurosa las medidas de precaución universal comentadas.[2]

3   Historia natural de la infección por VHC en los pacientes con IRC en HD

La infección por VHC es la causa más frecuente de enfermedad hepática entre los pacientes sometidos a HD y en los receptores de TR. Antes de disponer de la EPO, la mayoría de los pacientes adquirían la infección en las primeras etapas de su permanencia en HD. Ha sido difícil evaluar la historia natural de la infección por VHC en esta situación dado que la mortalidad de los pacientes en HD es alta (probabilidad de supervivencia a los 10 años del 54 %) y la evolución de la hepatopatía VHC relativamente lenta.[13] Se considera que tras una hepatitis aguda postransfusional por VHC el inicio de cirrosis y desarrollo de hepatocarcinoma tiene lugar entre 20 y 30 años después, respectivamente, en los pacientes no urémicos inmunocompetentes. Además, los pacientes en HD con infección por VHC suelen mostrar cifras de transaminasas frecuentemente normales,[12] las determinaciones del VHC en muchos estudios es a través de la determinación de anticuerpos y los hepatólogos son reacios a realizar biopsias hepáticas en esta población por el riesgo de sangrado. Por ello, y hasta hace pocos años, se desconocía si la permanencia en HD ejercía un efecto negativo sobre la evolución de la enfermedad hepática y la supervivencia de los pacientes como ocurre en otros grupos de pacientes inmunodeprimidos o si, por el contrario, la enfermedad evolucionaba mejor como apuntaba algún estudio.[14]

Pocos trabajos han evaluado la progresión de la fibrosis y el desarrollo de cirrosis en los pacientes VHC sometidos a HD. Espinosa *et al.*[13] evaluaron el porcentaje de pacientes con anticuerpos VHC positivos que progresaron a cirrosis. Entre sus pacientes, el 17,5 % desarrollaron cirrosis a los 10 años del inicio de la HD y esta incidencia parece más alta que lo establecido para la población general. Además, demuestran un efecto negativo de la infección sobre la supervivencia del paciente y en 4 de los 10 pacientes que desarrollaron cirrosis la causa del *exitus* está directamente relacionada con la hepatopatía.

Actualmente, se acepta que la mortalidad de los pacientes VHC positivos en HD es superior a la de los negativos. Fabrizi *et al.*[15] realizaron un metaanálisis de estudios observacionales y demostraron un impacto negativo del VHC en la supervivencia de los pacientes que se mantienen en HD, el cual, en parte, es atribuible al desarrollo de cirrosis hepática y hepatocarcinoma. Otros autores han reportado que el VHC no sólo se asocia a mortalidad por hepatopatía sino que también se relaciona con mortalidad por patología cardiovascular.[16]

Después del TR, la evolución de los pacientes sigue estando condicionada por la presencia del VHC. Varios estudios, entre ellos un metaanálisis, han demostrado que los pacientes sometidos a TR y portadores del VHC tienen un riesgo más alto de mortalidad y de pérdida del injerto a largo plazo que los pacientes VHC negativos, y este aumento en la mortalidad se halla, al menos en parte, relacionado con el desarrollo de complicaciones de la hepatopatía.[17,18] Pero a pesar de ello, el TR se asocia a una mejor supervivencia de los paciente con IRC si se compara con los que permanecen en HD sin recibir un TR, por lo que la presencia del VHC no es una contraindicación para el TR.[19]

4   Diagnóstico de la infección por VHC en los pacientes con IRC en HD

En los pacientes en HD, el diagnóstico de la infección por VHC y la caracterización de la enfermedad hepática presentan unas características especiales.

Inicialmente, el diagnóstico se basaba en la determinación de anticuerpos frente al VHC por ELISA de segunda generación. Pero en esta población la capacidad para formar anticuerpos está disminuida y retardada, lo que provoca que algunos pacientes con infección por VHC no tengan anticuerpos en sangre.[12] Con la introducción de técnicas de tercera generación el problema ha disminuido, pero aún existe un reducido porcentaje de pacientes con viremia por VHC en los que no se detectan anticuerpos.[12] Por ello, y aunque la determinación de anticuerpos de tercera generación es suficiente para el estudio de la infección por VHC en esta población, ante un paciente con transaminasas elevadas y anticuerpo VHC negativo es recomendable determinar el ARN-VHC para descartar por completo la infección.

En los pacientes antiVHC positivos debe determinarse el ARN-VHC, pero no durante la HD, ya que la heparina utilizada en la misma puede interferir con la técnica.[11] Las cifras de ARN-VHC en sangre suelen ser más bajas que en la población general y además pueden ser fluctuantes con negativizaciones transitorias.[20] Ello obliga a que ante un paciente con anticuerpos frente al VHC y una primera determinación de ARN negativa, sea necesario realizar una segunda determinación meses después para asegurar la no actividad del virus.

En cuanto al diagnóstico de la enfermedad hepática en los pacientes con ARN-VHC positivo, también muestra unas características especiales respecto a la población sin HD. El porcentaje de pacientes con transaminasas normales y viremia positiva es francamente más alto que en la población general y aunque algunos autores han propugnado modificar el rango normal de transaminasas para los pacientes en HD, ello no parece conferir ventajas.[12] La normalidad de las transaminasas no significa normalidad de la histología hepática, ya que un porcentaje importante de pacientes con infección por VHC y transaminasas normales tienen lesiones histológicas evolucionadas incluso a cirrosis hepática.[3] Por tanto, en estos pacientes estaría indicado realizar una biopsia hepática para conocer la lesión histológica que presentan y establecer su pronóstico. Ello es importante no sólo para plantear el tratamiento antiviral sino también porque en los pacientes con cirrosis hepática y candidatos a TR debe considerarse la realización de un trasplante hepatorrenal combinado, pues un TR aislado podría provocar descompensación de la hepatopatía. Algún estudio ha valorado la utilidad de métodos no invasivos para caracterizar la fibrosis hepática, lo que puede permitir obviar la realización de la biopsia hepática en algunos casos.[21]

5   Tratamiento de la hepatitis por VHC en los pacientes con insuficiencia renal

¿Cómo tratar? No existen vacunas para el VHC. Su prevalencia sigue siendo más elevada en los enfermos con IRC que en la población general, pero las indicaciones de tratamiento, el momento en que se deben tratar y los fármacos y dosis que hay que administrar no están establecidos.

En las hepatitis crónicas por VHC de la población general el tratamiento aceptado es IFN pegilado combinado con RBV con una duración que dependerá del genotipo, la carga viral inicial y la evolución de la cinética viral durante el tratamiento. En los pacientes inmunocompetentes se han obtenido resultados de eficacia y seguridad en estudios controlados con gran número de casos, mientras que en los pacientes con IRC, en general, los estudios no son controlados y, proporcionalmente, incluyen pocos pacientes.

En los pacientes con IRC no sometidos a diálisis y con hepatitis VHC, el tratamiento antiviral no está indicado por el riesgo de exacerbar los efectos adversos de la uremia y del propio tratamiento antiviral. En estos pacientes se aconseja que inicien diálisis y una vez estabilizados realizar el tratamiento.

5.1   Hepatitis por VHC en pacientes con IRC en fase de diálisis

Recientemente, se han publicado las guías clínicas con las indicaciones del tratamiento antiviral en la población con insuficiencia renal (KDIGO 2008).[22]

La decisión de tratar la hepatitis por VHC en los pacientes con IRC en HD debería basarse en la histología hepática, la edad del paciente, posibles comorbilidades y la capacidad de tolerar el tratamiento.

Los pacientes sometidos a diálisis y candidatos a TR tienen indicación de tratamiento antiviral si no presentan contraindicaciones para ello. No obstante, en los que tienen contraindicado el TR, aunque por lo general no se tratan, podría considerarse realizar el tratamiento de manera individualizada en algún caso.

La biopsia hepática no sería precisa en todos los casos, pero sería aconsejable en los candidatos a TR. Se recomienda realizarla previa al inicio del tratamiento y si presenta riesgo de sangrado puede practicarse por vía transyugular. La biopsia hepática permite estudiar el grado necroinflamatorio y el estadío de la fibrosis y así evaluar el pronóstico de la enfermedad a largo plazo. En los candidatos a TR, si existe una fibrosis avanzada o en caso de cirrosis, debería valorarse la necesidad de realizar un trasplante hepatorrenal combinado, aunque no existe un consenso establecido en las indicaciones de este trasplante. Sin embargo, si el paciente ya ha presentado descompensación de su hepatopatía estaría contraindicado un TR aislado y la indicación del trasplante combinado sería clara. Si no ha tenido descompensaciones, debería considerarse el tratamiento antiviral con el objetivo de alcanzar una RVS, que puede inducir una mejoría de la fibrosis,[23] lo cual abogaría para realizar un TR aislado.

En los pacientes en HD portadores del VHC el porcentaje de respuesta viral sostenida (RVS), o sea, negatividad del ARN-VHC más allá de las 24 semanas de finalizado el tratamiento con IFN estándar, es de alrededor del 35 %.[6,7] Además, la RVS se mantiene después del TR.[9,10]

La mala tolerancia al tratamiento en los pacientes urémicos obliga a suspenderlo en el 20-30 % de los casos.[6,7] Ello se debe a una elevada incidencia de efectos indeseables, algunos propios del tratamiento antiviral, pero también a comorbilidades habituales en los pacientes en HD (patología cardiovascular, anemia, resistencia a la EPO, pérdida de peso, etc.).[24]

En las hepatitis agudas por VHC de los pacientes en HD se recomienda el tratamiento con IFN alfa.[25] En las series publicadas que engloban pocos casos, el porcentaje de curaciones es menor que el que se observa en la población general.

5.2 *Beneficios del tratamiento del VHC en pacientes con IRC en fase de diálisis y candidatos a TR*

A los pacientes candidatos a TR que son portadores del VHC no se les contraindica el TR, pero se ha demostrado que tienen un mayor riesgo de aparición de diabetes mellitus *de novo* y de presentar infecciones más graves postTR.

La indicación del tratamiento antiviral preTR se basaría tanto en los beneficios potenciales demostrados en los respondedores como en la consideración de los posibles riesgos y complicaciones asociados a la terapia y a las comorbilidades que presente el paciente.

Existen pocos estudios que evalúen la histología hepática en los pacientes con hepatitis VHC en HD y en espera de TR. En el estudio de Sterling *et al.*,[3] se observó fibrosis avanzada o cirrosis en el 22 % de las biopsias hepáticas y un factor de riesgo para grados de fibrosis más avanzadas fue el haber recibido un TR previo. En otro trabajo, de Martín *et al.*,[4] de 37 pacientes evaluados para TR o trasplante hepatorrenal combinado se halló cirrosis en 9 de ellos (el 24 %) y fibrosis en puentes en 3 (el 8 %); los cambios histológicos fueron independientes de la carga viral, del genotipo del VHC y de los niveles de transaminasas.

Los beneficios del tratamiento antiviral y de la RVS en los dializados es relevante, ya que incluso se han descrito mejorías en el estadío de fibrosis histológica.[6,23] Se aconseja reevaluar la morfología y función hepática en los pacientes con fibrosis avanzada que han obtenido una RVS tras el tratamiento del VHC.[6]

El tratamiento del VHC en los pacientes candidatos a TR también puede ser beneficioso para preservar la función el injerto. Se sabe que el VHC es el responsable de las glomerulonefritis agudas postTR y está implicado en el desarrollo de las glomerulonefritis *de novo* en el injerto,[26] y que la negativización del ARN-VHC antes del TR previene su incidencia. [27]

6   Hepatitis por VHC después del TR

6.1   *Tratamiento de la hepatitis por VHC en el paciente con TR funcionante*

La administración de INF alfa en pacientes con TR funcionante está contraindicada por riesgo de rechazo y pérdida del injerto.[5] El tratamiento con INF alfa produce un efecto inmunoestimulante que favorece reacciones de rechazo agudo o crónico, lo cual se ha demostrado en los estudios histológicos de los riñones de estos pacientes.[5]

En los trasplantados renales con riñón funcionante, el tratamiento con RBV en monoterapia podría ser beneficioso, pues aunque no se produce una eliminación viral podría disminuir la proteinuria y las cifras de transaminasas.[28]

En algunos pacientes portadores de TR y con hepatitis por VHC, la hepatopatía puede evolucionar hasta cirrosis descompensada, lo que suele condicionar una pérdida de la función del injerto renal con vuelta de nuevo a HD. Como hemos comentado anteriormente, en estos pacientes debería plantearse un trasplante hepatorrenal combinado que podría tener mejor pronóstico si antes se consigue erradicar el VHC.

6.2   *Hepatitis colestásica fibrosante*

Debido al tratamiento obligado con inmunodepresores después del TR, la evolución progresiva de la hepatopatía por VHC puede conducir al deterioro de la función hepática y a la instauración de cirrosis e hipertensión portal. En este grupo de trasplantados renales, se ha descrito la hepatitis colostásica fibrosante.

La hepatitis colostásica fibrosante es un tipo de hepatitis grave que puede presentarse en pacientes trasplantados o bien en tratamiento con inmunosupresores por otras causas. Se describió en pacientes portadores de trasplante hepático con hepatitis por VHB y, después, se ha observado en otros tipos de trasplantes así como en enfermos con VHC. En 1997, Zylberberg *et al.*[29] comunicaron el primer caso de hepatitis colestásica fibrosante por VHC en un paciente portador de un TR. La incidencia en trasplantados renales es muy poco frecuente, del 1-2 %, y tiene muy mal pronóstico a pesar de las medidas terapéuticas que se adopten.

7 Diagnóstico y tratamiento de la enfermedad renal y manifestaciones extrahepáticas del VHC

La hepatitis por VHC puede asociarse con enfermedades glomerulares por inmuno-complejos como la glomerulonefritis membranoproliferativa y la nefropatía membranosa. Además, la existencia del VHC se asocia a la patogénesis de la crioglobulinemia y en este contexto los enfermos serían más proclives a presentar enfermedad renal o vasculitis. Las vasculitis sistémicas se caracterizan por artralgias, artritis, púrpura, fenómeno de Raynaud, neuropatía periférica y enfermedad renal. Algunos de estos pacientes presentan transaminasas normales o con sólo leves elevaciones.

La manifestación clínica principal de la enfermedad renal asociada al VHC es la existencia de proteinuria y microhematuria. En estudios recientes se ha demostrado que la patología renal asociada al VHC está infravalorada, en especial en los pacientes que presentan enfermedad hepática avanzada. También podría contribuir junto con otros factores a la insuficiencia renal después del trasplante hepático. En los pacientes con proteinuria o hematuria se recomienda una biopsia renal para determinar el patrón de la lesión glomerular.

El tratamiento antiviral se administra en estos pacientes con la intención de mejorar la enfermedad renal y su pronóstico. Sin embargo, los resultados favorables a largo plazo se observan sólo en un reducido número de pacientes y, en cambio, existe un elevado porcentaje de efectos adversos y abandono del tratamiento. En 2004, Alric *et al.*[30] publicaron el tratamiento de la glomerulonefritis membranoproliferativa secundaria a crioglobulinemia asociada al VHC en 18 pacientes; de éstos, 12 alcanzaron una SVR y en ellos se produjo una disminución de la proteinuria y de los niveles de crioglobulinas, aunque sin repercusión en la función renal.

También se ha ensayado el tratamiento con RBV en monoterapia en pacientes con proteinuria asociada a la glomerulonefritis secundaria al VHC, y se ha observado una disminución de la proteinuria con mejoría de las transaminasas pero, como era de esperar, sin mejoría de la viremia. En estos pacientes con enfermedad renal y con un aclaramiento de creatinina disminuido se aconsejan dosis muy bajas de RBV.[31]

Otro tratamiento potencial de la enfermedad renal asociada al VHC es mediante anticuerpos monoclonales como el rituximab. No obstante, la negativización viral que se consigue con este fármaco suele ser pasajera, por lo que una buena aproximación al tratamiento de estos pacientes sería administrar IFN pegilado con o sin RBV precedidos de la administración de rituximab. Es necesario realizar estudios controlados y, probablemente, multicéntricos que valoren la efectividad de este esquema terapéutico.

8   Consideraciones específicas del tratamiento del VHC en los pacientes dializados

8.1   Farmacocinética y farmacodinamia del IFN alfa en pacientes con IRC

Según los datos de eficacia obtenidos con IFN alfa estándar en monoterapia en los enfermos en HD con VHC, éstos presentan una RVS superior a la de la población general.[6] Ello podría explicarse por una menor carga viral de los pacientes en HD, pero también se postula que las membranas de diálisis adsorberían ARN-VHC, o bien que el IFN estándar se acumula en los pacientes urémicos por tener un mecanismo específico y una farmacocinética diferente.[7]

Esta mayor eficacia del tratamiento antiviral para el VHC en esta población se asocia a un mayor número y gravedad de los efectos adversos,[6,7] que pueden deberse no sólo a diferencias farmacocinéticas del IFN sino también a la existencia de otros factores asociados a la enfermedad renal y a la inmunodepresión de los pacientes.

El metabolismo y el aclaramiento del IFN dependen de la función renal. El fármaco es filtrado por el glomérulo y absorbido y catalizado en las células tubulares. En adultos sanos, la vida media del IFN alfa estándar tras la administración de las dosis habituales es de 5,3 horas.[32] Los datos en HD, aunque son muy escasos, indican un metabolismo diferente, y tras la administración de una dosis única, se observan niveles detectables después de muchas horas. Ello haría que en el organismo se mantuviesen niveles activos con eficacia terapéutica hasta la siguiente sesión de diálisis. Así, Rostaing *et al.*[32] mostraron una farmacocinética del IFN alfa modificada en los dializados, con un área bajo la curva significativamente más elevada en los pacientes urémicos que en los que presentaban función renal normal. En estos últimos, a las 24-36 horas de la administración del fármaco los niveles de IFN fueron indetectables, pero en los pacientes con insuficiencia renal aún existían niveles séricos de IFN.

8.2   Farmacocinética y farmacodinamia de la RBV en los pacientes con IRC

El mecanismo de acción preciso de la RBV no se conoce. Se sabe que no tiene acción antiviral, sin embargo su administración junto con el IFN es crucial para obtener una RVS y evitar al máximo el riesgo de recidiva después del tratamiento.

La principal vía de eliminación de la RBV en el organismo es la renal,[33] por ello hasta hace poco tiempo se consideraba que estaba contraindicada en la IRC. La RBV puede acumularse en los eritrocitos, lo cual favorece su toxicidad sin aumentar el efecto antiviral. En un modelo de aclaramiento de RBV en pacientes con función renal normal, las variables asociadas a su eliminación fueron: el peso, el sexo (el masculino tenía un 20 % más de eliminación) y la edad (eliminación reducida en mayores de 40 años).[33]

La farmacocinética de la RBV tras una dosis única muestra que en los pacientes con disfunción renal existe un área bajo la curva y una concentración máxima superior a la de los controles sanos.[31] Los pacientes con aclaramiento de creatinina entre 10-30 mL/min tienen una área bajo la curva que triplica los valores de los controles sanos. La RBV en los pacientes con insuficiencia renal con un aclaramiento de creatinina menor de 50 mL/min debe ser administrada con precaución, ya que puede provocar anemias hemolíticas severas y de instauración rápida que pueden constituir una complicación grave en los pacientes urémicos y con riesgo cardiovascular. Además, las concentraciones de RBV no se modifican con la diálisis y los niveles séricos de RBV, que se determinan en algunos laboratorios, no se relacionan con su acumulación en las células hemáticas.

Destacan algunos estudios sobre interacciones de la RBV con otros fármacos. Los de mayor interés muestran que la RBV no es un sustrato de los enzimas del citocromo P450 y que no induce enzimas hepáticos.[33] La RBV actúa inhibiendo la síntesis de las purinas a través de la inhibición del enzima inosito-fosfato-deshidrogenasa, vía que también utiliza el ácido micofenólico y la didanosina,[33] por lo que dichos tratamientos deben ser evitados cuando se administre RBV.

Inicialmente se pensaba que la RBV estaba contraindicada en los pacientes en diálisis; no obstante, la mayor parte de los estudios concluyen que si bien es posible utilizarla debe ser a dosis más bajas que en la población general; además, se requiere un ajuste frecuente de las mismas y la administración concomitante de EPO.[24,34,35] Consideramos que para su administración clínica es importante realizar controles frecuentes y tener al paciente y a su nefrólogo muy bien informados.

8.3　*Efectos adversos especiales del IFN alfa en los pacientes en diálisis*

Como hemos comentado, los niveles séricos del IFN son proporcionalmente más elevados en los pacientes en HD que en la población general, lo que explicaría la mayor gravedad de los efectos adversos ocasionados durante el tratamiento antiviral en los dializados.

Además de los efectos adversos típicos del IFN, los pacientes en HD pueden presentar complicaciones relacionadas con comorbilidades habituales en los pacientes en HD pero que el IFN las hace más frecuentes y les confiere mayor gravedad.[9] Destacan las convulsiones, las infecciones graves, la pericarditis, el empeoramiento de la situación hemodinámica y de su hipertensión arterial, etc.

Una complicación específica de esta población es el síndrome febril mantenido por la reacción inflamatoria y el rechazo de un riñón previamente trasplantado y no funcionante.[9] Se traduce por fiebre y dolor local a veces asociado a tumefacción de la zona. Es importante llevar a cabo un reconocimiento precoz de dicha complicación y hospitalizar al enfermo para el tratamiento. Algunos grupos realizan nefrectomía del injerto y otros, entre ellos el nuestro, indican la embolización arterial del riñón trasplantado, con buenos resultados.[9]

8.4 *Diferencias en los resultados del tratamiento para el VHC dependiendo del tipo de tratamiento renal sustitutivo (HD o DP)*

El tratamiento sustitutivo renal suele realizarse en las fases más avanzadas de la enfermedad mediante las técnicas de HD o bien mediante la DP. El resultado del tratamiento antiviral se modifica dependiendo de la técnica depurativa utilizada. Existen muy escasas referencias a este dato que es poco conocido. Según Hanrotel *et al.*,[36] los niveles séricos de IFN serían mucho más elevados en los hemodializados que en los tratados con DP.

En nuestra corta experiencia, hemos observado una tendencia a no respuesta viral en pacientes sometidos a DP que reciben tratamiento con IFN estándar a las dosis habituales.

Estos aspectos prácticos son muy importantes y requerirían investigaciones con un elevado número de casos para sacar conclusiones.

9 Resultados del tratamiento antiviral para el VHC en pacientes sometidos a HD

En los pacientes en HD y candidatos a TR infectados por el VHC es importante plantear tratamiento antiviral, ya que el VHC es la causa más frecuente de hepatopatía postTR y la infección puede tener repercusión después del mismo tanto en la supervivencia del paciente como en la del injerto. El objetivo del tratamiento será conseguir una RVS que se mantenga después del TR.

En la población general, el mejor tratamiento que se puede ofrecer a un paciente con hepatitis crónica por VHC es IFN pegilado asociado a RBV. En la población en HD no está tan bien establecido cuál es el mejor tratamiento: con qué fármacos, a qué dosis y durante cuánto tiempo. Esto es así, en parte, por las diferencias farmacocinéticas del IFN y de la RBV en los pacientes en HD y, en parte, porque hace menos tiempo que se realiza este tratamiento en dicha población y disponemos de menos estudios al respecto.

De manera análoga a la población no urémica, el primer tratamiento que se aplicó a los pacientes con VHC en HD fue el IFN alfa estándar en monoterapia. En 2003 se publicaron dos metaanálisis con resultados parecidos.[6,7] El realizado por Russo *et al.*,[6] que englobaba a 213 pacientes tratados con IFN estándar de diferentes tipos, a diferentes dosis y durante diferente tiempo, concluía que este tratamiento era más efectivo en la población en HD (RVS del 33 % con RVS en genotipo 1 del 26 %) que en la población con función renal normal, pero que se asociaba a una tasa más alta de efectos secundarios y a más retiradas de tratamiento (29,6 % de los pacientes). Esta mejor respuesta viral y mayor tasa de efectos secundarios podría estar relacionada con la farmacocinética del IFN, pues el área bajo la curva después de su administración es mayor en los pacientes dializados que en la población con función renal normal.[32] Otros mecanismos por los que podría explicarse la mayor tasa de respuestas son que los pacientes en HD suelen tener lesiones histológicas menos evolucionadas y una carga viral más baja y que, según se ha sugerido, existe un incremento de IFN endógeno durante las sesiones de HD.[37] En los pacientes en los que se consigue RVS, se objetiva una mejoría en la actividad histológica de las biopsias hepáticas de seguimiento.[23]

Aunque inicialmente se consideraba que la RBV estaba contraindicada en los pacientes en HD por la alta probabilidad de desencadenar anemias hemolíticas severas, en 2001 Bruchfeld *et al.*[24] publicaron un estudio piloto con IFN estándar asociado a RBV en seis pacientes en HD, en el que se observaba una RVS de tan sólo el 17 %. En este estudio, las dosis medias diarias de RBV utilizadas fueron de 170-300 mg y los niveles de hemoglobina se mantuvieron entre 9,5 y 11 g/dl administrando EPO semanal. La importancia del estudio es que demuestra que la anemia asociada a la RBV puede manejarse correctamente mediante la administración de EPO a altas dosis.

A partir de 2005 aparecen estudios que utilizan IFN pegilado en los pacientes con hepatitis crónica VHC en HD. De los dos tipos de IFN pegilado alfa disponibles en el mercado (2a y 2b), el primero tiene una eliminación básicamente hepática y el segundo principalmente renal. Esto es un dato importante en la población en HD, ya que los estudios realizados demostraron que la cinética del IFN pegilado alfa 2a no parece afectarse en los pacientes urémicos y, en cambio, la concentración del IFN pegilado alfa 2b se halla más condicionada por la función renal.[11] Por eso en España sólo está aprobada la indicación para el tratamiento de la hepatitis crónica VHC en pacientes en HD con el IFN pegilado alfa 2a y en su ficha técnica se recomiendan dosis algo más bajas que en la población general (135 μg/semana).

Recientemente, se ha publicado un metaanálisis sobre la eficacia y tolerancia del IFN estándar y del IFN pegilado que incluye 645 pacientes en HD con hepatitis crónica por VHC.[37] En los estudios basados en IFN estándar, la RVS fue del 39 % con un 19 % de retirada de tratamiento, y en los realizados con IFN pegilado la RVS fue del 31 % con una retirada de tratamiento del 27 %, lo que parece indicar que el IFN pegilado en monoterapia no ofrece ventajas sobre el estándar y es peor tolerado. Los efectos secundarios más frecuentes que obligaron a retirar el tratamiento fueron el síndrome pseudogripal, las manifestaciones gastrointestinales y las alteraciones hematológicas. También existía una relación positiva entre las retiradas de tratamiento y la edad del paciente. Casi al mismo tiempo, Liu *et al.*[38] publican un estudio randomizado con 50 pacientes en el que comparaban directamente el IFN pegilado con el IFN estándar. En el análisis multivariante, el tratamiento con IFN pegilado y la carga viral < 800.000 UI/ml fueron factores predictivos de RVS. Además, ningún paciente sin ARN-VHC negativo a las cuatro semanas obtuvo RVS y los tratados con IFN pegilado tuvieron menos retiradas de tratamiento por efectos secundarios que los tratados con IFN estándar (0 % frente al 20 %).

Hemos comentado en varias ocasiones a lo largo de este libro que, en la actualidad, el mejor tratamiento de la hepatitis VHC que puede ofrecerse a la población general es la asociación de IFN pegilado y RBV. En la literatura, se han publicado recientemente algunos estudios en la población en HD y los resultados son prometedores.[24,34,35] Incluyen un total de 48 pacientes en los que se empleó IFN pegilado (en 44 pacientes se utilizó IFN pegilado alfa 2a a dosis de 135 µg/semana y en 4 se empleó IFN alfa 2b a dosis de 50 µg/semana) más RBV durante 48 semanas para los genotipos 1 y 4 y durante 24 semanas para los genotipos 2 y 3. Aunque el número de pacientes es limitado, las tasas de RVS están comprendidas entre el 60 y el 97 % y sólo una minoría de los que utilizaron IFN pegilado alfa 2a precisaron retirada del tratamiento por efectos secundarios (véase la tabla 2). En estos estudios las dosis de RBV administradas fueron mucho más bajas que en la población general, se empleó EPO en todos los pacientes y se midieron los niveles del fármaco en sangre para modificar las dosis y evitar efectos secundarios.

Un aspecto importante del tratamiento del VHC en los pacientes en HD es si la RVS que se consigue se mantiene después del TR. Los estudios demuestran que la respuesta se mantiene estable en la mayoría de los casos a pesar de la inmunosupresión obligada a la que se somete a los pacientes.[9,10] Además, se ha relacionado la persistencia del ARN-

Referencia	Buchfeld *et al.*[24]	Rendina *et al.*[34]	Van leusen *et al.*[35]
Pacientes, n	6	35	7
Genotipos, n (%) • 1 • No genotipo 1	 4 (66,6) 2 (33,3)	 16 (45,7) 19 (54,2)	 4 (57,1) 3 (42,8)
ARN-VHC pre (media, UI/ml)	NC	323.535	1.039.000
Cirrosis hepática, n (%)	0 (0); 2 no BH	0 (0)	0 (0); no BH
PegIFN utilizado (2a/2b)	2/4	35/0	7/0
Reducción IFN, n (%)	1 (16,6)	0 (0)	2 (28,5)
Dosis media RBV (mg/d)	170-300	100-200	100-200
Retirada por efectos secundarios, n (%)	2 (33,3)	2 (5,7)	0 (0)
RVR, n (%)	0/5 (0)	34 (97,1)	NC
RVP, n (%)	5/6 (83,3)	34 (97,1)	5 (71,4)
RVS, n (%)	3/5 (60)	34 (97,1)	5 (71,4)

Tabla 2. Resultados de los estudios realizados en pacientes con hepatitis crónica por VHC en hemodiálisis con interferón pegilado más ribavirina.
PegIFN: interferón pegilado; RBV: ribavirina; RVR: ARN-VHC negativo a las cuatro semanas de iniciar el tratamiento; RVP: ARN-VHC negativo a las 12 semanas de iniciar el tratamiento; RVS: ARN-VHC negativo a las 24 semanas de finalizar el tratamiento; NC: no consta; BH: biopsia hepática.

VHC con el desarrollo de glomerulonefritis *de novo* en el injerto renal que puede provocar la pérdida de su función[26] y se ha visto que la negativización del ARN-VHC antes del TR reduce la incidencia de esta patología.[27] Así, Cruzado *et al.*[27] compararon un grupo de 15 pacientes antiVHC positivos que antes del TR recibieron IFN, 10 de los cuales (67 %) consiguieron la negativización del ARN, con otro grupo de 63 pacientes antiVHC positivos no tratados (28,7 % ARN negativos). En el primer grupo, 1/15 (paciente sin respuesta al IFN) (6,7 %) presentaron glomerulonefritis *de novo*, mientras que en el segundo grupo 12/63 (todos con ARN positivo) (19 %) la desarrollaron, lo que fue estadísticamente significativo.

Si bien los resultados del tratamiento antiviral en los pacientes en HD son buenos, todavía quedan varios interrogantes por resolver. Por una parte, se han visto recidivas tardías del VHC en esta población (alrededor de las 48 semanas después de finalizado el tratamiento)[6] que no estarían recogidas en los estudios que valoran los resultados del tratamiento por la RVS. Por otra, se desconoce cuál es la duración ideal del tratamiento, ya que habitualmente se administra durante 48 semanas para los genotipos 1 y 4 y durante 24 semanas para los genotipos 2 y 3, pero quizá podrían beneficiarse de tratamientos más prolongados (72 semanas para los genotipos 1 y 4, si aclaran lentamente la carga viral, y 48 semanas para los genotipos 2 y 3, en analogía a otras poblaciones inmunodeprimidas como los portadores de anticuerpos para el virus de la inmunodeficiencia humana). Se necesitan estudios más amplios que incluyan mayor número de pacientes y con seguimiento más prolongado que nos ayuden a conocer cuál es el manejo ideal de los pacientes con VHC en HD.

10 Conclusiones

La hepatitis crónica por VHC en los pacientes con IRC y en HD sigue siendo una causa importante de enfermedad hepática. Tiene una mayor morbilidad y mortalidad a largo plazo que en la población general, en especial en pacientes que hayan sido previamente trasplantados y hayan recibido inmunosupresores.

El diagnóstico se realiza por los métodos habituales con detección de antiVHC por técnicas de tercera generación y, a menudo, precisan la determinación del ARN-VHC. La biopsia hepática suele ser necesaria para establecer el pronóstico antes del TR y por si precisa un trasplante hepatorrenal combinado.

El tratamiento actual para el VHC se basa en la administración de IFN pegilado y dosis bajas de RBV. Las dosis requeridas de RBV no están definidas en la literatura, aunque son claramente inferiores que las administradas en la población general. Se aconseja realizar una estricta monitorización analítica con determinación de los niveles de RBV en sangre si es posible y siempre asociarla a la administración de EPO.

La tolerancia del tratamiento para el VHC en los enfermos renales no es buena, pues se agudizan los efectos adversos observados en la población general y pueden presentar complicaciones específicas debidas a la uremia, la intolerancia de un injerto previo no funcionante y algunas comorbilidades habituales en estos pacientes.

Los resultados del tratamiento para el VHC en los pacientes en HD son similares o superiores a los de la población general y lo más importante es que la respuesta viral se mantiene después del TR.

La negativización del ARN-VHC previa al TR previene la glomerulonefritis postTR asociada al VHC que podría favorecer la pérdida del injerto.

BIBLIOGRAFÍA

1. Kellerman S, Alter MJ. Preventing hepatitis B and hepatitis C virus infections in end-stage renal disease patients: back to basics. Hepatology 1999; 29: 291-93.

2. Fissell RB, Bragg-Greshman JL, Woods JD *et al.* Patterns of hepatitis C prevalence and seroconversion in hemodialysis units of three continents: The DOPPS. Kidney Int 2004; 65: 2335-342.

3. Sterling RK, Sanyal AJ, Luketic VA *et al.* Chronic hepatitis C infection in patients with end stage renal disease: characterization of liver histology and viral load in patients awaiting renal trasplantation. Am J Gastroenterol 1999; 94: 3576-582.

4. Martin P, Carter D, Fabrizi F *et al.* Histopathological features of hepatitis C in renal trasplant candidates. Trasplantation 2000; 69: 1236-237.

5. Rostaing L, Izopet J, Baron E *et al.* Treatment of chronic hepatitis C with recombinant interferon alpha in kidney trasplant recipients. Trasplantation 1995; 59: 1426-431.

6. Russo MW, Goldsweig CD, Jacobson IM, Brown RS. Interferon monotherapy for dialysis patients with chronic hepatitis C: an anlysis of the literature on efficacy and safety. Am J Gastroenterol 2003; 98: 1610-615.

7. Fabrizi F, Dubai G, Dixit V, Bunnapradist S, Martin P. Meta-analisys: interferon for the treatment of chronic hepatitis C in dialysis patients. Alinent Pharmacol Ther 2003; 18: 1071-081.

8. Casanovas-Taltavull T, Baliellas C, Llobet M *et al.* Preliminary results of treatment with Pegylated interferon alpha 2 a for chronic hepatitis C virus in kidney trasplant candidates on hemodialysis. Trasplant Proc 2007; 39: 2125-127.

9. Casanovas-Taltavull T, Baliellas C, Benasco C *et al.* Efficacy of interferon for chronic hepatitis C virus-related hepatitis in kidney trasplant candidates on hemodialysis: results after trasplantation. Am J Gastroenterol 2001; 96: 1170-177.

10. Kamar N, Toupance O, Buchler M *et al.* Evidence that clearance of hepatitis C virus RNA after alpha-interferon therapy in dialysis patients is sustained after renal trasplantation. J Am Soc Nephrol 2003; 14: 2092-098.

11. Fabrizi F, Lunghi G, Ganeshan SV, Martín P, Messa P. Hepatitis C virus infection and the dialysis patient. Semin Dial 2007; 20: 416-22.

12. Poordad FF, Fabrizi F, Martin P. Hepatitis C infection associated with renal disease and chronic renal failure. Semin Liver Dis 2004; 24: S69-77.

13. Espinosa M, Martín-Malo A, Álvarez de Lara MA, Aljama P. Risk of death and liver cirrhosis in antiHCV positive long-term haemodialysis patients. Nephrol Dial Trasplant 2001; 16: 16669-674.

14. Rampino T, Arbustini E, Gregorini M *et al.* Haemodialysis prevents liver disease caused by hepatitis C virus: role of hepatocyte grow factor. Kidney Int 1999; 56: 2286-291.

15. Fabrizi F, Martin P, Dixit V, Bunnapradist S, Dubai G. Meta-analysis: affect of hepatitis C virus infection on mortality in dialysis. Aliment Pharmacol Ther 2004; 20: 1271-277.

16. Kalantar-Zadeh K, McAllister CJ, Miller LG. Clinical characteristics and mortality in hepatitis C positive haemodialysis patients: a population based study. Nephrol Dial Trasplant 2005; 20: 1662-669.

17. Mathurin P, Mouquet C, Poynard T *et al.* Impact of hepatitis B and C virus on kidney trasplantation outcome. Hepatology 1999; 29: 257-63.

18. Fabrizi F, Martín P, Dixit V, Bunnapradist S, Dulai G. Hepatitis C virus antibody status and survival after renal trasplantation: meta-analysis of observational studies. Am J Trasplant 2005, 5: 1452-461.

19. Pereira BJG, Natov SN, Bouthot BA *et al.* Effect of hepatitis C infection and renal trasplantation on survival in end-stage renal disease. Kidney Int 1998; 53: 1374-381.

20. Galán F, Pérez-Gracia MT, Lozano A, Benavides B, Fernández-Ruiz E, Rodríguez-Iglesias MA. A 3-year follow-up of HCV-RNA viraemia in haemodialysis patients. Nephrol Dial Trasplant 1998; 13: 1211-214.

21. Varaut A, Fontaine H, Serpaggi J *et al.* Diagnostic accuracy of the fibrotest in hemodialysis and renal trasplant patients with chronic hepatitis C virus. Trasplantation 2005; 80: 1550-555.

22. KDIGO Clinical practice guidelines for the prevention, diagnosis, evaluation and treatment of hepatitis C in chronic kidney disease. Kidney Int 2008; 73: S1-99.

23. Huraib S, Iqbal A, Tanimu D, Abdullah A. Sustained virological and histological response with pretrasplant interferon therapy in renal trasplant patients with chronic viral hepatitis C. Nefrology 2001; 21: 435-40.

24. Bruchfeld A, Lindahl K, Reichard O, Carlsson T, Schvarcz R. Pegylated interferon and ribavirin treatment for hepatitis C in haemodialysis patients. J Viral Hepat 2006; 13: 316-21.

25. Lemos LB, Pérez RM, Matos CA, Silva IS, Ferraz ML. Clinical and laboratory characteristics of acute hepatitis C in patients with end-stage renal disease on hemodiálisis. J Clin Gastroenterol 2008; 42: 208-11.

26. Cruzado JM, Carrera M, Toras J, Grinyó JM. Hepatitis C virus infection and de novo glomerular lesions in renal allografts. Am J Trasplant 2001; 1: 171-78.

27. Cruzado JM, Casanovas-Taltavull T, Torras J, Baliellas C, Gil-Vernet S, Grinyò JM. Pretrasplant interferon prevents hepatitis C virus-associated glomerulonephritis in renal allografts by HCV-RNA clearance. Am J Trasplant 2003; 3: 357-60.

28. Kamar N, Sandres-Saune K, Selves J *et al.* Long-term ribavirin therapy in hepatitis C virus positive renal trasplant patients: effects on renal function and liver histology. Am J Kidney Dis 2003; 42: 184-92.

29. Zylberberg H, Carnot F, Mamzer MF, Blancho G, Legendre C, Pol S. Hepatitis C virus related fibrosing cholestatis hepatitis afeter renal trasplantation. Trasplantation 1997; 63: 158-60.

30. Alric L, Plaisier E, Thébault S *et al.* Influence of antiviral therapy in hepatitis C virus-associated cryoglobulinemic MPGN. Am J Kidney Dis 2004; 43: 617-23.

31. Kamar N, Chatelut E, Manolis E, Lafont T, Izopet J, Rostaing L. Ribavirin pharmacokinetics in renal and liver trasplant patients: evidence that it depends on renal function. Am J Kidney Dis 2004; 43: 140-46.

32. Rostaing L, Chatelut E, Payen JL *et al.* Pharmacokinetics of alpha IFN 2b in chronic hepatitis C virus patients undergoing chronic haemodialysis or with normal renal function: clinical implications. J Am Soc Nephrol 1998; 9: 2344-348.

33. Glue P. The clinical pharmacology of ribavirin. Semin Liver Dis 1999; 19: S17-24.

34. Rendina M, Schena A, Castellaneta NM *et al.* The treatment of chronic hepatitis C with peginterferon alpha 2a (40 kDa) plus ribavirin in haemodialysed patients awaiting renal trasplant. J Hepatol 2007; 46: 768-74.

35. Van Leusen R, Adang RPR, De Vries RA *et al.* Pegylated interferon alpha 2a (40 KD) and ribavirin in haemodialysis patients with chronic hepatitis C. Nephrol Dial Trasplant 2008; 23: 721-25.

36. Hanrotel C, Lavaud S, Toupance O, lebon P, Chanard J. Dialysis technique modulates alpha interferon pharmacokinetics in a patient with chronic hepatitis C. Nephrol Dial Trasplant 1997; 12: 2804-805.

37. Fabrizi F, Dixit V, Messa P, Martin P. Interferon monotherapy of chronic hepatitis C in dialysis patients: meta-analysis of clinical trials. J Viral Hepat 2008; 15: 79-88.

38. Liu CH, Liang CC, Lin JW, *e al.* Pegylated interferon alpha 2a versus standard interferon alpha 2a for treatment-*naïve* dialysis patients with chronic hepatitis C: a randomised study. Gut 2008; 57: 525-30.

Capítulo 15
Tratamiento del VHC en el trasplante hepático

A. Palau,[1] M. Berenguer[2]

[1]Servicio Digestivo
Hospital General de Castellón
Castellón

[2]Servicio Digestivo
Hospital La Fe de Valencia
Centro de Investigación Biomédica en Red
de Enfermedades Hepáticas y Digestivas, CIBEREHD
Valencia

Dirección para correspondencia
Hospital General de Castellón
Dr. A. Palau
apalauc@gmail.com

1 Introducción

La cirrosis secundaria a la infección crónica por el virus de la hepatitis C (VHC) consti-tuye actualmente la indicación más frecuente de trasplante hepático (TH). Es previsible un incremento en el número de individuos con hepatopatía terminal por VHC en los próximos años debido a la elevada prevalencia de personas infectadas en el rango de edad de 30 a 50 años,[1] la naturaleza progresiva de la hepatitis C, con desarrollo de cirrosis en un tercio de los pacientes tras 25-35 años de infección, y la falta de un tratamiento ple-namente efectivo.

La recurrencia de la hepatitis C es un hecho prácticamente universal en los pacientes sometidos a trasplante hepático infectados por el virus de la hepatitis C. Tanto la recu-rrencia viral como la reinfección del injerto es un problema constante que acontece en las primeras horas postrasplante.[2] Por otro lado, la evolución de la enfermedad tras el tras-plante no es comparable a la observada antes del mismo; su comportamiento es mucho más agresivo, pues se ha evidenciado en nuestro medio que el porcentaje de pacientes que desarrolla una cirrosis del injerto tras cinco-siete años de seguimiento alcanza el 30 %.[3] Y una vez alcanzado el estadío de cirrosis, la descompensación acontece en un 65 %

de pacientes en tres años. Con el inicio de las descompensaciones, el pronóstico se vuelve infausto, con una mortalidad del 80 % a los dos años.[4]

Comparando el pronóstico a largo plazo en el subgrupo de pacientes trasplantados por VHC con el de los trasplantados hepáticos por otras etiologías y no infectados por el VHC, se observa una reducción en la supervivencia a los cinco años que es del 70 % en receptores VHC positivos, frente al 80 % en receptores VHC negativos.[4-7]

El tratamiento antiviral en estos pacientes queda justificado por varias razones. Una primera ya expuesta es la mayor agresividad de la hepatitis C en el grupo de pacientes trasplantados. Otra razón son los estudios que demuestran que la erradicación del VHC se asocia a una mejoría en el pronóstico de estos pacientes. Estudios recientes han objetivado que la respuesta virológica sostenida (RVS), entendida como la negativización de la viremia a los seis meses de finalizado el tratamiento, se mantuvo en el tiempo en más del 90 % de los pacientes que la alcanzaron, tras un seguimientos de tres a cinco años, y las biopsias obtenidas en estos pacientes con RVS demostraron que la actividad necroinflamatoria y la fibrosis mejoraban.[8,9]

2 Historia natural de la hepatitis C postrasplante hepático

Es necesario conocer la historia natural de la hepatitis C recurrente tras el trasplante hepático para poder realizar un correcto manejo de los pacientes con esta entidad. Estudios de distintos grupos de TH con una política de realización de biopsias hepáticas seriadas en el postrasplante permiten empezar a conocer la historia natural de la hepatitis C recurrente, con una fiable aproximación a la evolución histológica en el tiempo.[6,7,10-15]

Tras el trasplante la reinfección ocurre en prácticamente el 100 % de los pacientes, y tras la misma se inicia el desarrollo de una lesión histológica sobre el nuevo órgano trasplantado. Este daño hepático se produce tanto como consecuencia de la infección del injerto por el VHC como por la respuesta inmunológica del huésped. La evolución de la recurrencia es variable. Así, un 5-35 % no desarrolla lesión o presenta mínimas alteraciones en la biopsia hepática. El 65-95 % restante desarrolla una hepatitis C recurrente establecida (hepatitis C recurrente con una primera fase aguda y una segunda fase crónica), y su forma de presentación puede ser variable. Sólo un bajo porcentaje desarrolla disfunción hepática a corto plazo. En cambio, en seguimientos más prolongados, se ha demostrado que el riesgo de desarrollar una cirrosis del injerto es mayor (8-30 % tras cinco-siete años)[3,5,6,16-21] que el que presentan los pacientes sometidos a TH por causa no secundaria al VHC. Por otro lado, existe un porcentaje inferior de pacientes, de un 2-8 %, que pueden desarrollar una forma de presentación más agresiva, conocida como hepatitis C colestásica fibrosante con una evolución muy tórpida a corto plazo (véase la figura 1).

Queda por dilucidar por qué unos pacientes presentan una progresión rápida y agresiva hacia la cirrosis hepática con pérdida del injerto y otros sólo presentan una recurrencia histológica leve sin repercusión clínica. Como consecuencia de esta recidiva, la mor-

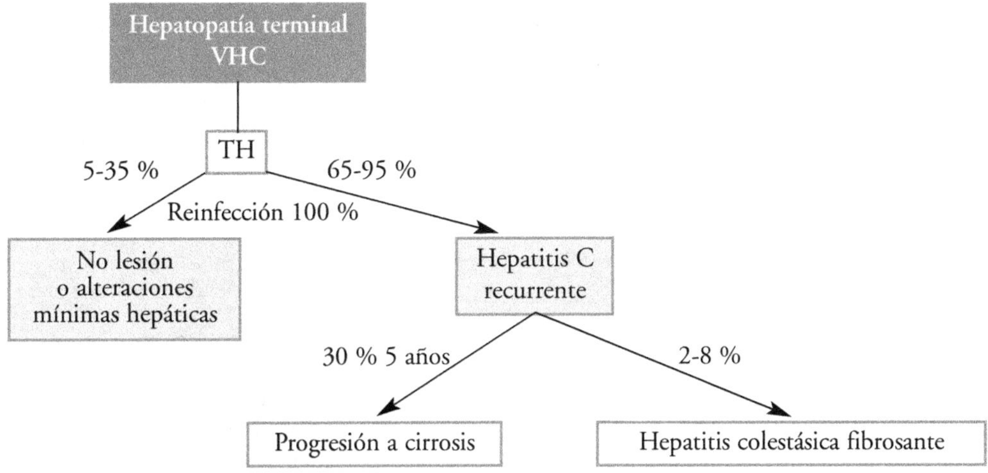

Figura 1. Historia natural de la hepatitis C recurrente.

talidad en estos pacientes está aumentada. Forman *et al.* han demostrado, valorando a 11.036 pacientes, que el riesgo de muerte es 1,23 veces mayor al compararlo con pacientes trasplantados por otras etiologías.[5]

Las dos formas de presentación de la hepatitis C recurrente tienen un distinto origen fisiopatológico y, por tanto, un pronóstico y evolución clínica diferentes (véase la tabla 1). Así, la *hepatitis crónica C recurrente* propiamente dicha remeda a la que observamos en el paciente inmunocompetente no trasplantado, pero con una mayor rapidez en la progresión de la fibrosis, que puede llevar diferentes patrones: seguir una evolución lineal,[10] un estancamiento tras un período inicial de progresión rápida[12] o una aceleración tardía tras una primera fase de estabilidad que puede durar incluso años.[13] Parece estar mediada por la respuesta inmunológica del huésped frente al VHC. La mayor progresión en la fibrosis que puede ser incluso de 0,3-0,8 incrementos de unidades de fibrosis al año, hace que la evolución hasta la cirrosis se produzca en un período mucho más corto de tiempo, de unos 9-12 años frente a los 20-50 años de los pacientes inmunocompetentes.

En la práctica clínica, observamos que, durante los tres-seis primeros meses, excluyendo el primer mes postrasplante, los pacientes tienen los parámetros de función hepática normales, y a partir del tercer o sexto mes aparecen alteraciones en los niveles de transaminasas que reflejan el desarrollo de una inflamación crónica sobre el injerto. En estas primeras fases los pacientes suelen encontrarse asintomáticos. El diagnóstico de sospecha debe confirmarse con una biopsia hepática que, además, nos sirve para realizar un diagnóstico diferencial con el rechazo celular. Los hallazgos histológicos que podemos encontrar son:

a) Hallazgos de hepatitis aguda en dos tercios de los casos.
b) Hallazgos de hepatitis crónica en el tercio restante.

	Hepatitis C crónica	Hepatitis colestásica
Presentación clínica	Generalmente asintomáticos los primeros 6 meses postTH	Predominio de signos de colestasis (ictericia, prurito) en primeros 6 meses postTH
Parámetros de laboratorio	Aumento de transaminasas Elevación poco llamativa de la bilirrubina	Aumento de bilirrubina Elevación poco llamativa de las transaminasas
Progresión a cirrosis del injerto	10-30 % en 5 años	50 % en 4-6 meses, con insuficiencia hepática grave
Carga viral	Elevada	Muy elevada
Histología	Hepatitis aguda lobular	Fibrosis, balonización hepatocitaria, colestasis, esteatosis, escasa inflamación, proliferación colangiolar sin pérdida de ductos biliares
Mecanismos de daño celular	Predominantemente mediado por la respuesta inmune	Citopático directo
Factores de riesgo	Edad donante ≥ 50 años, carga viral pretrasplante > 1 log Meq/mL, carga viral a los 4 meses del trasplante > 1 log Meq/mL, genotipo 1, sobreinmunosupresión (rechazo, cuádruple terapia) seguido de reconstitución abrupta del sistema inmune, infección por CMV, isquemia prolongada, VIH, retrasplante, fibrosis al año del trasplante > 1	Estado de excesiva inmunosupresión
Tratamiento recomendado	Interferón pegilado + ribavirina	Interferón pegilado + ribavirina (mantenimiento), y reducción inmunosupresión

Tabla 1. Hepatitis C recurrente: formas de presentación.

En ambos casos, los datos de la biopsia son similares a los descritos en la población no trasplantada, con predominio de afectación lobular con necrosis focal de células hepáticas, cuerpos acidófilos y esteatosis macrovesicular en la hepatitis aguda, y un infiltrado portal o lobular de células mononucleares junto a necrosis y esteatosis macrovesicular en la hepatitis crónica; se propugna que la esteatosis macrovesicular podría ser un marcador temprano de recurrencia. Al año del trasplante, hasta en un 80 % de los pacientes se detectan cambios compatibles con hepatitis crónica.

Por otro lado, al no existir una buena correlación entre las pruebas de función hepática convencionales y el daño hepático, la realización de biopsias hepáticas seriadas anuales ayuda a predecir la evolución y el manejo de la hepatitis C recurrente crónica.[1-3,8]

La *hepatitis colestásica fibrosante* se diferencia de la hepatitis C recurrente propiamente dicha (véase la tabla 1). Esta entidad especialmente agresiva presenta unas características especiales que sugieren que, probablemente, esté mediada por un efecto citopático directo del virus sobre el injerto. Diversos estudios han puesto de manifiesto que suele presentarse en estados de intensa inmunosupresión.[22] Puede aparecer como el debut de la recurrencia viral o, con menos frecuencia, como el empeoramiento de una hepatitis C recurrente crónica ya establecida. En la analítica se detecta una intensa colestasis y una elevada viremia en sangre periférica.[22] Tras excluir problemas biliares o arteriales, la biopsia hepática, una vez más, confirma el diagnóstico y permite excluir el rechazo celular.

Sea cual sea el patrón de recurrencia, diferentes estudios han demostrado que la hepatitis C recurrente progresa en un 8-44 % de casos, y que los pacientes desarrollan una cirrosis del injerto al quinto año de seguimiento[10-13]. Asimismo, en algunos centros los resultados han empeorado en los últimos años, lo cual podría deberse a:[6,7,15]

a) Mayor uso de donantes subóptimos (sobre todo añosos).[6]

b) Cambios en el manejo de la inmunosupresión del paciente.[23]

Una vez desarrollada la cirrosis, la evolución de la misma es mucho más agresiva en cuanto a posibilidad de descompensación al compararla con la historia natural de la cirrosis por VHC en pacientes no trasplantados,[4] ocurriendo la primera descompensación tras una media de ocho meses desde el diagnóstico de cirrosis del injerto. La tasa acumulada de descompensación alcanza el 42-63 % al año y tres años, frente al 3-18 % al año y quinto año en la cirrosis de pacientes no trasplantados, respectivamente. Las descompensaciones suelen darse en forma de descompensación ascítica, y la encefalopatía es mucho menos frecuente. Los factores predictivos de descompensación son: Child Pugh superior al estadío A, albúmina sérica menor de 3,4 mg/dl y tiempo desde el trasplante hasta el diagnóstico de cirrosis compensada inferior a un año. Una vez desarrollada la cirrosis del injerto, la esperanza de vida disminuye drásticamente, la supervivencia es menor del 10 % en tres años, frente al 60 % que presentan los inmunocompetentes.[4]

Los datos del registro español de TH entre los años 1991 y 2004 indican que la supervivencia de pacientes trasplantados por hepatopatías VHC es significativamente inferior que en los VHC negativos. Estos datos se repiten en otras series, con una supervivencia global disminuida, que a los cinco años es del 70 % en los pacientes con VHC, frente al 80 % en los VHC negativos.[5, 6, 20]

3   Manejo adecuado del paciente con hepatitis C recurrente

Conocer la historia natural de la hepatitis C recurrente es fundamental para el adecuado manejo de la enfermedad. Las biopsias hepáticas seriadas por protocolo permiten situar el punto aproximado de la historia natural en que se encuentra el paciente. Determinar qué pacientes van a desarrollar una *recidiva grave de la hepatitis C,* definida ésta como la presencia de fibrosis que condiciona hipertensión portal, y la pérdida del injerto a corto plazo,[24] y así poder beneficiarse de iniciar un tratamiento antiviral con finalidad curativa, es difícil. La presencia de necrosis lobulillar durante la fase aguda de la hepatitis[25] y la existencia de fibrosis hepática significativa (es decir, fibrosis 2 [F2])[3,7] al año del trasplante, puede identificar a los pacientes con alto riesgo de desarrollar una recidiva grave.

Al igual que en los pacientes inmunocompetentes, actualmente son muchos los autores que advierten de las limitaciones de la biopsia hepática; algunas de ellas son:

a) Error muestral, sobre todo ante muestras de tamaño inferior a 25-50 mm.[26]
b) Variabilidad interobservador e intraobservador al interpretar la biopsia.
c) Técnica invasiva no exenta de riesgos.

En este sentido, un estudio reciente demuestra que la determinación del gradiente de presión portal (GPP) es más preciso que la biopsia hepática en identificar a los pacientes con recidiva grave de la hepatitis C.[27] El estudio determina que la presencia de un GPP ≥ 6 mmHg (es decir, una presión portal elevada) al año del TH, identifica a la gran mayoría de pacientes que van a presentar una descompensación clínica a corto plazo debida a la recurrencia de la hepatitis C. Los autores propugnan que la biopsia hepática combinada con la medición del gradiente de presión portal constituye el «patrón oro» en el momento actual, para el seguimiento de los pacientes con hepatitis C recurrente.

Debido a que tanto la biopsia como la medición del GPP son métodos invasivos, y estas técnicas deben hacerse de forma seriada, se han propuesto métodos no invasivos para el diagnóstico de la fibrosis hepática. Hay disponibles métodos serológicos, que emplean marcadores séricos de rutina relacionados con la gravedad de la fibrosis, los cuales tras ser combinados con métodos matemáticos dan una aproximación de la existencia de mucha o escasa fibrosis.[28,29] El análisis de redes neuronales también puede afianzar más estos resultados.[30]

Por otro lado, el fibroscan®, como método de imagen no invasivo de diagnóstico de la fibrosis hepática, al igual que en no trasplantados, es una herramienta muy útil en el manejo de estos pacientes. En un estudio reciente, se ha demostrado una alta fiabilidad en la identificación de pacientes con fibrosis significativa.[31]

4 Tratamiento antiviral

Los motivos que justifican el uso de un tratamiento antiviral en estos pacientes son:

a) La evidencia de que la historia natural agresiva de la hepatitis C recurrente disminuye la supervivencia de este subgrupo de pacientes en comparación con los trasplantados por otras causas.

b) Datos de la literatura que indican que la obtención de una RVS en estos pacientes disminuye la probabilidad de progresión a cirrosis y el riesgo de descompensación, mejorando por tanto el pronóstico.[8,9]

El objetivo principal al someter a estos pacientes a tratamiento antiviral es evitar la pérdida del injerto por la recidiva de la hepatitis C después del trasplante. Varias son las estrategias terapéuticas que podemos plantear para lograr dicho objetivo, dependiendo del momento en que se decida actuar:

1. *Tratamiento antiviral pretrasplante:* busca erradicar la infección antes del mismo y evitar así la recidiva de la infección tras el trasplante hepático.
2. *Tratamiento profiláctico:* administra gammaglobulinas antihepatitis C en la fase anhepática y durante el postrasplante inmediato, de forma similar a lo utilizado para prevenir la recidiva de la infección por la hepatitis B tras el trasplante hepático.
3. *Tratamiento preventivo* (preemptive)*:* intenta utilizar un tratamiento antiviral en las primeras semanas después del trasplante, cuando ya hay recidiva de la infección, pero aún no existen lesiones hepáticas en el injerto.
4. *Tratamiento de la hepatitis C ya establecida:* inicia el tratamiento antiviral cuando ya hay constancia de que la hepatitis C recurrente ha causado lesiones en la histología del injerto; se puede actuar precozmente, en la fase aguda, o posteriormente, en una fase crónica.

Los inconvenientes y las ventajas de cada una de estas estrategias se analizan a continuación.

El desarrollo del tratamiento antiviral en no trasplantados con el avance en el tiempo del uso de interferón en monoterapia, combinado con ribavirina después y más recientemente interferón pegilado asociado a ribavirina, también ha evolucionado de forma similar en el campo del TH, y, en la actualidad, la última combinación es el tratamiento que se emplea por ser el que ha demostrado mayores tasas de RVS.[32]

4.1 Terapéutica antiviral antes del trasplante

La posibilidad de optar por esta estrategia es, por desgracia, una opción no siempre factible. Incluir al paciente en lista de espera para trasplante hepático por una hepatopatía terminal por VHC presupone *per se* una situación de gravedad que muchas veces limita la posibilidad de administrar un tratamiento antiviral con garantías de éxito, debido en gran medida a los efectos secundarios del tratamiento en este subgrupo de pacientes.

Sería deseable disponer de antivirales más potentes y sin apenas efectos secundarios graves, como ocurre en el campo de la hepatitis B, donde el adecuado manejo de análogos de nucleósido/nucleótido ha permitido erradicar casi por completo la recurrencia de la hepatitis B tras el trasplante hepático, e incluso obviar el mismo en muchos pacientes al mejorar su función hepática con la respuesta al tratamiento antiviral.

En este sentido, un reciente estudio valora el efecto del empleo de interferón pegilado y ribavirina sobre la probabilidad de descompensación y la supervivencia, en una cohorte de pacientes con cirrosis VHC descompensada, comparado con una cohorte similar no tratada. El estudio, pese a sus limitaciones metodológicas, objetiva una disminución significativa de la posibilidad de descompensación en el grupo tratado y una mejoría de la supervivencia entre los pacientes con RVS.[33]

Algunos estudios recientes han puesto de manifiesto una asociación entre los niveles de viremia antes del trasplante y la posterior evolución histológica y clínica del mismo.[19,21] En este sentido, el estudio de Charlton *et al.* objetiva que los receptores de TH por hepatopatía VHC que presentan viremias altas antes del TH, desarrollan una tasa de mortalidad y pérdida del injerto un 30 % mayor que los receptores con baja carga viral.[21] Estos hallazgos son similares a los observados para la hepatitis B recurrente.

El conocimiento de la cinética viral de la infección por VHC demuestra que el efecto del interferón es dosis dependiente, y que produce un efecto antiviral directo y un descenso rápido de la carga viral desde el primer día de tratamiento; de esta forma, se podría al menos teóricamente suprimir la replicación viral, y así mejorar la evolución tras el trasplante. Los objetivos del tratamiento antiviral pretrasplante son:

a) Alcanzar una RVS.
b) Detener la progresión de la enfermedad.
c) Prevenir la recurrencia de la hepatitis C sobre el injerto sano.

Esta estrategia presenta la ventaja añadida de que el hígado enfermo, principal reservorio replicativo del VHC, se extrae durante el TH, liberando al paciente de esta posible fuente de reinfección.[34]

En contrapartida, presenta un difícil manejo debido a los siguientes problemas.

a) Dificultad para tolerar de forma adecuada el tratamiento en la gran mayoría de pacientes con cirrosis descompensada.
b) El tratamiento puede empeorar la función hepática, produciendo una descompensación de la cirrosis que podría ser fatal, sobre todo si se administra cuando ya ha existido alguna descompensación. Por este motivo, algunos autores recomiendan que este esquema terapéutico se utilice sólo en pacientes ya incluidos en lista de espera para TH.
c) Efectos adversos más numerosos y graves que en la población inmunocompetente, siendo especialmente preocupantes la aparición de citopenias severas y la mayor incidencia de infecciones.
d) Un gran porcentaje de estos pacientes no son *naïve*, es decir, ya han sido sometidos a tratamientos antivirales sin éxito.

En estos casos, es necesario conocer el esquema terapéutico que se siguió, las causas y el tipo de fracaso terapéutico (paciente no respondedor frente a paciente recaedor), pues las probabilidades de éxito del nuevo tratamiento dependerán en gran medida de todo esto.[34] Los estudios realizados han empleado diferentes esquemas terapéuticos (véase la tabla 2).

Estudio	n	ChTP	VHC RNA negativo EOT (%)	VHC RNA negativo RVS (%)	Pacientes trasplantados n	VHC-ARN negativo (%) tras el TH
Everson[1]	102	7	38	22	27	30
Forns[2]	30	7	30	ND	30	20
Thomas[3]	20	10	60	ND	20	20
Crippin[4]	15	12	33	0	2	0

Adaptado de Everson GT. J Hepatol. 2005;42:456-462.
1. Everson, GT et al. Hepatology 2002;36:297A.
2. Forns X et al. J Hepatol. 2003;39:389-396.
3. Thomas RM et al. Liver Transpl. 2003;9:905-915.
4. Crippin JS et al. Liver Transpl. 2002;8:350-355

Tabla 2. Evolución Post-trasplante en pacientes con tratamiento antiviral antes del mismo.

Los estudios realizados por Crippin y Everson[35,36] inician el tratamiento empleando bajas dosis de interferón y de ribavirina y, posteriormente, las van incrementando lentamente de forma progresiva hasta alcanzar las dosis máximas toleradas por el paciente.

Crippin y colaboradores[35] escogen a los pacientes con cirrosis por VHC descompensada situados en los primeros puestos de sus respectivas listas de espera, y los aleatorizan a uno de los tres posibles brazos terapéuticos del estudio, dos de ellos con monoterapia con interferón estándar y uno con interferón estándar más ribavirina. Menos del 50 % de los posibles candidatos a iniciar el estudio reunían los criterios de inclusión, y entre ellos, la leucopenia y la trombocitopenia fueron las causas de exclusión más comunes. Finalmente, tan sólo incluyen 15 pacientes. Nueve fueron tratados con monoterapia y seis con terapia combinada con ribavirina a dosis de 800 mg/día. Los resultados objetivan que durante el tratamiento se produjo respuesta virológica en un 33 %. Por desgracia, la recurrencia de la infección no pudo evitarse en el único paciente que se trasplantó con viremia indetectable en el momento del trasplante. Se comunica un importante número de efectos adversos (n = 23), muchos de ellos catalogados como graves (n = 13 [87 %]). La trombocitopenia aparece como el efecto adverso más frecuente, mientras que la aparición de infecciones es el efecto adverso más grave. Una de las conclusiones de este estudio es que un porcentaje muy importante de los pacientes en lista de espera para trasplante hepático no podrán beneficiarse de esta estrategia terapéutica, debido a la presencia de contraindicaciones, sobre todo trombocitopenia y leucopenia, que hacen difícil, si no imposible, la tolerancia al tratamiento. El estudio finalizó de forma precoz, y los autores advierten del riesgo del tratamiento antiviral en cirrosis VHC avanzadas en estadío C de Child-Pugh.

En el estudio de Everson *et al.,*[36] pacientes con cirrosis avanzada (con una media de Child- Pugh de 7) inician tratamiento con dosis bajas de interferón (1,5 mU tres veces por semana) y ribavirina (600 mg/día), con un progresivo aumento de dosis cada dos semanas según tolerancia. Emplean factores estimulantes de crecimiento para granulocitos y eritropoyetina según necesidades para lograr mantener dosis y continuar con el tratamiento antiviral. Los resultados sobre 102 pacientes tratados, la mayoría con genotipo 1, indican que durante el tratamiento, la respuesta virológica es del 38 %, mientras que la RVS es del 22 %. La tasa de RVS fue mayor en los pacientes que fueron tratados por un período superior a seis meses. La recurrencia de la infección tras el trasplante se objetiva en todos los pacientes que presentan un ARN-VHC detectable en el momento del trasplante. Se logró evitar la recurrencia de la infección en los ocho pacientes que recibieron el tratamiento y eran ARN-VHC negativos en el momento del trasplante, con lo que la RVS tras el trasplante fue del 100 %. El estudio no aporta datos acerca de mejoría en la función hepática o cambios en el estadío Child-Pugh antes del trasplante. Un 28 % de los pacientes tuvieron que interrumpir el tratamiento por efectos adversos graves.

Los resultados más optimistas de este estudio, a diferencia de los observados por Crippin *et al.,* estriban, entre otras cosas, en la gravedad de la hepatopatía al iniciar el tratamiento y el régimen terapéutico empleado. En el estudio de Crippin los pacientes se incluyeron con una media de Child-Pugh de 12, mientras que en el estudio de Everson lo hicieron con una cirrosis mucho menos avanzada. Por otro lado, las dosis de inicio empleadas en el segundo estudio fueron más bajas.

El estudio de Forns[37] se caracteriza por ajustar el inicio del tratamiento al momento aproximado de espera hasta el trasplante. Comienza el tratamiento al calcular un tiempo de espera hasta el TH de unos cuatro meses y se mantiene hasta el mismo. Comienza con dosis plenas de interferón alfa 2b y de ribavirina, que se modifica según tolerancia. El empleo de interferón estándar permitía una suspensión rápida y un control de los efectos adversos, sobre todo los hematológicos, previo al TH. La respuesta virológica es de nueve pacientes y tras el TH la infección recurre en tres de ellos, por lo que la RVS es del 20 %. El citado estudio identifica como factores de respuesta:

a) La carga viral baja.
b) La respuesta virológica rápida (definida como el descenso de la carga viral a la cuarta semana en más de 2 logaritmos).
c) Los genotipos 2 y 3. Describe efectos adversos graves en seis pacientes, en los que se suspendió el tratamiento, pero nadie falleció.

Por último, el estudio llevado a cabo por Thomas[38] se caracteriza porque sólo emplea dosis elevadas de IFN alfa 2b, 5 MU/día. Utiliza factor estimulante de colonias granulocíticas (GCSF) para tratar de mantener las dosis del tratamiento antiviral. Tres pacientes interrumpieron el tratamiento por trombopenia severa.

Tras analizar en conjunto estos cuatro estudios, observamos que:

a) Se obtuvo una indetectabilidad del ARN-VHC en el momento del trasplante en un 20-60 % de los pacientes.

b) En respondedores, el porcentaje que no presentó recidiva VHC postrasplante es de un 33-100 %.

c) El uso de factores estimulantes del crecimiento se muestra necesario para continuar y completar los objetivos del tratamiento.

d) La prevención de la recurrencia parece posible si el ARN-VHC es indetectable en el momento del trasplante.

No hay muchos datos disponibles, pero la reducción de la carga viral VHC antes del trasplante podría traducirse en una menor gravedad de la recurrencia de la hepatitis C.

Las recomendaciones de la Liver Trasplantation Society sobre el tratamiento antiviral en el pretrasplante, establecen su utilidad en:

a) Pacientes con índice Child-Pugh menor o igual a 7, o MELD menor o igual a 18, es decir, con buena función hepática y sometidos a TH por un carcinoma hepatocelular.

b) Pacientes con un índice Child-Pugh de 8-11 o MELD 18-25, en caso de presentar un perfil virológico favorable (genotipos 2, 3, o genotipos 1, 4 con baja carga viral).

c) Pacientes recaedores a tratamiento previo podrían beneficiarse de un nuevo tratamiento hasta el momento del TH.

d) El tratamiento no está recomendado en pacientes con Child-Pugh superior a 11 o MELD por encima de 25.

Se cree que hasta el 50 % de los pacientes con VHC en lista de espera para TH podrían beneficiarse de un tratamiento antiviral durante el preTH.[11]

Esta estrategia terapéutica puede resultar muy interesante en los centros con programa activo de TH de «donante vivo», pues al tratarse de una cirugía programada, es posible ajustar el tiempo óptimo del tratamiento y realizar el trasplante en el momento en que el tratamiento haya conseguido negativizar la carga viral del VHC.[24]

Será interesante valorar en un futuro próximo si los nuevos antivirales (inhibidores de la proteasa y polimerasa del VHC) pueden ser útiles para lograr un beneficio en estos pacientes, mejorando así su pronóstico e igualando la supervivencia a la de los TH por otras indicaciones.[24]

4.2 Terapéutica profiláctica de la recurrencia de la hepatitis C tras el trasplante hepático

La hepatitis B en el campo del trasplante hepático siempre ha servido de referente para el manejo de la hepatitis C recurrente. Se han intentado medidas profilácticas similares a las que han dado buenos resultados con el virus de la hepatitis B (VHB). Por desgracia, la experiencia satisfactoria con gammaglobulinas en la profilaxis de la hepatitis B tras el TH no se ha reproducido en la prevención de la hepatitis C recurrente. La justificación de este tratamiento versa en que la administración exógena de anticuerpos específicos frente al VHC neutraliza e inactiva los viriones circulantes, impidiendo la infección del injerto.

Varios estudios han valorado el empleo de gammaglobulinas antiVHC, pero del único que se extraen conclusiones beneficiosas es del realizado por Davis *et al.*[39] Se trata de un estudio multicéntrico que emplea dosis elevadas de gammaglobulina hiperinmune antiVHC (Civavir, NABI Inc, USA). Aleatoriza a los pacientes en tres grupos distintos, a los que administra dosis altas, dosis bajas o placebo, y los resultados observados son similares entre los grupos, aunque parece mejorar la actividad necroinflamatoria en las biopsias del final de tratamiento (14 semanas), y en los niveles de transaminasas en el grupo tratado con dosis más altas.

El empleo de esta estrategia en la práctica clínica habitual no se ha extendido, aunque quizá su uso podría tener un efecto beneficioso sobre la histología del injerto. Serán necesarios más estudios que confirmen este posible beneficio.

4.3 *Terapéutica antiviral postrasplante hepático*

La aplicación del tratamiento antiviral tras el trasplante puede hacerse en dos momentos distintos.

a) De forma precoz, a las pocas semanas del TH, con la finalidad de evitar el desarrollo de hepatitis del injerto o, al menos, reducir su agresividad.

b) Una vez establecida la hepatitis C recurrente sobre el injerto, iniciando el tratamiento en la fase aguda o durante la fase crónica de la hepatitis.

El objetivo principal es curar la infección y, con ello, tratar de retrasar o detener la progresión histológica de la enfermedad.

4.3.1 *Tratamiento en el postrasplante hepático «precoz»*

Es un tratamiento profiláctico *(preemptive)* que suele establecerse durante las dos-siete primeras semanas posteriores al trasplante. Su objetivo es reducir la incidencia y la gravedad de la hepatitis C recurrente. Su empleo de forma tan precoz se justifica por los resultados obtenidos en pacientes inmunocompetentes con hepatitis C aguda, en los que el tratamiento antiviral elimina el virus de forma sostenida en más del 90 % de casos.[40]

Los estudios sobre cinética viral[2] demuestran que tras el trasplante, el injerto sufre una infección aguda por VHC. La viremia es mínima en la fase anhepática y en el postoperatorio inmediato, pero a partir de la segunda semana postTH la carga viral aumenta, alcanzando su nivel máximo entre el primer y tercer mes postTH, con niveles incluso superiores a los existentes antes del TH. La hepatitis aguda del injerto suele observarse de forma variable entre las primeras tres-cuatro semanas y hasta el cuarto o sexto mes postTH. Por ello, muchos autores critican que el período de ventana para iniciar un tratamiento estrictamente profiláctico es prácticamente inexistente.

En un intento de evitar la recurrencia de forma temprana, Singh *et al.,*[41] utilizando interferón estándar sin ribavirina como tratamiento profiláctico, observaron un retraso en la presencia de hepatitis del injerto en el grupo tratado, sin detectar diferencias ni en la incidencia ni en la gravedad de la hepatitis con el grupo control. Por el contrario, Sheiner *et al.*[42] observaron un menor desarrollo de hepatitis en los pacientes tratados con interferón que en los no tratados, a pesar de que la carga viral en ambos grupos era similar, lo que sugiere que el interferón puede tener otro efecto beneficioso diferente al puramente antiviral. En ninguno de estos dos estudios existieron diferencias en la supervivencia entre los pacientes tratados y los que recibieron placebo.

Mazzaferro *et al.,*[43] en un estudio preliminar no aleatorizado, evaluaron en 36 pacientes la combinación de interferón y ribavirina como tratamiento profiláctico. El 33 % de los pacientes mostraron una respuesta bioquímica y virológica de forma sostenida a los seis meses de finalizado el tratamiento, con una supervivencia a los cinco años del 87,5 %. El tratamiento resultó altamente eficaz (RVS 100 %) en seis pacientes infectados por genotipos distintos al 1. Desafortunadamente, en el genotipo 1 (predominante en los pacientes sometidos a TH) sólo se logró un 20 % de RVS. Estudios posteriores con interferón pegilado no han logrado alcanzar mejores resultados que los del estudio de Mazzaferro[44,45] (véase la tabla 3).

La seguridad del tratamiento antiviral en el postTH precoz indica que:

a) El tratamiento antiviral se retira prematuramente por reacciones adversas en un 33-40 % de pacientes.

b) La incidencia de rechazo en los grupos tratados no parece ser mayor que en los grupos control.

c) La gravedad de los episodios de rechazo muestra una tendencia a ser mayor en los grupos que recibieron tratamiento.

d) Un gran porcentaje de TH no son subsidiarios de recibir este tipo de tratamiento por contraindicaciones, sobre todo trombocitopenia y neutropenia.[45]

Los inconvenientes de esta estrategia terapéutica son:

a) Por un lado, el tratamiento profiláctico se inicia cuando existe un elevado riesgo de rechazo del injerto, potencialmente exacerbado por los efectos del interferón.

b) En esta fase del postrasplante, el tratamiento inmunosupresor se está utilizando a las dosis más altas, de manera que los pacientes quedan expuestos a un riesgo ele-

Autor, año	Tipo estudio	Regimen	Excluidos (%)	N.º	Semanas desde tras-plante	Seguimiento (días)	D/C (%)	RVS (%)	Rechazo (%)	Hepatitis C al final tratamiento (%)
Sheiner (1998)	Controlado aleatorizado	IFN-α 3 MU x 3 (12 m) vs. placebo	17	30 41	2	669 ± 228 594 ± 254	30	0 0	57 56	27[1] 54
Singh (1998)	Controlado aleatorizado	IFN-α 3 MU x 3 (6 m) vs. placebo	27	12 12	2	874 (362 -1.349)	0	0 0	50 42	50 42[2]
Mazzaferro (2001)	No controlado, no aleatorizado	IFN-α 3 MU x 3 + RBV 10 mg/kg/d (12 m)	0	36	3	1.560	0	33[3]	0	29 Histología normal en RVS
Chasalani (2005)	Controlado aleatorizado	PegIFN α 2a vs. placebo	ND	26 28	3	540	31 32	8 0	12 21	FP: 13 FP: 62
Shergill (2005)	No controlado, aleatorizado	IFN-α o PegIFN vs. IFN/PegIFN + RBV	59	22 22	2-6	504	47 50	4,5 18	41	ND

D/C= discontinuation; FP=progresión fibrosis; m=meses; ND: no disponible RBV=ribavirina; RVS= respuesta sostenida virológica
1 p=0,017, log-rank test; 2:Tiempo hasta recidiva más tardío en los tratados (408 vs 193 días, p=0,05); 3: genotipo, RVS=20% vs genotype 2, RVS=100%

Tabla 3. Tratamiento antiviral en el post-trasplante inmediato

vado de desarrollar infecciones debido, tanto a la neutropenia causada por el tratamiento antiviral como a la inmunosupresión de base.

c) La mayoría de pacientes no están en condiciones óptimas de iniciar el tratamiento en la segunda o tercera semana posterior al trasplante, debido a la anemia, la leucopenia y a las condiciones físicas y psíquicas del postoperatorio, que originan una escasa tolerancia.

Falta dilucidar el momento en que se debe finalizar el tratamiento profiláctico, la dosis adecuada, y si el empleo de factores coadyuvantes de crecimiento (eritropoyetina y GCSF) puede mejorar la eficacia.[32] Esta alternativa terapéutica se recomienda en pacientes con un alto riesgo de recidiva agresiva ya conocida, o sospechada antes del TH. Son situaciones muy concretas, y por tanto, tratamientos muy individualizados ante:

a) Pacientes sometidos a retrasplante hepático por recurrencia agresiva de la hepatitis C en el primer injerto.

b) Pacientes receptores de donantes subóptimos (sobre todo donantes añosos).

c) Pacientes con niveles de viremia elevados antes del TH.

d) Pacientes coinfectados por el virus de la inmunodeficiencia humana (VIH).

4.3.2 *Tratamiento de la hepatitis C recurrente ya establecida*

Cuando la recurrencia histológica ya está establecida, se plantean las siguientes cuestiones.

a) El momento idóneo para iniciar el tratamiento, que puede ser en la fase aguda o en la crónica de la hepatitis.

b) La necesidad de tratar a todos los pacientes.

c) El tipo de tratamiento.

Decidir el momento adecuado para iniciar el tratamiento es difícil. En la fase aguda de la enfermedad existe la ventaja de actuar sobre un injerto con escasa o nula fibrosis, pero la estabilidad del paciente no es óptima para tolerar bien el tratamiento. Iniciarlo durante la fase crónica lleva asociado que, normalmente, el paciente estará más estable y la tolerancia será mejor; sin embargo, el injerto habrá desarrollado una mayor lesión histológica.

Recientemente, el estudio realizado por Castells *et al.*[46] demostró que se puede tratar la hepatitis C recurrente en la fase aguda con una eficacia similar a la obtenida con los tratamientos en fase crónica. Pese a ello, en la actualidad hay una tendencia a iniciar el tratamiento de la hepatitis C recurrente establecida durante la fase crónica, cuando la mayor estabilidad clínica hace presuponer una mejor tolerancia. Por otro lado, el tratamiento en fase crónica es más coste-efectivo, al tratar sólo a los pacientes en que se evidencia una progresión de la fibrosis, y evitar, por tanto, el tratamiento en el subgrupo de pacientes con hepatitis C recurrente en los que no hay progresión de la hepatitis.

La evolución del tratamiento antiviral ha ido mejorando su eficacia. Los fármacos empleados y las pautas de tratamiento han sido similares a las empleadas en pacientes inmunocompetentes. Los resultados con interferón en monoterapia fueron muy desalentadores, pues la tasa de respuesta virológica fue de sólo un 1 % (0-3 %).[32] Con la adición de la ribavirina, la respuesta virológica sostenida aumentó a un 20 % (7-30 %),[47-59] y hoy en día, con el inteferón pegilado y la ribavirina, la eficacia ha aumentado a un 39 % (26-50 %)[60-65] (véanse las tablas 4 y 5). Esta respuesta virológica perdura en el tiempo, y tras un seguimientos de tres a cinco años, el ARN-VHC sigue indetectable en sangre en más del 90 % de los pacientes.[8,9] En la mayoría de casos, la actividad necroinflamatoria, al igual que la fibrosis, mejora en los respondedores virológicos. Sin embargo, así como los cambios en necrosis e inflamación suelen ser precoces, los cambios de la fibrosis no suelen ser evidentes hasta pasados de tres a cinco años de la finalización del tratamiento.[8,9]

Un estudio reciente comparó 89 pacientes sometidos a tratamiento antiviral tras el TH, con un grupo control de trasplantados por VHC con características similares pero que no se sometieron a tratamiento antiviral. Pese a las limitaciones del estudio, retrospectivo y no aleatorizado, se observó que la supervivencia fue significativamente mayor en el grupo tratado frente a los no tratados; además, en el grupo tratado, la supervivencia fue notablemente mayor en los que alcanzaron la RVS frente a los no respondedores. La progresión a cirrosis y el riesgo de descompensación de la cirrosis fue mayor en los pacientes no respondedores al tratamiento antiviral que en el grupo con RVS.[66]

El tratamiento combinado de interferón y ribavirina fue la estrategia que empezó a aportar resultados más alentadores. Bizollon y colaboradores,[47] en pacientes con hepatitis C crónica en fase inicial de la recurrencia, administraron un tratamiento con interferón estándar y ribavirina durante seis meses, y obtuvieron una RVS del 24 %. No obstante, en los pacientes no respondedores se produjo una disminución en la carga viral. No se observaron casos de rechazo del injerto y la tolerancia fue satisfactoria.

Algunos estudios más recientes han buscado mejorar las tasas de respuesta, utilizando interferón pegilado solo o combinado con ribavirina. Alcanzaron de un 30 a un 50 % de RVS, pero los efectos secundarios como la neutropenia y el síndrome depresivo fueron muy frecuentes, lo que ocasionó numerosas reducciones de dosis durante el tratamiento.[60-65]

Los altos niveles de carga viral presentes tras el TH, así como la mayor prevalencia de genotipo 1, influyen en la escasa respuesta al tratamiento. Además, muchos pacientes presentan alteraciones en la función renal debido a la inmunosupresión de base, que induce una menor tolerancia y conduce a reducciones frecuentes en el esquema del tratamiento antiviral. La gran mayoría de estudios han objetivado el desarrollo de múltiples efectos secundarios a nivel hematológico, con reducciones de dosis y, en consecuencia, una menor eficacia. Esto ha desarrollado el uso de terapia coadyuvante con eritropoyetina y factores estimulantes de colonias granulocíticas, para paliar los efectos adversos y

Autores	IFN-α MU (3/sem.)	RBV (mg/d)	Duración tratamiento (meses)	N.º	R al final de tratamiento (%)	RVS (%)	D/C (%)	Rechazo (%)	Uso de factores de crecimiento	Factores predictivos de RSV
Bizollon (1997)	3	1.200	12 (6 de IFN-α)	21	48	24	14	0	Sí (EPO)	ND
De Vera (2001)	1,5-3	400-1.000	12	32	9	9	47	0	Sí	ND
Kornberg (2001)	3	600	12 + 3 meses RBV	15	64	53	13	0	Sí	Baja carga viral basal
Gopal (2001)	1-3	600-1.200	39 a 515 días	12	50	8	8	8	Sí (FEG)	ND
Alberti (2001)	3	600	12	18	44	27	22	0	No	ND
Narayanan (2002)	3	800-1.000	12	26	35	35	50	0	Sí (EPO)	Ninguno
Ahmad (2002)	3-5	1.200	12	20	40	20	25	5	No	Ninguno
Shakil (2002)	3	800	18 (12 de IFN-α + RBV, seguido de 6 de RBV)	38	13	5	42	0	Sí (EPO)	GGT
Lavezzo (2002)	3	800	6 vs. 12	27 30	33 23	22 18	5	1,7	No	Genotipos 2 y 3
Firpi et al. (2002)	1,5-3	800-1.000	12	54	38	30	5,5	5,5	No	Genotipo no-1 y baja carga viral basal
Samuel (2003)	3	1.000-1.200	12	28	32	21	43	3,5	No	Ninguno
Giostra (2004)	3	10 mg/kg/d	15 (3 de RBV seguido de 12 de RBV + IFN-α)	31	45	29	29	3	No	RV a los 3 meses de tratamiento
Berenguer (2005)	1,5-3	800-1.200	12 de IFN-α + RBV, seguido de 6 de RBV	24	25	13	29	4	Sí	Ninguno

D/C discontinuación; RBV= ribavirin, ND= no disponible; EPO= eritropoyetina; FEG= Factor estimulante de granulocitos; GGT=gamma glutamil transpeptidasa; RV= respuesta virológica; RVS= respuesta sostenida virológica

Tabla 4. Tratamiento de la hepatitis C recurrente con IFN-alfa y ribavirina.

Autor	PEG-IFN-α (μg/kg/w)	RBV (mg/d)	Duración (meses)	N.º	Tiempo desde el trasplante (meses)	D/C (%)	RV al final tratamiento (%)	RVS (%)	Rechazo (%)	Uso FC	Factores predictivos de RVS
Mukherjee (2003)	1,5	800	12 (genotipos 2 y 3: 6)	39	28	44	44	31	0	ND	ND
Rodríguez-Luna (2004)	0,5→1,5	400 → 1.000	12 a partir de negativización ARN-VHC	19	30	37	37	26	5	Sí	Genotipo 2
Neff (2004)	1→1,5	400	12	57	29	7	31	ND	0	Sí	ND
Ross (2004)	1,5	800 → 1.200	Indefinido salvo intolerancia	16	9	6	37,5	ND	5	Sí	ND
Dumortier (2004)	0,5→1	400 → 1.200	12	20	28	20	55	45	25	No	Genotipos 2-3, tratamiento completo, RV a los 3 meses
Babatin (2005)	0,5-1,1	0-1.200	12	13	24	54	38,5	31	23	No	ND
Toniutto (2005)	0,5	600-800	12	12	14	50	17	ND	0	No	Actividad > 5 en biopsia basal
Castells (2005)	1,5	400-800	Al menos 6	24	Fase aguda hepatitis	0	58	35	4	Sí	Ausencia bolos de corticoides y CMV, RV a los 3 meses
Berenguer (2006)	Variable según hemograma	600-1.200	12	36	17	40	55	50	14	Sí	Genotipos 2-3, regla 80 x 80 x 80, RV a los 3 meses, uso de EPO
Fernández (2006)	1,5	600-800	12	47	32+/-25	21	36	23	6	Sí	ND
Biselli (2006)	1	600	6 + 6 si ARN-VHC negativo	20	56,5	5	45	45	0	Sí	RV al 1.er y 3.er mes de tratamiento

D/C discontinuación; RBV= ribavirina, ND= no disponible; FC= factores crecimiento; RV= respuesta virológica; RVS= respuesta sostenida virológica; EPO=eritropoyetina

Tabla 5. Tratamiento de la hepatitis C recurrente con interferón pegilado y ribavirina.

mejorar la tolerancia, a fin de poder mantener los tratamientos a dosis adecuadas, con el objetivo, aún no confirmado, de mejorar su eficacia.

Actualmente, el mejor manejo de los tratamientos ha aumentado las tasas de RVS y disminuido la incidencia de efectos adversos.[65] Pese a esto, las limitaciones del tratamiento continúan siendo, entre otras, la mala tolerancia que presenta por los numerosos efectos adversos que causa, los cuales obligan en la mayoría de pacientes a reducir las dosis de uno o de ambos fármacos, e incluso a interrumpir el tratamiento hasta en la mitad de los pacientes.

La anemia es el principal efecto adverso del tratamiento en estos pacientes. La eritropoyetina forma parte del manejo habitual del paciente con hepatitis C recurrente en tratamiento antiviral, y ha demostrado mejorar la tolerancia, aunque todavía no hay evidencias de que mejore también la eficacia del tratamiento.

La leucopenia es otro de los comunes efectos del tratamiento antiviral, debido al interferón. Los valores a partir de los cuales está aumentado el riesgo de infección son desconocidos. El factor estimulante del crecimiento de colonias granulocíticas parece mejorar la tolerancia al tratamiento, pero tampoco existe aún evidencia alguna de que contribuya a mejorar las tasas de RVS.

No obstante, sí existe la posibilidad real de que el tratamiento induzca el desarrollo de un rechazo celular agudo o crónico.[67,68] Su incidencia varía en función de las series (0-35 %), pero se cree que podría estar subestimada por la dificultad de establecer el diagnóstico diferencial entre rechazo y hepatitis.[69] Esta incidencia tan variable en distintos estudios también parece deberse a otras causas.

a) Empleo de diferentes pautas de inmunosupresión.
b) Momento de instauración del tratamiento.
c) El uso de ribavirina.
d) La utilización más recientemente de interferón pegilado, que parece estar más implicado en la posibilidad de inducir rechazo que el interferón estándar.

Manejar y, sobre todo, prevenir el rechazo en estos pacientes en tratamiento antiviral es muy complicado. Las recomendaciones al respecto son las siguientes.

a) No reducir demasiado la inmunosupresión durante y tras el tratamiento.
b) Biopsiar siempre que existan dudas y, a ser posible, de forma sistemática al finalizar el tratamiento antiviral.

Hay descritos algunos casos de detección de rechazo tras la RVS; ello parece deberse a que al mejorar la función hepática, la metabolización de los fármacos inmunosupresores mejora, por lo que el paciente puede quedar en niveles infraterapéuticos del inmunosupresor e iniciar el desarrollo del rechazo. Por esto también se recomienda la biopsia hepática en los pacientes con RVS en los que no se logra, o reaparece, una alteración de las transaminasas, pues en estos casos, el diagnóstico diferencial debe incluir: el rechazo tardío inducido por el tratamiento, la hepatitis tóxica medicamentosa, la autoinmunidad *de novo* y los problemas biliares.[24]

La hepatitis colestásica fibrosante, debido a su agresividad y mal pronóstico, podría beneficiarse de un tratamiento antiviral de mantenimiento, aunque la gran incidencia de insuficiencia renal que asocia conduce a una reducción de las dosis de ribavirina en un número muy significativo de pacientes, lo que disminuye su eficacia.[24]

Los factores predictivos de respuesta al tratamiento antiviral aportados por algunos estudios son los siguientes.

a) Los genotipos 2 y 3.

b) El cumplimiento terapéutico (dosis de, al menos, el 80 % durante como mínimo el 80 % del tiempo).

c) La respuesta virológica precoz estimada a los tres meses de iniciado el tratamiento[65] (véanse las tablas 4 y 5).

Pocas alternativas hay para los pacientes no respondedores a interferón estándar y ribavirina. El tratamiento con interferón pegilado asociado a ribavirina puede llevar a la RVS en el 10 % de estos pacientes.[64] La asociación de amantadina al tratamiento con interferón y ribavirina obtuvo una RVS del 33 % en un estudio actual, y también podría suponer una opción en el subgrupo de pacientes no respondedores.[70]

Resumiendo, el tratamiento antiviral de la hepatitis C recurrente ya establecida resulta la opción más coste-efectiva. Se recomienda iniciar el tratamiento antiviral en pacientes en los que se objetive fibrosis portal (o progresión de la fibrosis) o actividad necroinflamatoria llamativa en alguna de las biopsias realizadas tras el trasplante.[24,32]

Se desconocen las dosis y la duración óptima del tratamiento, por lo que se siguen habitualmente las mismas pautas del tratamiento antiviral en pacientes inmunocompetentes. Respecto a la duración del tratamiento se han realizado aproximaciones de:

a) Seis frente a 12 meses según genotipo.

b) Mantener el tratamiento un mínimo de seis meses tras la negativización de la viremia.

Un estudio indicó que al comparar 6 frente a 12 meses se obtuvieron resultados similares,[55] pero serán necesarios más estudios, bien diseñados, que lleven a consensuar la mejor estrategia terapéutica en estos pacientes.

5 Manejo de la inmunosupresión

El esquema de inmunosupresión a la que se somete al paciente desde el momento del TH, y su correcto manejo posterior, es un punto clave para tratar de evitar una hepatitis C recurrente grave. La estrecha monitorización de la inmunosupresión es fundamental antes de la recurrencia histológica de la hepatitis C y durante todo el tratamiento antiviral, e incluso después de éste.[24]

Un estudio actual trata de valorar si la modificación de estos factores se acompaña de mejoras en el pronóstico.[71] Se objetiva que la modificación en el manejo de la inmunosupresión, más concretamente la reducción paulatina de los esteroides durante más de seis meses, junto con la no utilización de triple/cuádruple terapia inmunosupresora de inicio, y/o de bolos de corticoides, es seguida de una reducción significativa en la tasa de hepatitis grave.

En un estudio más reciente,[72] 34 pacientes, con recurrencia de la hepatitis C pero sin presentar rechazos ni desarrollo de cirrosis, y que habían recibido el TH hacía más de 12 meses, fueron seguidos durante tres años tras la completa supresión de la inmunosupresión de base, tiempo durante el cual se les realizaron biopsias anuales. El estudio objetivó que en los pacientes en los que se logró un estado libre de inmunosupresión, se produjo una mejoría en el grado de lesión del injerto, observándose una disminución de la fibrosis y del grado de necroinflamación. Los rechazos que detectaron fueron tratados con la reintroducción de la inmunosupresión basal, sin precisar bolos de esteroides.

Es necesario aclarar la mejor estrategia en el manejo de la inmunosupresión en estos pacientes para optimizar el tratamiento de la hepatitis C recurrente, y mejorar la supervivencia.

6　Retrasplante

El retrasplante es una alternativa posible en los pacientes con hepatitis C recurrente y fallo del injerto hepático. No existe un consenso para incluir a estos pacientes en lista de espera para retrasplante, entre otras cosas debido a la escasez de órganos. Los datos aportados por diversos estudios no son en absoluto afortunados, debido a la elevada mortalidad precoz tras el retrasplante y a la recurrencia de la hepatitis C sobre el segundo injerto. Esto obliga a tratar de prevenir la recurrencia sobre el nuevo órgano con cualquiera de las estrategias terapéuticas vistas, pero esta intención se encuentra muy limitada por la importante comorbilidad que presentan estos pacientes, la cual hace muy difícil la instauración del tratamiento antiviral.[73]

Para mejorar los resultados del retrasplante, sería necesario individualizar cada caso, e intervenir al paciente antes de que desarrolle una profunda insuficiencia hepática y de que aparezca una insuficiencia renal, pues ambas conllevan una evolución desfavorable tras el retrasplante. Es del todo recomendable remontar el estado nutricional del paciente antes del retrasplante, y a ser posible, emplear órganos de donantes jóvenes (menores de 50 años).[74] La realización de un tratamiento antiviral profiláctico debería valorarse siempre que sea posible en este subgrupo de pacientes.

7   Conclusiones

La recurrencia de la hepatitis C es la responsable de la menor supervivencia de los pacientes sometidos a TH por una hepatopatía terminal por VHC, en comparación con los pacientes trasplantados por otras indicaciones. Por desgracia, los tratamientos actuales no son perfectos, y pese a que logran la erradicación del VHC en un porcentaje significativo de pacientes, los efectos secundarios limitan su tolerancia y su efectividad. Hasta que contemos con antivirales más eficaces y tolerables, el empleo de interferón pegilado junto con ribavirina constituye por el momento la estrategia terapéutica más eficaz en los pacientes en que se detecta una progresión de la fibrosis.

BIBLIOGRAFÍA

1. Alter MJ, Kruszon-Moran D, Nainan OV, McQuillan GM, Gao F *et al.* The prevalence of hepatitis C virus infection in the United States, 1988 through 1994. N Engl J Med 1999; 341: 556-62.

2. García-Retortillo M, Forns X, Feliu A, Moitinho E, Costa J, Navasa M *et al.* Hepatitis C virus kinetics during and inmediately alter liver trasplantation. Hepatology 2002; 35: 680-87.

3. Prieto M, Berenguer M, Rayón M, Córdoba J, Arguello L *et al.* High incidence of allograft cirrhosis in hepatitis C virus genotype 1b infection following trasplantation: Relationship with rejection episodes. Hepatology 1999; 29: 250-56.

4. Berenguer M, Prieto M, Rayón JM, Mora J, Pastor M, Ortiz V *et al.* Natural History of clinically compensated HCV related graft cirrhosis following liver trasplantation. Hepatology 2000; 32: 852-58.

5. Forman LM, Lewis JD, Berlin JA, Feldman HI, Lucey MR. The association between hepatitis C infection and survival after orthotopic liver trasplantation. Gastroenterology 2002; 122: 889-96.

6. Berenguer M, Prieto M, San Juan F, Rayón M, Martínez F, Carrasco D *et al.* Contribution of donor age to the recent decrease in patient survival among HCV infected liver trasplant recipients. Hepatology 2002; 36: 2002-210.

7. Neumann UP, Berg T, Bahra M, Puhl G, Guckelberger O, Langrehr JM, Neuhaus P. Long-term outcome of liver trasplants for chronic hepatitis C: a 10 year follow-up. Trasplantation 2004; 77: 226-31.

8. Bizollon T, Admed SNS, Radenne S, Chevallier M, Chevallier P, Paraz P *et al.* Long-term histologic improvement and clearance of intrahepatic hepatitis C virus RNA following sustained response to interferon-ribavirin combination therapy in liver trasplant patients with hepatitis C recurrence. Gut 2003; 52: 283-87.

9. Abdelmalek MF, Firpi RJ, Soldevila-Pico C, Red AI, Hemming AW, Liu C *et al.* Sustained viral response to interferon and ribavirin in liver trasplant recipients with recurrent hepatitis C. Liver Traspl 2004; 10: 199-207.

10. Berenguer M, López-Labrador FX, Wright TL. Hepatitis C and liver trasplantation. J Hepatol 2001; 35: 666-78.

11. Wiesner RH, Sorrell M, Villamil F. Report of the First International Liver Trasplant Society Consensus Conference on Liver Trasplantation and Hepatitis C. Liver Traspl 2003; 9 (suppl 3): S1-S9.

12. Samuel D, Forns X, Berenguer M *et al.* Report of the Monothematic EASL Conference on Liver Trasplantation for Viral Hepatitis (Paris, France, january 12-14, 2006). J Hepatol 2006; 45(1): 127-43.

13. Gane E. The natural history and outcome of liver trasplantation in hepatitis C virus infected recipients. Liver Traspl 2003; 9 (suppl 3): S28-S34.

14. Berenguer M, Crippin J, Gish R *et al.* A model to predict severe HCV related disease following liver trasplantation. Hepatology 2003; 38: 34-41.

15. Berenguer M, Aguilera V, Prieto M *et al.* Delayed onset of severe hepatitis C related liver da-

mage following liver trasplantation: a matter of concern? Liver Traspl 2003; 1152-158.

16. Berenguer M, Wright TL. Hepatitis C and Liver Trasplantation. Gut 1999; 45: 159-63.

17. Prieto M, Berenguer M, Rimola A *et al.* Liver trasplantation in hepatitis C: a spanish multicenter experience. Eur J Gastroenterol Hepatol 1998; 10: 771-76.

18. Wright T, Donegan E, Hsu H, Ferrell L, Lake JR, Kim M *et al.* Recurrent and acquired hepatitis C viral infection in liver trasplant recipients. Gastroenterology 1992; 103: 317-22.

19. Berenguer M, Ferrell L, Watson J, Prieto M, Kim M, Rayón M *et al.* HCV related fibrosis progression following liver trasplantation: increase in recent years. J Hepatol 2000; 32: 673-84.

20. Gane E, Portmann B, Naoumov N *et al.* Long-term outcome of hepatitis C infection after liver trasplantation. N Engl J Med 1996; 334: 815-20.

21. Charlton M, Seaberg E, Wiesner R, Everhart J, Zetterman R, Lake J *et al.* Predictors of patient and graft survival following liver trasplantation for hepatitis C. Hepatology 1998; 28: 823-30.

22. McCaughan GW, Zekry A. Mechanisms of HCV reinfection and allograft damage after liver trasplantation. J Hepatol 2004; 40: 368-74.

23. Berenguer M. Recurrent Hepatitis C. Worse outcomes established, interventions still inadequate. Liver Traspl 2007; 13: 641-43.

24. Berenguer M, Forns X. Cirrosis por el virus de la hepatitis C. En: Trasplante hepático. Berenguer J y Parrilla P (eds.); Elsevier ES 2008: 357-68.

25. García Retrotillo M, Foros X, Llovet JM *et al.* Recurrent hepatitis C is more severe after living donor compared to cadaveric liver trasplantation. Hepatology 2004; 40: 699-707.

26. Bedassa P, Dargere D, Paradis V. Sampling variability of liver fibrosis in chronic hepatitis C. Hepatology 2003; 38: 1449-457.

27. Blasco A, Forns X, Carrión JA *et al.* Hepatic venous pressure gradient identifies patients at risk of severe hepatitis C recurrence after liver trasplantation. Hepatology 2006; 43: 492-99.

28. Forns X, Ampurdanes S, Llovet JM *et al.* Identification of chronic hepatitis C patients without hepatic fibrosis by a single predictive model. Hepatology 2002; 36: 986-92.

29. Wai CT, Greenson JK, Fontana RJ *et al.* A simple non invasive index can predict both, significant fibrosis and cirrhosis in patients with chronic hepatitis C. Hepatology 2003; 38: 518-26.

30. Piscaglia F, Cucchetti A, Benlloch S *et al.* Prediction of significant fibrosis in hepatitis C virus infected liver transplant recipient by artificial neural network analysis of clinical factors. Eur J Gastroenterol Hepatol 2006; 18: 1255-261.

31. Carrión JA, Navasa M, Bosch J, Bruguera M, Gilabert R, Forns X. Transient elastography for diagnosis of advanced fibrosis and portal hypertension in patients with hepatitis C recurrence after live trasplantation. Liver Traspl 2006; 12: 1791-798.

32. Berenguer M. Treatment of hepatitis C after liver trasplantation. Clin Liv Dis 2005; 9(4): 579-600.

33. Iacabellis A, Siciliano M, Perri F *et al.* Peginterferon alpha 2b and ribavirin in patients with hepatitis C virus and decompensated cirrhosis: a controlled study. J Hepatol 2007; 46: 206-12.

34. Everson GT. Management of cirrhosis due to chronic hepatitis C. J Hepatol 2005; 42 (suppl 1): S65-S74.

35. Crippin JS, Terrault N, McCashland TM, Sheiner PA, Charlton M. A pilot study of the tolerability and efficacy of antiviral therapy in patients awaiting liver trasplantation for hepatitis C [abstract]. Hepatology 2000; 32: 308A.

36. Everson GT, Trotter J, Forman L, Kugelmas M, Halprin A, Fey B, Ray C. Treatment of advanced hepatitis C with a low accelerating dosage regimen of antiviral therapy. Hepatology 2005; 42(2): 255-62.

37. Forns X, García-Retortillo M, Serrano T, Feliu A, Suárez F, De la Mata M, García-Valdecasas JC, Navasa M, Rimola A, Rodés J. Antiviral therapy of patients with decompensated cirrhosis to prevent recurrence of hepatitis C after liver trasplantation. J Hepatol 2003; 39: 389-96.

38. Thomas RM, Brems JJ, Guzman G *et al.* Infection with chronic hepatitis C virus and liver trasplantation: a role for interferon therapy before trasplantation Liver Traspl 2003; 9: 905-15.

39. Davis Gl, Nelson DR, Terrault N, Pruett TL *et al.* A randomized, open-label study to evaluate the safety and pharmacokinetics of human hepatitis C immuneglobulin (civavir) in liver trasplant recipients. Liver Traspl 2005; 11: 941-49.

40. Jaeckel E, Comberg M, Wedemeyers H *et al.* Treatment of acute hepatitis C with interferon alpha 2b. N Engl J Med 2001; 345: 1452-457.

41. Singh N, Gayowski T, Wannstedt C, Shakil AO, Wagener MM, Fung JJ *et al.* Interferon a for prophylaxis of recurrent viral hepatitis C in liver trasplant recipients. Trasplantation 1998; 65: 82-86.

42. Sheiner PA, Boros P, Klion FM, Thung SN, Schluger LK, Lau JYN *et al.* The efficacy of prophylactic interferon alpha 2b in preventing recurrent hepatitis C after liver trasplantation. Hepatology 1998; 28: 831-38.

43. Mazzaferro V, Tagger A, Sciavo M *et al.* Prevention of recurrent hepatitis C after liver trasplantation with early interferon and ribavirin treatment. Trasplant Proc 2001; 33: 1355-357.

44. Chalasani N, Manzarbeitia C, Ferenci P *et al.* Peginterferon alpha 2a for hepatitis C after liver trasplantation: two randomized, controlled trials. Hepatology 2005; 41(2): 289-98. Erratum in: Hepatology 2005; 42(2): 506.

45. Shergill AK, Khalili M, Straley S *et al.* Applicability, tolerability and efficacy of preemptive antiviral therapy in hepatitis C infected patients undergoing liver transplantation. Am J Trasplant. 2005; 5(1): 118-24.

46. Castells L, Vargas V, Allende H, Bilbao I, Luis Lazaro J, Margarit C *et al.* Combined treatment with pegylated interferon (alpha 2b) and ribavirin in the acute phase of hepatitis C virus recurrence after liver trasplantation. J Hepatol 2005; 43(1): 53-59.

47. Bizollon T, Palazzo U, Ducerf C, Chevallier M, Elliott M, Baulieux J *et al.* Pilot study of the combination of interferon alfa and ribavirin as therapy of recurrent hepatitis C after liver trasplantation. Hepatology 1997: 26: 500-04.

48. Alberti AB, Belli LS, Airoldi A, De Carlis L, Rondinara G, Minola E *et al.* Combined therapy with interferon and low-dose ribavirin in posttrasplantation recurrent hepatitis C: a pragmatic study. Liver Traspl 2001; 7: 870-76.

49. Firpi RJ, Abdelmalek MF, Soldevila-Pico C, Reed A, Hemming A, Howard R *et al.* Combination of interferon alpha 2b and ribavirine in liver trasplant recipients with histological recurrent hepatitis C. Liver Traspl 2002; 8: 1000-006.

50. Gopal DV, Rabkin JM, Berk BS, Corless CL, Chou S, Olyaei A *et al.* Treatment of progressive hepatitis C recurrence after liver trasplantation with combination interferon plus ribavirin. Liver Traspl 2001; 7: 181-90.

51. Ahmad J, Dodson SF, Demetris AJ, Fung JJ, Shakil AO. Recurrent hepatitis C after liver trasplantation: a nonrandomized trial of interferon alpha alone versus interferon alpha and ribavirin. Liver Traspl 2001; 7: 863-69.

52. Kornberg A, Hommann M, Tannapfel A, Wagner T, Grube T, Schotte U *et al.* Long-term combination of interferon alpha 2b and ribavirine for hepatitis C recurrence in liver transplant patients. Am J Traspl 2001; 1: 350-55.

53. De Vera ME, Smallwood GA, Rosado K, Davis L, Martínez E, Sharma S *et al.* Interferon alpha and ribavirin for the treatment of recurrent hepatitis C after liver transplantation. Trasplantation 2001; 71: 678-86.

54. Narayanan M, Poterucha JJ, El-Amin OM, Burgart LJ, Kremers WK, Rosen CB *et al.* Treatment of posttrasplantation recurrence of hepatitis C wih interferon and ribavirin: lessons on tolerability and efficacy. Liver Traspl 2002; 8: 623-29.

55. Lavezzo B, Franchello A, Smedile A, David E, Barbui A, Torrani M *et al.* Treatment of recurrent hepatitis C in liver trasplants: efficacy of a six versus twelve month course of interferon alpha 2b with ribavirin. J Hepatol 2002; 37: 247-52.

56. Shakil AO, McGuire B, Crippin J, Teperman L, Demetris AJ, Conjeevaram H *et al.* A pilot study of interferon alpha and ribavirin combination in liver trasplant recipients with recurrent hepatitis C. Hepatology 2002; 36: 1253-258.

57. Samuel D, Bizollon T, Feray C, Roche B, Ahmed SN, Lemonnier C *et al.* Interferon alpha 2b plus ribavirin in patients with chronic hepatitis C after liver trasplantation: a randomized study. Gastroenterology 2003; 124: 642-50.

58. Giostra E, Kullak-Ublick GA, Keller W, Fried R, Vanlemmens C, Kraehenbuhl S *et al.* Ribavirin/interferon alpha sequential treatment of recurrent hepatitis C after liver trasplantation. Traspl Int 2004; 17: 169-76.

59. Berenguer M, Prieto M, Palau A *et al.* Recurrent hepatitis C genotype 1b following liver trasplanta-

tion (OLT): treatment with combination interferon-ribavirin therapy (CT). Eur J Gastro Hepatol 2004; 11: 1207-212.

60. Mukherjee S, Gilroy RK, McCashland TM, Schafer DF. Pegylated interferon for recurrent hepatitis C in liver trasplant recipients with renal failure: a prospective cohort study. Traspl Proc 2003; 35: 1478-479.

61. Ross AS, Bhan AK, Pascual M, Thiim M, Cosimi AB, Chung RT. Pegylated interferon alpha 2b plus ribavirine in the treatment of post-liver trasplant recurrent hepatitis C. Clin Trasplant 2004; 18: 166-73.

62. Dumortier J, Scoaxec JY, Chevallier P, Boillot O. Treatment of recurrent hepatitis C after liver trasplantation: a pilot study of peginterferon alpha 2b and ribavirin combination. J Hepatol 2004; 40: 669-74.

63. Rodríguez-Luna H, Khatib A, Sharma P, De Petris G, Williams JW, Ortiz J *et al.* Treatment of recurrent hepatitis C infection after liver trasplantation with combination of pegylated interferon alpha 2b and ribavirin: an open label series. Trasplantation 2004; 77: 190-94.

64. Neff GW, Montalbano M, O'Brien C, Nishida S, Dafdar K, Bejarano PA *et al.* Treatment of established recurrent hepatitis C in liver trasplant recipients with pegylated interferon alpha 2b and ribavirin therapy. Trasplantation 2004; 78: 303-07.

65. Berenguer M, Palau A, Fernández A *et al.* Efficacy, predictors of response, and potential risks associated with antiviral therapy in liver trasplant recipients with recurrent hepatitis C. Liver Traspl 2006; 12(7): 1067-076.

66. Berenguer M, Palau A, Aguilera V, Rayñón JM, Juan FS, Prieto M. Clinical benefits of antiviral therapy in patients with recurrent hepatitis C following liver trasplantation. Am J Trasplant 2008; 8(3): 679-87.

67. Todd-Stravitz R, Shiffman ML, Sanyal AJ, Luketic VA, Sterling RK, Heuman DM *et al.* Effects of interferon treatment on liver histology and allograft rejection in patients with recurrent hepatitis C following liver trasplantation. Liver Traspl 2004; 10: 850-58.

68. Saab S, Kalmaz D, Gajjar NA, Hiatt J, Durazo F, Han S *et al.* Outcomes of acute rejection after interferon therapy in liver trasplant recipients. Liver traspl 2004; 10: 859-67.

69. Regev A, Molina E, Moura R, Bejarano PA, Khaled A, Ruiz P *et al.* Reliability of histopathologic assessment for the differentiation of recurrent hepatitis C from acute rejection after liver trasplantation. Liver Traspl 2004; 10: 1233-239.

70. Bizollon T, Adham M, Pradat P, Chevallier M, Ducerf C, Baulieux J *et al.* Triple antiviral therapy with amantadine for IFN-ribavirin nonresponders with recurrent posttrasplantation hepatitis C. Trasplantation 2005; 79: 325-29.

71. Berenguer M, Aguilera V, Prieto M *et al.* Significant improvement in the outcome of HCV infected trasplant recipients by avoiding rapid steroid tapering and potent induction immunosuppression. J Hepatol 2006; 44: 717-22.

72. Tisone G, Orlando G *et al.* Complete weaning of immunosuppression in HCV liver trasplant recipients is feasible and favourably impacts on the progression of disease recurrence. J Hepatol 2006; 44(4): 702-09.

73. Berenguer M, Prieto M, Palau A *et al.* Severe recurrent hepatitis C following liver retrasplantation for HCV related graft failure. Liver Traspl 2003; 9: 228-35.

74. Burton JR, Sonnenberg A, Rosen HR. Retrasplantation for recurrent hepatitis C in the MELD era: maximisin utility. Liver Transpl 2004; 10(suppl 2): S59-S64.

1. NOMBRE DEL MEDICAMENTO: Pegasys, 180 y 135 microgramos solución inyectable en jeringa precargada. **2. COMPOSICIÓN CUALITATIVA Y CUANTITATIVA:** Cada jeringa precargada contiene peginterferón alfa-2a* 180 ó 135 microgramos. Cada vial de 1 ml de solución contiene 180 ó 135 microgramos de peginterferón alfa-2a. Esta cantidad se refiere a la parte de interferón alfa-2a del peginterferón alfa-2a, sin considerar la pegilación. *El principio activo, peginterferón alfa-2a, es un conjugado covalente de la proteína interferón alfa-2a obtenido mediante tecnología del ADN recombinante de *Escherichia Coli* con bis-[monometoxipolietilenglicol]). La potencia de este producto no debería compararse con la de otra proteína pegilada o no pegilada de la misma clase terapéutica. Para más información, ver sección 5.1. Excipiente: Alcohol Bencílico (10mg/7ml). Para consultar la lista completa de excipientes, ver sección 6.1. **3. FORMA FARMACÉUTICA:** Solución inyectable en jeringa precargada. La solución es transparente y de incolora a amarilla pálida. **4. DATOS CLÍNICOS: 4.1 Indicaciones terapéuticas:** Hepatitis B crónica: Pegasys está indicado para el tratamiento de la hepatitis B crónica con antígeno HBe positivo o antígeno HBe negativo en pacientes adultos con enfermedad hepática compensada y evidencia de replicación viral, ALT aumentada e inflamación del hígado comprobada histológicamente y/o fibrosis (ver secciones 4.4 y 5.1). Hepatitis C crónica: Pegasys está indicado para el tratamiento de pacientes adultos con hepatitis C crónica con VHC-ARN sérico del virus, incluidos aquellos con cirrosis compensada y/o coinfectados con VIH clínicamente estable (ver sección 4.4). En los pacientes con hepatitis C crónica, el modo óptimo en que debe utilizarse Pegasys es en combinación con ribavirina. Esta combinación está indicada tanto en pacientes no tratados anteriormente como en aquellos que han respondido con anterioridad al interferón alfa y que han recaído después de suspender la terapia. La monoterapia está indicada fundamentalmente en caso de intolerancia o contraindicaciones frente a la ribavirina. **4.2 Posología y forma de administración:** El tratamiento sólo debe ser iniciado por un especialista con experiencia en el tratamiento de pacientes con hepatitis B o C. Cuando Pegasys se utilice en combinación con ribavirina, deberá consultarse también la ficha técnica de la ribavirina. *Dosis a administrar y duración del tratamiento:* Hepatitis B crónica: La dosis recomendada y la duración de Pegasys en hepatitis B crónica, tanto para AgHBe-positivo como para AgHBe-negativo, es de 180 microgramos una vez por semana durante 48 semanas por administración subcutánea en el abdomen o muslo. Hepatitis C crónica: La dosis recomendada de Pegasys es de 180 microgramos una vez a la semana administrada por vía subcutánea en el abdomen o en el muslo, en combinación con ribavirina por vía oral o en monoterapia. La dosis de ribavirina debe ser usada en combinación con Pegasys como se muestra en la tabla 1. La dosis de ribavirina se debe administrar con alimentos. *Duración del tratamiento:* La duración del tratamiento combinado con ribavirina en la hepatitis C crónica depende del genotipo viral. Los pacientes infectados con genotipos del VHC-1, que tengan ARN-VHC detectable en la semana 4 independientemente de la carga viral antes del tratamiento, deben recibir 48 semanas de tratamiento. Se puede considerar un tratamiento de 24 semanas en pacientes infectados por - genotipo 1 con baja carga viral basal (≤ 800.000 UI/ml) o - genotipo 4, que sean ARN-VHC negativos en la semana 4 y que permanezcan ARN-VHC negativos en la semana 24 de tratamiento. No obstante, la duración de 24 semanas en total de tratamiento puede estar asociado a un mayor riesgo de recaída que un tratamiento de 48 semanas de duración (ver sección 5.1). Para decidir la duración del tratamiento en estos pacientes, se debe tener en cuenta la tolerabilidad de la terapia combinada y factores pronósticos adicionales, como el grado de fibrosis. En pacientes con genotipo 1 y alta carga viral basal (HVL) (>800.000 UI/ml) que sean ARN-VHC negativo en la semana 4 y que permanezcan ARN-VHC negativos en la semana 24, se debe considerar incluso con mayor precaución el acortar la duración del tratamiento, ya que los escasos datos disponibles sugieren que esto puede impactar negativamente de forma significativa en la respuesta viral sostenida. Los pacientes infectados con genotipo del VHC 2 ó 3 con ARN-VHC detectable en la semana 4 deben recibir tratamiento durante 24 semanas independientemente de la carga viral antes del tratamiento. Puede considerarse un tratamiento durante solamente 16 semanas en pacientes seleccionados infectados con el genotipo 2 ó 3 con baja carga viral basal (≤ 800.000 IU/mL) que sean VHC negativos hacia la semana 4 de tratamiento y permanezcan VHC negativos hacia la semana 16. En general, un tratamiento de 16 semanas puede asociarse a una posibilidad más baja de respuesta y está asociado a un riesgo más elevado de recaída que un tratamiento de 24 semanas de duración (ver sección 5.1). En estos pacientes, debe tenerse en cuenta la tolerabilidad del tratamiento de combinación y la presencia de factores pronósticos o clínicos adicionales tales como el grado de fibrosis, cuando se consideren desviaciones en la duración del tratamiento de 24 semanas estándar. Debe considerarse con mayor precaución la reducción de la duración del tratamiento en pacientes infectados con el genotipo 2 ó 3 con alta carga viral basal (> 800.000 IU/mL) que sean VHC negativos hacia la semana 4 de tratamiento, ya que esto podría repercutir de forma significativamente negativa en la respuesta viral sostenida (ver Tabla 1). Los datos disponibles para pacientes infectados con genotipo 5 ó 6 son limitados, por consiguiente se recomienda el tratamiento combinado con 1000 mg/1200 mg de ribavirina durante 48 semanas.

Tabla 1: Recomendaciones Posológicas para el Tratamiento Combinado en Pacientes con VHC.

Genotipo	Dosis de Pegasys	Dosis de Ribavirina	Duración
Genotipo 1 LVL con RVR*	180 microgramos	< 75 kg = 1000 mg ≥ 75 kg = 1200 mg	24 semanas o 48 semanas
Genotipo 1 HVL con RVR*	180 microgramos	< 75 kg = 1000 mg ≥ 75 kg = 1200 mg	48 semanas
Genotipo 4 con RVR*	180 microgramos	< 75 kg = 1000 mg ≥ 75 kg = 1200 mg	24 semanas o 48 semanas
Genotipo 1 ó 4 sin RVR*	180 microgramos	< 75 kg = 1000 mg ≥ 75 kg = 1200 mg	48 semanas
Genotipo 2/3 sin RVR**	180 microgramos	800 mg	24 semanas
Genotipo 2 ó 3 LVL con RVR**	180 microgramos	800 mg	16 semanas o 24 semanas
Genotipo 2 ó 3 HVL con RVR**	180 microgramos	800 mg	24 semanas

*RVR = Respuesta viral rápida (ARN-VHC indetectable) en la semana 4 y ARN-VHC indetectable en la semana 24.
**RVR = respuesta viral rápida (ARN-VHC negativo) hacia la semana 4
LVL: ≤ 800.000 UI/ml, HVL = > 800.000 UI/ml.
Se desconoce la repercusión clínica última de un tratamiento inicial reducido de 16 semanas frente al de 24 semanas, teniendo en cuenta la necesidad de retratamiento en pacientes no respondedores y en los que han recaído. La duración recomendada de Pegasys en monoterapia es de 48 semanas. *Pacientes coinfectados VIH-VHC:* La dosis recomendada de Pegasys, solo o en combinación con 800 miligramos de ribavirina, es de 180 microgramos una vez por semana por vía subcutánea, independientemente del genotipo. Actualmente está siendo estudiada, la seguridad y la eficacia de la terapia en combinación con dosis de ribavirina superiores a 800 miligramos diarios. No ha sido estudiado suficientemente una duración de tratamiento inferior a 48 semanas. *Predicción de la respuesta y de la falta de respuesta:* La respuesta virológica temprana en la semana 12, definida por una disminución de la carga viral de 2 log o niveles indetectables de VHC-ARN ha mostrado ser predictiva de una respuesta sostenida (ver Tablas 2 y 6).

Tabla 2: Valor Predictivo de la Respuesta Virológica al Régimen de Dosis Recomendado en Tratamiento Combinado con Pegasys en la semana 12.

Genotipo	Negativo			Positivo		
	No respuesta en la semana 12	Respuesta no sostenida	Valor predictivo	Respuesta en la semana 12	Respuesta sostenida	Valor predictivo
Genotipo 1 (N= 569)	102	97	**95%** (97/102)	467	271	**58%** (271/467)
Genotipo 2 y 3 (N= 96)	3	3	**100%** (3/3)	93	81	**87%** (81/93)

El valor predictivo negativo de la respuesta sostenida en pacientes tratados con Pegasys en monoterapia fue del 98%. Se ha observado un valor predictivo negativo similar en pacientes coinfectados con VIH-VHC tras haber sido tratados con Pegasys en monoterapia o en combinación con ribavirina (100% (130/130) o 98% (83/85), respectivamente). Se observaron valores predictivos positivos del 45% (50/110) y 70% (59/84) en pacientes que recibieron tratamiento combinado, coinfectados con VIH-VHC con genotipo 1 y genotipos 2/3. *Ajuste de dosis ante reacciones adversas:* Aspectos generales: Si fuera necesario ajustar la dosis debido a la aparición de reacciones adversas moderadas o graves (clínicas y/o de laboratorio) se recomienda reducir la dosis inicial a 135 microgramos. Sin embargo, en algunos casos, puede ser necesaria la reducción a 90 ó 45 microgramos. Se puede considerar aumentar la dosis hasta la dosis inicial o cercana a ella una vez que disminuye la gravedad de la reacción adversa (Ver secciones 4.4 y 4.8). Hematológicas (ver también Tabla 3): Se recomienda reducir la dosis si el recuento de neutrófilos es < 750/mm³. En pacientes con recuento Absoluto de Neutrófilos (ANC) < 500/mm³ se debe suspender el tratamiento hasta que los niveles de ANC vuelvan a ser > 1000/mm³. En principio, se debe reiniciar el tratamiento con 90 microgramos de Pegasys y monitorizar el recuento de neutrófilos. Se recomienda reducir la dosis a 90 microgramos si el recuento de plaquetas es < 50.000/mm³. Se recomienda interrumpir la terapia si el recuento de plaquetas disminuye a niveles < 25.000/mm³. Recomendaciones especiales para el tratamiento de la anemia surgida durante el tratamiento: la dosis de ribavirina se reducirá a 600 miligramos/día (200 miligramos por la mañana y

400 miligramos por la noche) en las siguientes situaciones: 1) pacientes sin cardiopatía grave que experimenten un descenso de la hemoglobina < 10 g/dl pero ≥ 8,5 g/dl ó 2) pacientes con enfermedad cardiovascular estable que experimenten un descenso de la hemoglobina de ≥ 2 g/dl durante al menos 4 semanas consecutivas, en cualquier momento del tratamiento. No se recomienda volver a administrar la dosis original. La administración de ribavirina se retirará en cualquiera de estos casos: 1) pacientes sin enfermedad cardiovascular grave que experimenten un descenso de la hemoglobina < 8,5 g/dl; 2) pacientes con enfermedad cardiovascular estable cuyos valores de hemoglobina se mantienen < 12 g/dl a pesar de administrar una dosis reducida durante 4 semanas. Si la anemia revierte, se puede reanudar el tratamiento con ribavirina a dosis de 600 miligramos al día e incrementarla hasta 800 miligramos al día a juicio del médico. Se desaconseja volver a administrar la posología original.

Tabla 3: Ajuste de dosis en caso de reacción adversa (para más detalles, consulte el texto).

	Reducir ribavirina a 600 mg	Suspender ribavirina	Reducir Pegasys a 135/90/45 microgramos	Suspender Pegasys	Suspender el tratamiento combinado
Recuento absoluto de neutrófilos			< 750/mm³	< 500/mm³	
Recuento de plaquetas			< 50.000/mm³ > 25.000/mm³		< 25.000 mm³
Hemoglobina - ausencia de cardiopatía	< 10 g/dl y ≥ 8,5 g/dl	< 8,5 g/dl			
Hemoglobina - cardiopatía estable	disminución de ≥ 2 g/dl durante 4 semanas cualesquiera	< 12 g/dl a pesar de administrar una dosis reducida durante 4 semanas			

En caso de intolerancia a la ribavirina, se continuará la monoterapia con Pegasys. *Función hepática:* Es habitual que los pacientes con hepatitis C crónica tengan anomalías de las pruebas de función hepática y que estas anomalías sufran fluctuaciones. Como ocurre con otros interferones alfa, se han observado aumento de niveles de ALT por encima de los niveles basales (NB) en algunos pacientes tratados con Pegasys, incluyendo pacientes con respuesta virológica. En los ensayos clínicos de hepatitis C crónica, se han observado aumentos aislados de ALT (≥ 10 x LSN, o ≥ 2x NB para pacientes con unos NB de ALT ≥ 10x LSN) en 8 de 451 pacientes tratados con la terapia de combinación que se resolvieron sin modificación de la dosis. Si el aumento de ALT es progresivo o persistente, se debe reducir la dosis inicialmente a 135 microgramos. Se debe interrumpir la terapia cuando el aumento de los niveles de ALT sea progresivo, a pesar de la reducción de dosis, o se acompañe de aumento de bilirrubina o evidencia de descompensación hepática (ver sección 4.4). En pacientes con hepatitis B crónica, no son raras las subidas transitorias de niveles de ALT excediendo en ocasiones 10 veces el límite superior de la normalidad, y pueden reflejar aclaración inmune. Normalmente, no se debe iniciar el tratamiento si la ALT es >10 veces el límite superior normal. Se debería considerar la continuación del tratamiento con una monitorización más frecuente de la función hepática durante las subidas transitorias de ALT. Si se reduce la dosis, o si se retira Pegasys, se puede continuar con la terapia una vez que el pico disminuya (ver sección 4.4). *Poblaciones especiales: Ancianos:* El tratamiento de pacientes ancianos con Pegasys no requiere modificar la posología recomendada de 180 microgramos una vez por semana (ver sección 5.2). *Pacientes menores de 18 años:* No se ha establecido la seguridad y la eficacia de Pegasys en esta población. Pegasys está contraindicado en neonatos y niños menores de 3 años, por contener alcohol bencílico como excipiente (ver secciones 4.3 y 4.4). *Pacientes con insuficiencia renal:* En pacientes con enfermedad renal terminal, se debe utilizar una dosis inicial de 135 microgramos (ver sección 5.2). Con independencia de la dosis inicial o del grado de insuficiencia renal, estos pacientes deben ser monitorizados así como deben llevarse a cabo reducciones pertinentes de la dosis de Pegasys si en el transcurso del tratamiento aparecen reacciones adversas. *Pacientes con insuficiencia hepática:* Se ha demostrado la eficacia y la inocuidad de Pegasys para los enfermos con cirrosis compensada (p.ej. Child-Pugh A). No se ha evaluado, sin embargo, Pegasys entre pacientes con cirrosis descompensada (p. ej. Child-Pugh B o C o varices esofágicas hemorrágicas) (ver sección 4.3). La clasificación de Child-Pugh divide a los pacientes en grupos A, B y C, o "Leve", "Moderado" y "Grave" correspondiendo a puntuaciones de 5-6, 7-9 y 10-15, respectivamente.
Evaluación modificada.

Evaluación	Grado de anormalidad	Puntuación
Encefalopatía	Ninguno Grado 1-2 Grado 3-4*	1 2 3
Ascitis	Ausencia Ligera Moderada	1 2 3
S-Bilirrubina (mg/dl)	< 2 2, 0-3 > 3	1 2 3
(Unidad del SI= µmol/l)	< 34 34-51 > 51	1 2 3
S-Albúmina (g/dl)	> 3,5 3,5-2,8 < 2,8	1 2 3
INR	< 1,7 1,7-2,3 > 2,3	1 2 3

*Graduación de acuerdo con Trey, Burns y Saunders (1966).
4.3 Contraindicaciones: •Hipersensibilidad al principio activo, a los interferones alfa o a alguno de los excipientes. •Hepatitis autoinmune. •Disfunción hepática grave o cirrosis descompensada. •Recién nacidos y niños de hasta 3 años a causa del alcohol bencílico contenido como excipiente (ver sección 4.4 para alcohol bencílico). •Historia de enfermedad cardíaca previa grave, incluida la cardiopatía inestable o no controlada durante los seis meses previos (ver sección 4.4.). •Está contraindicado iniciar el tratamiento con Pegasys en pacientes VIH-VHC con cirrosis y un índice Child-Pugh ≥ 6. En caso de que Pegasys se utilice en combinación, consulte también la ficha técnica de la ribavirina si desea obtener información sobre sus contraindicaciones. **4.4 Advertencias y precauciones especiales de empleo:**

Psiquiatría y Sistema Nervioso Central (SNC): Se han observado efectos graves en el SNC, concretamente depresión, ideación suicida e intento de suicidio en algunos pacientes durante el tratamiento con Pegasys e incluso tras la interrupción del tratamiento, principalmente durante el periodo de seguimiento de 6 meses. Se han observado otros efectos sobre el SNC con los interferones alfa, incluyendo comportamiento agresivo (a veces dirigido hacia otras personas), confusión y alteraciones del estado mental. Se debe vigilar estrechamente a los pacientes en busca de cualquier signo o síntoma de trastornos psiquiátricos. Si estos síntomas aparecen, el médico prescriptor debe tener en cuenta la gravedad potencial de estas reacciones adversas y se debe considerar la necesidad de un tratamiento terapéutico adecuado. Si los síntomas psiquiátricos persisten o empeoran o se aprecia ideación suicida, se recomienda interrumpir el tratamiento con Pegasys y controlar al paciente, con el tratamiento psiquiátrico adecuado.
Pacientes con existencia o con historial de acontecimientos psiquiátricos graves: Si se considera necesario el tratamiento con Pegasys en pacientes con existencia o con historial de acontecimientos psiquiátricos graves, éste solamente se debe iniciar tras haber garantizado un diagnóstico individualizado apropiado y un tratamiento terapéutico de los acontecimientos psiquiátricos.

Cuando Pegasys se combine con la ribavirina, deberá consultarse también la ficha técnica de la ribavirina. A todos los pacientes de los ensayos de hepatitis C crónica, se les practicó una biopsia hepática antes de su inclusión, pero en ciertos casos (p. ej. pacientes con genotipo 2 ó 3) el tratamiento puede ser posible sin confirmación histológica. Se deben consultar las guías actuales de tratamiento sobre si es necesario realizar una biopsia hepática antes del tratamiento. En pacientes con niveles normales de transaminasas, la progresión de la fibrosis ocurre como media a una velocidad más lenta que en los pacientes con niveles elevados de transaminasas. Esto se debería considerar junto con otros factores, tales como el genotipo del VHC, la edad, manifestaciones extrahepáticas, riesgo de transmisión, etc., los cuales influyen en la decisión de tratar o no. Excipiente: Alcohol Bencílico. Pegasys está contraindicado en recién nacidos y niños de hasta 3 años por contener alcohol bencílico como excipiente. *Pruebas de laboratorio antes y durante el tratamiento:* Antes de comenzar la terapia con Pegasys, se recomienda la realización de pruebas de laboratorio hematológicas y bioquímicas estándar en todos los pacientes. Los siguientes valores se pueden considerar como basales para iniciar el tratamiento: -Recuento de plaquetas ≥ 90.000/mm³. -Recuento absoluto de neutrófilos ≥ 1.500/mm². -Función tiroidea adecuadamente controlada (TSH y T4). Las pruebas hematológicas se deben repetir a las 2 y a las 4 semanas y las bioquímicas a las 4 semanas. Durante la terapia se deben realizar pruebas adicionales periódicamente. En los ensayos clínicos el tratamiento con Pegasys se ha asociado tanto con una disminución del recuento total de leucocitos (WBC) como del recuento absoluto de neutrófilos (ANC), que generalmente comienza dentro de las 2 primeras semanas de tratamiento (ver sección 4.8). Disminuciones posteriores a la octava semana de tratamiento fueron poco frecuentes. La disminución del ANC fue reversible al reducir la dosis o al interrumpir la terapia (ver sección 4.2), en la mayoría de los pacientes se alcanzaron valores normales en la semana octava y todos los pacientes recuperaron los niveles basales después de la semana 16 aproximadamente. El tratamiento con Pegasys se ha asociado con una disminución del recuento de plaquetas, el cual retornó a los niveles previos al tratamiento durante el periodo de observación post-tratamiento (ver sección 4.8). En algunos casos es necesario modificar la dosis (ver sección 4.2). En el 15% de los pacientes con hepatitis C crónica en ensayos clínicos en tratamiento combinado de Pegasys con ribavirina se ha observado la aparición de anemia (hemoglobina < 10 g /dl). La frecuencia depende de la duración y dosis del tratamiento con ribavirina (ver sección 4.8). El riesgo de desarrollar anemia es más alto en la población femenina. Como ocurre con otros interferones se recomienda prudencia cuando se administre Pegasys junto con otros fármacos con efecto potencialmente mielosupresor. *Sistema endocrino:* Con el empleo de interferones alfa, incluido Pegasys, se han observado anormalidades de la función tiroidea o empeoramiento de enfermedades tiroideas preexistentes. Antes de comenzar la terapia con Pegasys, deberán medirse los niveles de TSH y T4. El tratamiento con Pegasys podrá iniciarse o continuarse si los niveles de TSH se pueden mantener en los rangos normales mediante medicación. Los niveles de TSH deberán determinarse durante el curso del tratamiento si el paciente desarrolla síntomas clínicos consistentes con una posible disfunción tiroidea (ver sección 4.8). Como ocurre con otros interferones, se ha observado hipoglucemia, hiperglucemia y diabetes mellitus con Pegasys (ver sección 4.8). Los pacientes con estas alteraciones que no puedan ser controladas de manera efectiva con la medicación, no deben comenzar el tratamiento con Pegasys en monoterapia ni con Pegasys en combinación con ribavirina. Los pacientes que desarrollen estas alteraciones durante el tratamiento y que no puedan ser controladas con la medicación deben interrumpir el tratamiento con Pegasys o con Pegasys en combinación con ribavirina. *Sistema cardiovascular:* El tratamiento con interferones alfa, Pegasys incluido, se ha asociado con la aparición de hipertensión, arritmias supraventriculares, insuficiencia cardiaca congestiva, dolor torácico e infarto de miocardio. Se recomienda efectuar un electrocardiograma antes de iniciar el tratamiento con Pegasys si el enfermo sufre alteraciones cardiacas. Si se observa un deterioro de la función cardiovascular se suspenderá el tratamiento de forma pasajera o definitiva. En pacientes con enfermedad cardiovascular, la anemia puede requerir reducción de la dosis o suspensión de la ribavirina (ver sección 4.2). *Función hepática:* Se debe considerar la retirada de Pegasys en aquellos pacientes con signos de descompensación hepática durante el tratamiento. Al igual que otros interferones alfa, se ha observado aumento de los niveles de ALT por encima del nivel basal en pacientes tratados con Pegasys, incluyendo pacientes con respuesta virológica. Se debe interrumpir la terapia cuando el aumento de los niveles de ALT sea progresivo y clínicamente significativo, a pesar de la reducción de dosis, o se acompañe de aumento de la bilirrubina directa (ver secciones 4.2 y 4.8). En la hepatitis B crónica, a diferencia de la hepatitis C crónica, no son poco frecuentes las exacerbaciones de la enfermedad durante el tratamiento y se caracterizan por incrementos transitorios y potencialmente significativos de ALT sérica. En ensayos clínicos con Pegasys en VHB, las elevaciones pronunciadas de transaminasas se acompañaron de leves cambios en otros parámetros de la función hepática y sin evidencia de descompensación hepática. Aproximadamente en la mitad de los casos de elevación que excedieron 10 veces el límite superior normal, la dosis de Pegasys se redujo o el tratamiento fue retirado hasta que las elevaciones de transaminasas disminuyeron, mientras que en el resto de casos no se modificó el tratamiento. Se recomendó una monitorización mas frecuente de la función hepática en todos los casos. *Hipersensibilidad:* Se han descrito de manera esporádica reacciones de hipersensibilidad inmediata graves (p.ej., urticaria, angioedema, broncoespasmo, anafilaxia) durante el tratamiento con interferón alfa. En este caso, se debe interrumpir el tratamiento e instituir inmediatamente la terapia médica apropiada para estos casos. El exantema pasajero no obliga a suspender el tratamiento. *Enfermedad autoinmune:* Durante el tratamiento con interferón alfa se ha comunicado el desarrollo de auto-anticuerpos y trastornos autoinmunes. Los pacientes predispuestos al desarrollo de trastornos autoinmunes pueden presentar un mayor riesgo. Los pacientes con signos o síntomas compatibles con trastornos autoinmunes deben ser cuidadosamente evaluados, así como el beneficio-riesgo del tratamiento continuado con interferón (ver también Sistema Endocrino en las secciones 4.4 y 4.8). *Fiebre/Infecciones:* Dado que la fiebre puede asociarse con el síndrome pseudo-gripal observado habitualmente durante el tratamiento con interferón, se deben excluir otras causas de fiebre persistente, en particular infecciones de tipo grave (bacterianas, víricas, fúngicas) especialmente en pacientes con neutropenia. Se han notificado infecciones graves (bacterianas, víricas, fúngicas) durante el tratamiento con interferones alfa incluyendo Pegasys. Se debe iniciar inmediatamente un tratamiento anti-infeccioso adecuado y se debe considerar la interrupción del tratamiento. *Cambios oculares:* Al igual que con otros interferones, se han observado con Pegasys en raras ocasiones, retinopatías, incluyendo hemorragias retinianas, manchas algodonosas, edema de papila, neuropatía óptica y obstrucción de las venas o de las arterias retinianas que pueden dar lugar a pérdida de visión. A todos los pacientes se les deberá realizar un examen oftalmológico basal. Cualquier paciente que manifieste un descenso o pérdida de la visión debe someterse a examen oftalmológico rápido y completo. Los pacientes con trastornos oftalmológicos preexistentes (ej., retinopatía diabética o hipertensiva) deberán tener exámenes oftalmológicos periódicos durante el tratamiento con Pegasys. El tratamiento con Pegasys se suspenderá definitivamente si el enfermo presenta nuevas lesiones oculares o experimenta un deterioro de las mismas. *Trastornos pulmonares:* Como ocurre con otros interferones alfa, durante la terapia con Pegasys se han observado síntomas pulmonares, incluyendo disnea, infiltrados pulmonares, neumonía y neumonitis. Se debe interrumpir el tratamiento en caso de que existan infiltrados pulmonares persistentes o inexplicables o alteración de la función pulmonar. *Trastornos de la piel:* El empleo de interferones alfa se ha asociado con exacerbación o provocación de psoriasis y sarcoidosis. Pegasys debe usarse con precaución en pacientes con psoriasis y, en caso de aparición o empeoramiento de las lesiones psoriásicas, debe considerarse la retirada del tratamiento. *Trasplante:* No se han investigado la seguridad ni la eficacia del tratamiento con Pegasys en enfermos sometidos a trasplante de hígado. *Pacientes coinfectados VIH-VHC:* Por favor consulte la ficha técnica de aquellos medicamentos antirretrovirales que se tomen de forma concomitante con el tratamiento para VHC con el fin de conocer y manejar las toxicidades específicas de cada producto y el potencial de toxicidades solapadas con Pegasys, con o sin ribavirina. En el estudio NR15961, en pacientes tratados simultáneamente con estavudina e interferón con o sin ribavirina, la incidencia de pancreatitis y/o acidosis láctica fue del 3% (12/398). Los pacientes coinfectados con VIH y que están en tratamiento con Terapia Anti-Retroviral de Gran Actividad (TARGA) pueden presentar un riesgo aumentado de desarrollar acidosis láctica. Por ello se deberá tener precaución cuando se añada Pegasys y ribavirina al tratamiento con TARGA (ver Ficha Técnica de ribavirina). Los pacientes coinfectados con cirrosis avanzada, en tratamiento con TARGA también pueden presentar un riesgo aumentado de descompensación hepática y posible muerte si se tratan con ribavirina en combinación con interferones, incluido Pegasys. Las variables basales que pueden asociarse con descompensación hepática en pacientes cirróticos coinfectados incluyen: bilirrubina sérica elevada, disminución de la hemoglobina, fosfatasa alcalina elevada o recuento plaquetario disminuido, y tratamiento con didanosina (ddI). No se recomienda el uso concomitante de la ribavirina con la zidovudina debido al aumento del riesgo de anemia (ver sección 4.5). Los pacientes coinfectados deben ser estrechamente vigilados, evaluando su puntuación de Child-Pugh durante el tratamiento, y se deben dejar de tratar inmediatamente si progresan a una puntuación de Child-Pugh de 7 ó mayor. En pacientes coinfectados VIH-VHC, se dispone de datos limitados de eficacia y seguridad (N= 51) en pacientes con recuento de CD4 menor de 200 células/microlitro. Por tanto, se debe garantizar la precaución en el tratamiento de aquellos pacientes con un recuento de CD4 bajo. *Trastornos dentales y periodontales:* Se han comunicado trastornos dentales y periodontales, que pueden conducir a la pérdida de dientes, en pacientes que han recibido tratamiento con Pegasys en combinación con ribavirina. Además, la sequedad bucal podría tener un efecto perjudicial sobre los dientes y la mucosa de la boca durante el tratamiento a largo plazo con Pegasys en combinación con ribavirina. Los pacientes deben cepillarse los dientes adecuadamente dos veces al día y tener revisiones dentales de manera periódica. Además algunos pacientes pueden experimentar vómitos. Si estas reacciones ocurren, se debe aconsejar a los pacientes que después se enjuaguen la boca. **4.5 Interacción con otros medicamentos y otras formas de interacción:** Los estudios de interacciones se han realizado sólo en adultos. La administración de Pegasys 180 microgramos una vez por semana durante 4 semanas en varones sanos no tuvo ningún efecto sobre los perfiles farmacocinéticos de mefenitoína, dapsona, debrisoquina y tolbutamida, lo que indica que Pegasys carece de efecto in vivo sobre la actividad metabólica de las isoenzimas 3A4, 2C9, 2C19 y 2D6 del citocromo P450. En el mismo estudio, se observó un aumento del 25% en el AUC de teofilina (marcador de la actividad del citocromo P450 1A2) lo cual demuestra que Pegasys es un inhibidor de la actividad del citocromo P450 1A2. Las concentraciones séricas de teofilina deben monitorizarse y es necesario realizar ajustes apropiados de la dosis de teofilina en aquellos pacientes que tomen teofilina y Pegasys concomitantemente. La interacción máxima entre Pegasys y teofilina se produce, probablemente, tras más de 4 semanas de tratamiento con Pegasys. Los datos de subestudios farmacocinéticos de ensayos principales de fase III no revelaron ninguna interacción farmacocinética de lamivudina con Pegasys en pacientes HBV o entre Pegasys y ribavirina en pacientes HCV. En un estudio farmacocinético de 24 pacientes con VHC que estaban recibiendo de forma concomitante terapia de mantenimiento con metadona (dosis media de 95 mg; intervalo de 30 mg a 150 mg), el tratamiento con Pegasys 180 microgramos por vía subcutánea una vez a la semana durante 4 semanas, se asoció con unos niveles medios de metadona que eran entre un 10% y un 15% superiores al valor basal. Se desconoce la relevancia clínica de este hecho; no obstante, se debe controlar la aparición de signos y síntomas de toxicidad por metadona en estos pacientes. Especialmente en pacientes tratados con altas de dosis de metadona se debe considerar el riesgo de prolongación del intervalo QT. *Pacientes coinfectados VIH-VHC:* No se ha observado una evidencia aparente de interacción medicamentosa en 47 pacientes coinfectados VIH-VHC que completaron un subestudio farmacocinético a 12 semanas para examinar el efecto de la ribavirina en la fosforilación intracelular de algunos inhibidores de la transcriptasa inversa análogos de nucleósidos (lamivudina y zidovudina o estavudina). No obstante, debido a la alta variabilidad, los intervalos de confianza eran bastante amplios. La exposición plasmática de la ribavirina no parecía que estuviera afectada por la administración concomitante de inhibidores de la transcriptasa

inversa análogos de nucleósidos (NRTIs). No se recomienda la administración conjunta de ribavirina y didanosina. La exposición a la didanosina o sus metabolitos activos (dideoxiadenosina 5'-trifosfato) se ve incrementada *in vitro* cuando la didanosina se administra conjuntamente con ribavirina. Con el uso de ribavirina, se han comunicado casos graves de insuficiencia hepática fulminante así como de neuropatía periférica, pancreatitis, e hiperlacticemia sintomática/acidosis láctica. Se han notificado casos de exacerbación de la anemia debido a ribavirina cuando zidovudina forma parte del tratamiento del VIH, aunque aún no se ha determinado el mecanismo exacto. No se recomienda el uso concomitante de la ribavirina con la zidovudina debido al aumento de riesgo de anemia (ver sección 4.4). Se debe considerar la sustitución de la zidovudina en el tratamiento antirretroviral combinado, si éste ha sido previamente establecido. Esto es especialmente importante en pacientes con historial conocido de anemia inducida por zidovudina. **4.6 Embarazo y lactancia:** No se dispone de datos adecuados sobre el uso de peginterferón alfa-2a en mujeres embarazadas. Los estudios con animales tratados con interferón alfa-2a han mostrado efectos tóxicos sobre la función reproductora (ver sección 5.3); se desconoce el posible riesgo para los seres humanos. Pegasys sólo se debe utilizar durante el embarazo si el beneficio potencial justifica el riesgo para el feto. Se desconoce si el medicamento se excretan en la leche materna. Debido a posibles reacciones adversas en lactantes, se debe interrumpir la lactancia antes de iniciar el tratamiento. *Uso con ribavirina:* Se han demostrado efectos teratogénicos y/o embriogénicos significativos en todas las especies animales expuestas a ribavirina. El tratamiento con ribavirina está contraindicado en mujeres embarazadas. Se deberá tener una precaución extrema para evitar el embarazo en pacientes o en las parejas de pacientes masculinos que estén tomando Pegasys en combinación con ribavirina. Tanto las pacientes femeninas en edad fértil como sus parejas deben utilizar métodos anticonceptivos eficaces durante el tratamiento y durante los 4 meses siguientes a la finalización del mismo. Tanto los pacientes masculinos como sus parejas femeninas deben utilizar métodos anticonceptivos eficaces durante el tratamiento y durante los 7 meses siguientes a la finalización del mismo. Por favor lea la ficha técnica de ribavirina. **4.7 Efectos sobre la capacidad para conducir y utilizar máquinas:** La influencia de Pegasys sobre la capacidad de conducir y utilizar máquinas es pequeña o moderada. Se debe advertir a los pacientes que presenten mareos, confusión, somnolencia o fatiga que deben evitar conducir o manejar maquinaria. **4.8 Reacciones adversas:** *Experiencia obtenida en los ensayos clínicos:* Hepatitis C crónica: La frecuencia y gravedad de las reacciones adversas comunicadas más frecuentemente con Pegasys es similar a las comunicadas con interferón alfa-2a (ver tabla 4). Las reacciones adversas comunicadas más frecuentemente con Pegasys 180 microgramos fueron en su mayoría de gravedad leve a moderada y fueron tratadas sin necesidad de modificación de dosis o interrupción del tratamiento. Hepatitis B crónica: En ensayos clínicos de 48 semanas de tratamiento y 24 semanas de seguimiento, el perfil de seguridad para Pegasys en hepatitis B crónica (HBC) fue similar al observado en hepatitis C crónica. Con excepción de pirexia la frecuencia de la mayoría de las reacciones adversas comunicadas fue notablemente inferior en pacientes con HBC tratados con Pegasys en monoterapia en comparación con pacientes con VHC tratados también con Pegasys en monoterapia (ver tabla 4). El 88% de los pacientes tratados con Pegasys experimentaron reacciones adversas en comparación con el 53% de los pacientes en el grupo comparador de lamivudina, mientras que el 6% de los pacientes tratados con Pegasys y 4% de los pacientes tratados con lamivudina experimentaron efectos adversos graves durante los ensayos. El 5% de los pacientes abandonaron el tratamiento con Pegasys debido a reacciones adversas o anomalías de laboratorio, mientras que menos del 1% abandonó el tratamiento con lamivudina por esta misma razón. Las tasas de abandono en pacientes con cirrosis fueron similares a los de la población total en cada grupo de tratamiento. Hepatitis C crónica y Co-infección por Virus de la Inmunodeficiencia Humana: En pacientes coinfectados VIH-VHC, los perfiles de efectos adversos clínicos comunicados con Pegasys, solo o en combinación con ribavirina fueron similares a aquellos observados en pacientes monoinfectados con VHC. Se han comunicado reacciones adversas en ≥ 1% a ≤ 2% de los pacientes VIH-VHC tratados con Pegasys en combinación con ribavirina: hiperlactacidemia/acidosis láctica, gripe, neumonía, inestabilidad afectiva, apatía, tinnitus, dolor faringolaringeo, queilitis, lipodistrofia adquirida y cromaturia. El tratamiento con Pegasys se asoció a descensos en el recuento absoluto de células CD4+ durante las primeras 4 semanas sin una reducción en el porcentaje de células CD4+. El descenso en el recuento de células CD4+ fue reversible cuando se disminuyó la dosis o cesó el tratamiento. El uso de Pegasys no tuvo un impacto negativo apreciable sobre el control de la viremia de VIH durante el tratamiento o el seguimiento. Se dispone de pocos datos sobre seguridad (N= 51) en pacientes coinfectados con recuento de células CD4+ < 200/microlitro. La Tabla 4 resume los efectos adversos comunicados con Pegasys en monoterapia en HBC o HCC y con Pegasys en combinación con ribavirina en pacientes con VHC.

Tabla 4: Efectos Adversos Comunicados con Pegasys en Monoterapia para VHB o VHC o en combinación con ribavirina para pacientes con VHC.

Sistema corporal	Muy frecuentes ≥ 1/10	Frecuentes ≥ 1/100 a < 1/10	Poco frecuentes ≥ 1/1000 a 1/100	Raros ≥ 1/10.000 a < 1/1000	Muy raros < 1/10.000
Infecciones e infestaciones		Infección de las vias respiratorias altas, bronquitis, candidiasis oral, herpes simplex, infecciones fúngicas, víricas y bacterianas	Neumonía, infecciones de la piel	Endocarditis, otitis externa	
Neoplasias benignas y malignas			Tumor hepático		
Trastornos del sistema linfático y sanguíneo		Trombocitopenia, anemia, linfoadenopatía		Pancitopenia	Anemia aplásica
Trastornos del sistema inmunitario			Sarcoidosis, tiroiditis	Anafilaxia, lupus eritematoso sistémico, artritis reumatoide	Púrpura trombocitopénica idiopática o trombótica
Trastornos endocrinos		Hipotiroidismo, hipertiroidismo	Diabetes	Cetoacidosis diabética	
Trastornos del metabolismo y de la nutrición	Anorexia		Deshidratación		
Trastornos psiquiátricos	Depresión*, ansiedad, insomnio*	Trastornos emocionales, alteraciones del estado de ánimo, agresividad, nerviosismo, disminución de la libido	Ideación suicida, alucinaciones	Suicidio, trastornos psicóticos	
Trastornos del sistema nervioso	Cefalea, mareos*, dificultad para concentrarse	Alteración de la memoria, síncope, debilidad, migrañas, hipoestesia, hiperestesia, parestesia, temblores, alteraciones del gusto, pesadillas, somnolencia	Neuropatía periférica	Coma, convulsiones, parálisis facial	
Trastornos oculares		Visión borrosa, dolor ocular, oftalmitis, xeroftalmia	Hemorragia retiniana	Neuropatía óptica, edema de papila, alteración vascular de la retina, retinopatía, úlcera corneal	Pérdida de visión

Sistema corporal	Muy frecuentes ≥ 1/10	Frecuentes ≥ 1/100 a < 1/10	Poco frecuentes ≥ 1/1000 a 1/100	Raros ≥ 1/10.000 a < 1/1000	Muy raros < 1/10.000
Trastornos del oído y del laberinto		Vértigo, otalgia	Pérdida de audición		
Trastornos cardíacos		Taquicardia, palpitaciones, edema periférico		Infarto de miocardio, insuficiencia cardíaca congestiva, angina, taquicardia supraventicular, arrtmia, fibrilación auricular pericarditis miocardiopatía	
Trastornos vasculares		Sofocos	Hipertensión	Hemorragia cerebral vasculitis	
Trastornos respiratorios, torácicos y mediastínicos	Disnea, tos	Disnea de esfuerzo, epistaxis nasofaringitis, congestión sinusal, congestión nasal, rinitis, dolor de garganta	Respiración estenótica	Neumonitis intersticial con desenlace fatal, embolia pulmonar	
Trastornos gastrointesti-nales	Diarrea*, náuseas*, dolor abdominal*	Vómitos, dispepsia, disfagia, ulceración bucal, hemorragia gingival, glositis, estomatitis, flatulencia, sequedad de boca	Hemorragia digestiva	Úlcera péptica, pancreatitis	
Trastornos hepatobiliares			Disfunción hepática	Insuficiencia hepática, colangitis esteatosis	
Trastornos de la piel y del tejido subcutáneo	Alopecia, dermatitis, prurito, sequedad de piel	Rash, aumento de la sudoración, psoriasis, urticaria, eczema, lesiones cutáneas, reacciones de fotosensibilidad, sudores nocturnos			Necrolisis epidérmica tóxica, síndrome de Stevens-Johnson, angioedema, eritema multiforme
Trastornos musculoes-queléticos y del tejido conjuntivo	Mialgia, artralgia	Dolor de espalda, artritis, debilidad muscular, dolores óseos, dolor de cuello, dolor mus-culoesquelético, calambres mus-culares		Miositis	
Trastornos renales y urinarios				Insuficiencia renal	
Trastornos del aparato reproductor y de la mama		Impotencia			
Trastornos generales y alteraciones en el lugar de la administración	Pirexia, escalofríos*, dolor*, astenia, fatiga, reacción en el lugar de la inyección*, irritabilidad*	Dolor torácico, enfermedad pseudogripal, malestar general, letargia, sofocos, sed			
Exploraciones complemen-tarias		Pérdida de peso			
Lesiones traumáticas e intoxicaciones				Sobredosis	

*Estas reacciones adversas fueron frecuentes (≥ 1/100 a < 1/10) en pacientes con HBC tratados con Pegasys en monoterapia.
Acontecimientos adversos post-comercialización. Trastornos del Sistema Nervioso: Isquemia cerebral: frecuencia desconocida. Trastornos Oculares: Desprendimiento de retina seroso: frecuencia desconocida. Al igual que sucede con otros interferones alfa, se ha comunicado desprendimiento de retina seroso con Pegasys. Trastornos musculoesqueléticos del tejido conjuntivo y óseos: Rabdomiólisis: frecuencia desconocida. Anomalías de laboratorio: El tratamiento con Pegasys se asoció con valores de laboratorio anormales: incremento de ALT, incremento de la bilirrubina, alteraciones de electrolitos, hipocalemia, hipopotasemia, hipofosfatemia y elevación de triglicéridos (ver sección 4.4). Tanto con Pegasys en monoterapia, como en tratamiento combinado con ribavirina, un 2% de los pacientes experimentaron incremento de los niveles de ALT que condujeron a una modificación de la dosis o discontinuación del tratamiento. El tratamiento con Pegasys se asoció con una disminución de los valores hematológicos (leucopenia, neutropenia, linfocitopenia, trombocitopenia y de la hemoglobina), que generalmente mejoran al modificar la dosis, y vuelven a los valores previos al tratamiento entre 4-8 semanas tras cesar la terapia (ver secciones 4.2 y 4.4). Se ha observado neutropenia de carácter moderado (ANC: 0,749 - 0,5 x 10⁹/l) y grave (ANC: < 0,5 x 10⁹/l) en el 24% (216/887) y en el 5% (41/887) de los enfermos que recibieron 180 microgramos de Pegasys y 1000/1200 miligramos de ribavirina durante 48 semanas respectivamente. Anticuerpos anti-interferón: El 1-5% de los enfermos tratados con Pegasys presentaron anticuerpos neutralizantes antiinterferón. Como con otros interferones, se vio una mayor incidencia de anticuerpos neutralizantes en hepatitis B crónica. Sin embargo en ninguna de las enfermedades se correlacionó con una falta de respuesta terapéutica. Función tiroidea: El tratamiento con Pegasys se ha asociado con anormalidades clínicamente significativas en los valores de laboratorio de la función tiroidea que requirieron intervención clínica (ver sección 4.4). La frecuencia observada (4,9%) entre los enfermos que reciben Pegasys/ribavirina (NV15801) se asemeja a la descrita con otros interferones. Anomalías de laboratorio en pacientes coinfectados con VIH-VHC: Aunque se dieron con más frecuencia toxicidades hematológicas por neutropenia, trombocitopenia y anemia en pacientes con VIH-VHC, la mayoría se pudieron controlar mediante la modificación de la dosis, el uso de factores de crecimiento y de forma poco frecuente la interrupción prematura del tratamiento. Se observó un descenso en los niveles de ANC por debajo de 500 células/mm³ en el 13% y 11% de los pacientes que recibieron Pegasys en monoterapia y en combinación, respectivamente. También se observó una disminución de las plaquetas por debajo de 50.000/mm³ en el 10% y 8% de los pacientes que recibieron Pegasys en

monoterapia y en combinación, respectivamente. Se comunicaron casos de anemia (hemoglobina < 10g/dl) en el 7% y 14% de los pacientes tratados con Pegasys en monoterapia o en combinación, respectivamente. **4.9 Sobredosis:** Se han observado casos de sobredosis que consistieron en la administración de dos inyecciones en días consecutivos (en vez de dosis semanales) hasta inyecciones diarias durante 1 semana (es decir, 1260 microgramos/semana). Ninguno de estos pacientes experimentó reacciones inusuales, graves o que limitaran el tratamiento. Se han administrado dosis semanales de hasta 540 y 630 microgramos en ensayos clínicos en las indicaciones de carcinoma de células renales y leucemia mieloide crónica, respectivamente. La toxicidad limitante de dosis consistió en fatiga, elevación de enzimas hepáticas, neutropenia y trombocitopenia, de forma consecuente con la terapia con interferón. **5. PROPIEDADES FARMACOLÓGICAS: 5.1 Propiedades farmacodinámicas.** Grupo farmacoterapéutico: Agente inmunoestimulante/Citoquina, código ATC: L03AB11. La conjugación del reactivo PEG (bis-monometoxipolietilenglicol) con el interferón alfa-2a da lugar a un interferón alfa-2a pegilado (Pegasys). Pegasys posee una actividad antivírica y antiproliferativa in vitro característica del interferón alfa-2a. El interferón alfa-2a se conjuga con bis-[monometoxipolietilenglicol] con un grado de sustitución de un mol de polímero/mol de proteína. El peso molecular medio es de aproximadamente 60.000 Da, de los que la porción proteínica constituye aproximadamente 20.000 Da. Los valores de ARN del VHC disminuyen de manera bifásica entre los enfermos con hepatitis C que responden al tratamiento con 180 microgramos de Pegasys. La primera fase tiene lugar 24 a 36 horas después de la administración de la primera dosis de Pegasys y es seguida por la segunda que continúa en las 4 a 16 semanas posteriores si el enfermo alcanza una respuesta sostenida. La ribavirina no ejerce un efecto significativo sobre la cinética vírica inicial en las primeras 4 a 6 semanas de tratamiento entre los enfermos que reciben la asociación de ribavirina e interferón alfa-2a pegilado o interferón alfa simple. Hepatitis B crónica: Resultados de los ensayos clínicos: Todos los ensayos clínicos reclutaron pacientes con hepatitis B crónica que tuvieran replicación viral activa medida por el ADN del VHB, niveles elevados de ALT y una biopsia hepática consistente con hepatitis crónica. El estudio WV16240 reclutó pacientes que eran positivos para AgHBe, mientras que el estudio WV16241 reclutó pacientes que eran negativos para AgHBe y positivos para anti-HBe. En ambos estudios la duración del tratamiento fue 48 semanas, con un seguimiento de 24 semanas sin tratamiento. Ambos estudios comparaban Pegasys más placebo vs. Pegasys mas lamivudina vs. lamivudina sola. No se incluyeron pacientes co-infectados VHB-VIH en estos ensayos clínicos. Las tasas de respuesta al final del seguimiento de los dos estudios se presentan en la Tabla 5. En el estudio WV16240, los parámetros de eficacia primarios fueron la seroconversión del AgHBe y el ADN del VHB por debajo 10^5 copias/ml. En el estudio WV16241, los parámetros de eficacia primarios fueron la normalización de ALT y el ADN del VHB por debajo de 2×10^4 copias/ml. El ADN del VHB fue medido por el ensayo COBAS AMPLICOR HBV MONITOR™ (límite de detección 200 copias/ml). Un total de 283/1351 (21%) pacientes tenían fibrosis avanzada o cirrosis, 85/1351 (6%) tenían cirrosis. No hubo diferencia en la tasa de respuesta entre estos pacientes y aquellos sin fibrosis avanzada o cirrosis.

Tabla 5: Respuesta Serológica, Virológica y Bioquímica en Hepatitis B Crónica

Parámetros de Respuesta	AgHBe positivo Estudio WV16240			AgHBe negativo / anti-HBe positivo Estudio WV16241		
	Pegasys 180 mcg y Placebo (N= 271)	Pegasys 180 mcg y Lamivudina 100 mg (N= 271)	Lamivudina 100 mg (N= 272)	Pegasys 180 mcg y Placebo (N= 177)	Pegasys 180 mcg y Lamivudina 100 mg (N= 179)	Lamivudina 100 mg (N= 181)
Seroconver-sión AgHBe	32% #	27%	19%	N/A	N/A	N/A
Respuesta ADN VHB *	32% #	34%	22%	43% #	44%	29%
Normalización ALT	41% #	39%	28%	59% #	60%	44%
Seroconver-sión AgHBs	3% #	3%	0%	3%	2%	0%

* Para pacientes AgHBe-positivos: ADN VHB < 10^5 copias/ml.
  Para pacientes AgHBe-negativo /anti-HBe-positivo: ADN HBV < 2×10^4 copias/ml.
valor de p (vs. lamivudina) ≤ 0,01 (Test estratificado de Cochran-Mantel-Haenszel).
La respuesta histológica fue similar en los tres grupos de tratamiento en cada estudio, sin embargo, los pacientes que mostraron una respuesta sostenida 24 semanas después del fin del tratamiento fueron también los que significativamente tenían más probabilidad de mostrar una mejora histológica. Todos los pacientes que completaron los estudios de fase III fueron elegibles para participar en un estudio de seguimiento a largo plazo (WV16866). Entre pacientes del estudio WV16240, que recibieron Pegasys en monoterapia y participaron en el estudio de seguimiento a largo plazo, la tasa de seroconversión del AgHBe sostenida 12 meses después de finalizar el tratamiento fue del 48% (73/153). En los pacientes que recibieron Pegasys en monoterapia en el estudio WV16241, las tasas de respuesta del ADN del VHB y de la normalización de ALT 12 meses después de finalizar el tratamiento fueron respectivamente 42% (41/97) y 59% (58/99). Hepatitis C crónica: Predicción de la respuesta: Para la predictabilidad de la falta de respuesta, por favor consultar el apartado 4.2, en la Tabla 2. Dosis-respuesta en monoterapia: En pacientes con cirrosis, la dosis de 180 microgramos se asoció con una respuesta virológica sostenida superior, en una comparación directa con la de 90 microgramos, pero en un estudio en pacientes no cirróticos se obtuvieron resultados muy similares con dosis de 135 microgramos y 180 microgramos. Ensayos Clínicos de soporte: En todos los ensayos clínicos se reclutaron pacientes naive con interferón, con hepatitis C confirmada por niveles de VHC ARN detectables en suero, niveles elevados de ALT (con excepción del estudio NR16071) y biopsia hepática confirmando hepatitis crónica. El estudio NV15495 reclutó de forma específica pacientes con un diagnóstico histológico de cirrosis (alrededor del 80%) o transición hacia cirrosis (sobre el 20%). En el estudio NR15961, se incluyeron solamente pacientes coinfectados con VIH-VHC (ver Tabla 12). Estos pacientes tenían la enfermedad de VIH estable y el recuento medio de células T-CD4 fue de alrededor de 500 células/µl. Se están realizando ensayos clínicos en pacientes que no respondieron al tratamiento y pacientes con recaídas. Para ver los regímenes de tratamiento, duración y resultados del estudio en pacientes monoinfectados con VHC y pacientes coinfectados con VIH-VHC consultar las Tablas 6, 7, 8 y Tabla 12, respectivamente. La respuesta virológica se definió por VHC ARN indetectable, medido por el test de COBAS AMPLICOR® HCV, versión 2.0 (límite de detección 100 copias/ml equivalente a 50 UI/ml) y una respuesta sostenida de una muestra negativa aproximadamente 6 meses después del final del tratamiento.

Tabla 6: Respuesta virológica en Pacientes con VHC

	Pegasys en monoterapia				Pegasys en tratamiento combinado		
	No cirróticos y cirróticos		Cirróticos		No cirróticos y cirróticos		
	Ensayo NV15496 + NV15497 + NV15801		Ensayo NV15495		Ensayo NV15942	Ensayo NV15801	
	Pegasys 180 mcg (N= 701) 48 semanas	Interferón alfa-2a 6 MUI/ 3 MUI y 3 MUI (N= 478) 48 semanas	Pegasys 180 mcg (N= 87) 48 semanas	Interferón alfa-2a 3 MUI (N= 88) 48 semanas	Pegasys 180 mcg y Ribavirina 1000/1200 mg (N= 436) 48 semanas	Pegasys 180 mcg y Ribavirina 1000/1200 mg (N= 453) 48 semanas	Interferón alfa-2b 3 MUI y Ribavirina 1000/1200 mg (N= 444) 48 semanas
Respuesta al final del tratamiento	55 - 69%	22 - 28%	44%	14%	68%	69%	52%
Respuesta total sostenida	28 - 39%	11 - 19%	30%*	8%*	63%	54%**	45%**

* 95% CI for difference: 11% a 33% p-value (stratified Cochran-Mantel-Haenszel test)= 0,001.
** 95% CI for difference: 3% a 16% p-value (stratified Cochran-Mantel-Haenszel test)= 0,003.
Las respuestas virológicas de pacientes monoinfectados con VHC tratados con Pegasys en monoterapia y con Pegasys en combinación con ribavirina en relación al genotipo y la carga viral antes del tratamiento y en relación al genotipo, carga viral antes

del tratamiento y respuesta virológica rápida en la semana 4 se resumen en la Tabla 7 y tabla 8, respectivamente. Los resultados del estudio NV15942 proporcionan la justificación para recomendar el régimen de tratamiento en base al genotipo, carga viral basal y respuesta virológica en la semana 4 (ver Tablas 1, 7 y 8). La diferencia entre las dosis del tratamiento no se vieron influenciadas por la presencia/ausencia de cirrosis, por lo tanto las recomendaciones para los genotipos 1, 2 ó 3 son independientes de esta característica basal.

Tabla 7: Respuesta Virológica Sostenida Basadas en el Genotipo y la Carga Viral antes del tratamiento en Pacientes con VHC después de ser tratados con Pegasys en combinación con Ribavirina.

	Ensayo NV15942			Ensayo NV15801		
	Pegasys 180 mcg y Ribavirina 800 mg 24 semanas	Pegasys 180 mcg y Ribavirina 1000/1200 mg 24 semanas	Pegasys 180 mcg y Ribavirina 800 mg 48 semanas	Pegasys 180 mcg y Ribavirina 1000/1200 mg 48 semanas	Pegasys 180 mcg y Ribavirina 1000/1200 mg 48 semanas	Interferón alfa-2b 3 MUI y Ribavirina 1000/1200 mg 48 semanas
Genotipo1 Carga viral baja Carga viral alta	29% (29/101) 41% (21/51) 16% (8/50)	42% (49/118)* 52% (37/71) 26% (12/47)	41% (102/250)* 55% (33/60) 36% (69/190)	**52% (142/271)*** **65% (55/85)** **47% (87/186)**	45% (134/298) 53% (61/115) 40% (73/182)	36% (103/285) 44% (41/94) 33% (62/189)
Genotipo 2/3 Carga viral baja Carga viral alta	**84%** (81/96) **85%** (29/34) **84%** (52/62)	81% (117/144) 83% (39/47) 80% (78/97)	79% (78/99) 88% (29/33) 74% (49/66)	80% (123/153) 77% (37/48) 82% (86/105)	71% (100/140) 76% (28/37) 70% (72/103)	61% (88/145) 65% (34/52) 58% (54/93)
Genotipo 4	(0/5)	(8/12)	(5/8)	(9/11)	(10/13)	(5/11)

Baja carga viral= ≤ 800.000 UI/mL; Alta carga viral= > 800.000 UI/ml.
* Pegasys 180 mcg ribavirina 1000/1200 mg, 48 semanas vs. Pegasys 180 mcg ribavirina 800 mg, 48 semanas: Odds Ratio (95% CI)= 1,52 (1,07 a 2,17). P-value (stratified Cochran-Mantel-Haenszel test)= 0,020.
* Pegasys 180 mcg ribavirina 1000/1200 mg, 48 semanas vs. Pegasys 180 mcg ribavirina 1000/1200 mg, 24 semanas: Odds Ratio (95% CI) = 2,12 (1,30 a 3,46). P-value (stratified Cochran-Mantel-Haenszel test)= 0,002.

La posibilidad de considerar acortar la duración del tratamiento a 24 semanas en pacientes con genotipo 1 y 4 se estudió en base a la respuesta virológica sostenida observada en pacientes con respuesta virológica rápida en la semana 4, en los estudios NV15942 y ML17131 (ver tabla 8).

Tabla 8: Respuesta Virológica Sostenida basada en una Respuesta Viral Rápida en la semana 4 en Paciente con VHC Genotipo 1 y 4 después de ser tratados con Pegasys en Combinación con Ribavirina.

	Ensayo NV15942		Ensayo ML17131
	Pegasys 180 mcg y Ribavirina 1000/1200 mg 24 semanas	Pegasys 180 mcg y Ribavirina 1000/1200 mg 48 semanas	Pegasys 180 mcg y Ribavirina 1000/1200 mg 24 semanas
Genotipo 1 RVR Carga viral baja Carga viral alta	90% (28/31) 93% (25/27) 75% (3/4)	92% (47/51) 96% (26/27) 88% (21/24)	77% (59/77) 80% (52/65) 58% (7/12)
Genotipo 1 sin RVR Carga viral baja Carga viral alta	24% (21/87) 27% (12/44) 21% (9/43)	43% (95/220) 50% (31/62) 41% (64/158)	- - -
Genotipo 4 RVR	(5/6)	(5/5)	92% (22/24)
Genotipo 4 sin RVR	(3/6)	(4/6)	-

Carga viral baja= ≤ 800.000 UI/mL; Carga viral alta: > 800.000 UI/ml.
RVR= Respuesta viral rápida (ARN-VHC indetectable en la semana 4 y ARN-VHC indetectable en la semana 24).
Aunque limitado, los datos indicaron que una disminución del tratamiento a 24 semanas podría estar asociado con un mayor riesgo de recaída (ver tabla 9).

Tabla 9: Recaída de la Respuesta Virológica al final del Tratamiento en Pacientes con Respuesta Virológica Rápida

	Ensayo NV15942		Ensayo NV15801
	Pegasys 180 mcg y Ribavirina 1000/1200 mg 24 semanas	Pegasys 180 mcg y Ribavirina 1000/1200 mg 48 semanas	Pegasys 180 mcg y Ribavirina 1000/1200 mg 48 semanas
Genotipo 1 RVR Carga viral baja Carga viral alta	6,7% (2/30) 3,8% (1/26) 25% (1/4)	4,3% (2/47) 0% (0/25) 9,1% (2/22)	0% (0/24) 0% (0/17) 0% (0/7)
Genotipo 4 RVR	(0/5)	(0/5)	0% (0/4)

Se examinó la posibilidad de reducir la duración del tratamiento a 16 semanas en pacientes con genotipo 2 ó 3 sobre la base de una respuesta virológica sostenida observada en pacientes con respuesta virológica rápida hacia la semana 4 en el ensayo NV17317 (ver Tabla 10). En el ensayo NV17317 en pacientes infectados con genotipo viral 2 ó 3, todos los pacientes recibieron Pegasys 180 µg por vía subcutánea semanalmente y una dosis de ribavirina de 800 mg y se distribuyeron aleatoriamente para recibir tratamiento durante 16 ó 24 semanas. En general, el tratamiento durante 16 semanas dio lugar a una respuesta viral sostenida más baja (65%) que el tratamiento durante 24 semanas (76%) (p < 0,0001). La respuesta viral sostenida alcanzada con 16 semanas de tratamiento y con 24 semanas de tratamiento fue también examinada en un análisis retrospectivo de subgrupo de pacientes que eran ARN-VHC negativos hacia la semana 4 y tenían una carga viral baja en el estado basal (ver Tabla 10).

Tabla 10. Respuesta Virológica Sostenida General y Basada en una Respuesta Viral Rápida en la Semana 4 en Pacientes con VHC Genotipo 2 ó 3 después de ser tratados con Pegasys en Combinación con Ribavirina

	Ensayo NV17317			
	Pegasys 180 mcg & Ribavirina 800 mg 16 semanas	Pegasys 180 mcg & Ribavirina 800 mg 24 semanas	Diferencia de tratamiento CI 95%	valor p
Genotipo 2 ó 3	65% (443/679)	76% (478/630)	-10,6% [-15,5%; -0,06%]	P< 0,0001
Genotipo 2 ó 3 RVR Carga viral baja Carga viral alta	82% (378/461) 89% (147/166) 78% (231/295)	90% (370/410) 94% (141/150) 88% (229/260)	-8,2% [-12,8%; -3,7%] -5,4% [-12%; 0,9%] -9,7% [-15,9%; -3,6%]	P= 0,0006 P= 0,11 P= 0,002

Carga viral baja= ≤ 800.000 IU/mL en el estado basal; Carga viral alta = > 800.000 IU/mL en el estado basal, RVR = respuesta viral rápida (ARN-VHC negativo) hacia la semana 4. Los datos indicaron que la reducción del tratamiento a 16 semanas está asociado a un mayor riesgo de recaída (ver Tabla 11).

Tabla 11: Recaída de la Respuesta Virológica al final del Tratamiento en Pacientes con Genotipo 2 ó 3 con una Respuesta Viral Rápida.

	Ensayo NV17317			
	Pegasys 180 mcg & Ribavirina 800 mg 16 semanas	Pegasys 180 mcg & Ribavirina 800 mg 24 semanas	Diferencia de tratamiento CI 95%	valor p
Genotipo 2 ó 3 RVR Carga viral baja Carga viral alta	15% (67/439) 6% (10/155) 20% (57/284)	6% (23/386) 1% (2/141) 9% (21/245)	9,3% [5,2%; 13,6%] 5% [0,6%; 10,3%] 11,5% [5,6%; 17,4%]	P< 0,0001 P= 0,04 P= 0,0002

La eficacia superior de Pegasys comparado con interferón alfa-2a se demostró también en términos de respuesta histológica, incluyendo pacientes con cirrosis y/o coinfección con VIH-VHC. *Pacientes coinfectados con VIH-VHC.* La respuesta virológica en pacientes tratados con Pegasys en monoterapia y con Pegasys en combinación con ribavirina basada en el genotipo y la carga viral antes del tratamiento para pacientes co-infectados con VIH-VHC se resume abajo en la tabla 12.

Tabla 12: Respuesta Virológica Sostenida basada en el Genotipo y la Carga Viral antes del tratamiento, en pacientes coinfectados con VIH-VHC después de ser tratados con Pegasys en combinación con Ribavirina.

	Estudio NR15961		
	Interferón alfa-2a 3 MUI y Ribavirina 800 mg 48 semanas	Pegasys 180 mcg y Placebo 48 semanas	Pegasys 180 mcg y Ribavirina 800 mg 48 semanas
Todos los pacientes	12% (33/285)*	20% (58/286)*	40% (116/289)*
Genotipo 1 Carga viral baja Carga viral alta	7% (12/171) 19% (8/42) 3% (4/129)	14% (24/175) 38% (17/45) 5% (7/130)	29% (51/176) 61% (28/46) 18% (23/130)
Genotipo 2/3 Carga viral baja Carga viral alta	20% (18/89) 27% (8/30) 17% (10/59)	36% (32/90) 38% (9/24) 35% (23/66)	62% (59/95) 61% (17/28) 63% (42/67)

Carga viral baja= ≤ 800.000 UI/ml; Carga viral alta= > 800.000 UI/ml.
* Pegasys 180 mcg ribavirina 800 mg vs. Interferón alfa-2a 3 MUI ribavirina 800 mg: Odds Ratio (95% CI) = 5,40 (3,42 a 8,54), P-value (stratified Cochran-Mantel-Haenszel test)= < 0,0001.
* Pegasys 180 mcg ribavirina 800 mg vs. Pegasys 180 µg: Odds Ratio (95% CI) = 2,89 (1,93 a 4,32), P-value (stratified Cochran-Mantel-Haenszel test)= < 0,0001.
* Interferón alfa-2a,3MUI ribavirina 800 mg vs. Pegasys 180 mcg: Odds Ratio (95% CI) = 0,53 (0,33 a 0,85), P-value (stratified Cochran-Mantel-Haenszel test) = < 0,0084.

Pacientes con virus de la hepatitis C con niveles normales de transaminasas. En el estudio NR16071, se randomizaron pacientes con virus de la hepatitis C y con valores normales de transaminasas, para recibir 180 microgramos/semana de Pegasys y 800 miligramos/día de ribavirina durante 24 ó 48 semanas seguido de un periodo de seguimiento libre de tratamiento de 24 semanas o sin tratamiento durante 72 semanas. Los datos de respuesta virológica sostenida notificados en los brazos de tratamiento de este estudio fueron similares a los brazos de tratamiento correspondiente del estudio NV15942. **5.2 Propiedades farmacocinéticas.** Tras la administración de una inyección subcutánea única de 180 microgramos de Pegasys a individuos sanos, las concentraciones séricas de peginterferón alfa-2a son medibles entre las 3 a 6 horas, alcanzándose dentro de las 24 horas alrededor del 80% de la concentración sérica máxima. La absorción de Pegasys se produce con concentraciones séricas máximas que se alcanzan entre las 72 a 96 horas tras la administración de la dosis. La biodisponibilidad absoluta de Pegasys es del 84% y es similar a la observada con interferón alfa-2a. El peginterferón alfa-2a se encuentra predominantemente en el flujo sanguíneo y en el fluido extracelular según se ha determinado por el volumen de distribución en el estado de equilibrio (Vd) de 6 a 14 litros en el ser humano tras la administración intravenosa. De acuerdo con los estudios realizados de balance de masas, de distribución tisular y de autorradioluminografía corporal total llevados a cabo en ratas, el peginterferón alfa-2a se distribuye en el hígado, riñón y médula ósea además de encontrarse en concentración alta en la sangre. No se ha caracterizado totalmente el metabolismo de Pegasys, sin embargo, los estudios en ratas indican que el riñón es el órgano principal de excreción del material radiomarcado. En humanos, el aclaramiento sistémico de peginterferón alfa-2a es alrededor de 100 veces menor que el del interferón alfa-2a nativo. Tras administración intravenosa, la semivida terminal de peginterferón alfa-2a en sujetos sanos es aproximadamente de 60 a 80 horas mientras que los valores para el interferón convencional son de 3-4 horas. La semivida terminal tras administración subcutánea en pacientes es más larga con un valor medio de 160 horas (de 84 a 353 horas). La semivida terminal puede reflejar no sólo la fase de eliminación del compuesto sino que puede ser también una consecuencia de la absorción sostenida de Pegasys. En individuos sanos y en pacientes con hepatitis B o C crónica se han observado incrementos de la exposición a Pegasys proporcionales a la dosis al ser tratados una vez por semana. En pacientes con hepatitis B o C crónica, las concentraciones séricas de peginterferón alfa-2a se acumulaban 2 a 3 veces tras 6 a 8 semanas de dosificación semanal, comparado con los valores de dosis únicas. No existió acumulación posterior tras 8 semanas de dosificación semanal. La proporción pico-valle tras 48 semanas de tratamiento es de alrededor de 1,5 a 2. Las concentraciones séricas de peginterferón alfa-2a se mantienen durante una semana completa (168 horas). *Pacientes con insuficiencia renal:* La insuficiencia renal se asocia con un CL/F ligeramente disminuido y una semivida prolongada. En 3 pacientes con CL_{crea} entre 20 y 40 ml/min, el CL/F medio se redujo un 25% comparado con el de pacientes con función renal normal. En pacientes con enfermedad renal terminal sometidos a hemodiálisis, el aclaramiento se redujo de un 25% a un 45%, y los datos de 135 microgramos comportan una exposición semejante a la de 180 microgramos que se administra a los enfermos con función renal conservada (ver sección 4.2). *Género:* La farmacocinética de Pegasys tras inyecciones subcutáneas únicas fue comparable entre varones y mujeres sanos. *Ancianos:* La absorción de Pegasys tras inyección subcutánea única de 180 microgramos a sujetos mayores de 62 años fue sostenida, aunque más lenta, que la de individuos sanos jóvenes (t_{max} de 115 horas vs. 82 horas, mayores de 62 años vs. jóvenes, respectivamente). El AUC estuvo ligeramente aumentada (1663 vs. 1295 ng.h/ml) pero las concentraciones máximas (9,1 vs. 10,3 ng/ml) fueron similares en mayores de 62 años. Teniendo en cuenta la exposición al fármaco, así como la respuesta farmacodinámica y la tolerabilidad, no es necesario administrar dosis más bajas a los enfermos geriátricos (ver sección 4.2). *Insuficiencia hepática:* La farmacocinética de Pegasys fue similar entre individuos sanos y pacientes con hepatitis B ó C. Se ha observado que la exposición y los perfiles farmacocinéticos fueron comparables en pacientes cirróticos (Child-Pugh Grado A) y no cirróticos. *Lugar de administración:* La administración subcutánea de Pegasys debe limitarse al abdomen y al muslo ya que la cuantía de la absorción, basándose en el AUC, fue de aproximadamente un 20% a un 30% más alta tras la inyección en el abdomen y el muslo. La exposición a Pegasys se redujo en los estudios donde éste se administró en el brazo en lugar del abdomen o el muslo. **5.3 Datos preclínicos sobre seguridad:** Los estudios no clínicos de toxicidad con Pegasys han sido limitados debido a la especificidad de especie de los interferones. Se han efectuado estudios de toxicidad aguda y crónica en monos cynomolgus y los resultados hallados en los animales que recibieron peginterferón se asemejaron, en su naturaleza, a aquellos observados entre los tratados con interferón alfa-2a. No se han llevado a cabo estudios de toxicidad con Pegasys sobre la función reproductora. Como ocurre con otros interferones alfa, se ha descrito una prolongación del ciclo menstrual tras la administración de peginterferón alfa-2a a monos. El tratamiento con interferón alfa-2a provocó un incremento estadísticamente significativo de la actividad abortiva de los monos rhesus. Aunque no se han observado efectos teratógenos en la descendencia nacida a término, no se pueden descartar efectos adversos en el ser humano. *Pegasys más ribavirina:* Cuando se combinó con ribavirina, Pegasys no indujo ningún efecto que no fuera ya conocido de esta sustancia en monos. Las alteraciones principales relacionadas con el tratamiento consistieron en una anemia reversible, de grado leve a moderado, cuya gravedad fue mayor que la obtenida con cualquiera de los principios activos por separado. **6. DATOS FARMACÉUTICOS: 6.1 Lista de excipientes:** Cloruro sódico. Polisorbato 80. Alcohol bencílico (10 mg/1 ml). Acetato sódico. Ácido acético. Agua para preparaciones inyectables. **6.2 Incompatibilidades:** En ausencia de estudios de compatibilidad, este medicamento no debe mezclarse con otros. **6.3 Periodo de validez:** 3 años. **6.4 Precauciones especiales de conservación:** Conservar en nevera (entre 2°C y 8°C). No congelar. Conservar la jeringa precargada en el embalaje exterior para protegerlo de la luz. **6.5 Naturaleza y contenido del envase:** Jeringas precargadas (vidrio siliconizado de tipo I) de 0,5 ml de solución inyectable, dotadas de un tapón de tipo émbolo y capuchón (goma butílica laminada en el lado del producto en contacto con la fluororresina) y una aguja. Disponible en envases de 1, 4 ó 12 unidades. Puede que solamente estén comercializados algunos tamaños de envases. **6.6 Precauciones especiales de eliminación:** La solución inyectable es solamente para uso único. Debe ser inspeccionada visualmente para detectar la presencia de partículas y decoloración antes de su administración. La eliminación del medicamento no utilizado y de todos los materiales que hayan estado en contacto con él, se realizará de acuerdo con las normativas locales. **7. TITULAR DE LA AUTORIZACIÓN DE COMERCIALIZACIÓN:** Roche Registration Limited. 6 Falcon WayShire Park. Welwyn Garden City. AL7 1TW. Reino Unido. **8. NÚMEROS DE AUTORIZACIÓN DE COMERCIALIZACIÓN:** EU/1/02/221/005. EU/1/02/221/006. EU/1/02/221/007. EU/1/02/221/008. EU/1/02/221/009. EU/1/02/221/010. **9. FECHA DE LA PRIMERA AUTORIZACIÓN/RENOVACIÓN DE LA AUTORIZACIÓN:** 20 de Junio de 2002/20 de Junio 2007. **10. FECHA DE LA REVISIÓN DEL TEXTO:** 20 de Junio de 2008. Especialidad Farmacéutica de Diagnóstico Hospitalario sin cupón precinto. PRECIOS AUTORIZADOS. PEGASYS 135mcg 4 Jer. Pr 135 mcg.156 PVL 638,11 €; PVP 684,02 €; PVP IVA 711,38 €. PEGASYS 180 mcg. 4 Jer. Pr 180 mcg.156 PVL 765,71 €; PVP 811,62 €; PVP IVA 844,08 €. Para más información puede dirigirse a Roche Farma, S.A. C/ Eucalipto, 33 - 28016 Madrid. Teléfono 913248350, Fax 913248100. www.roche.es

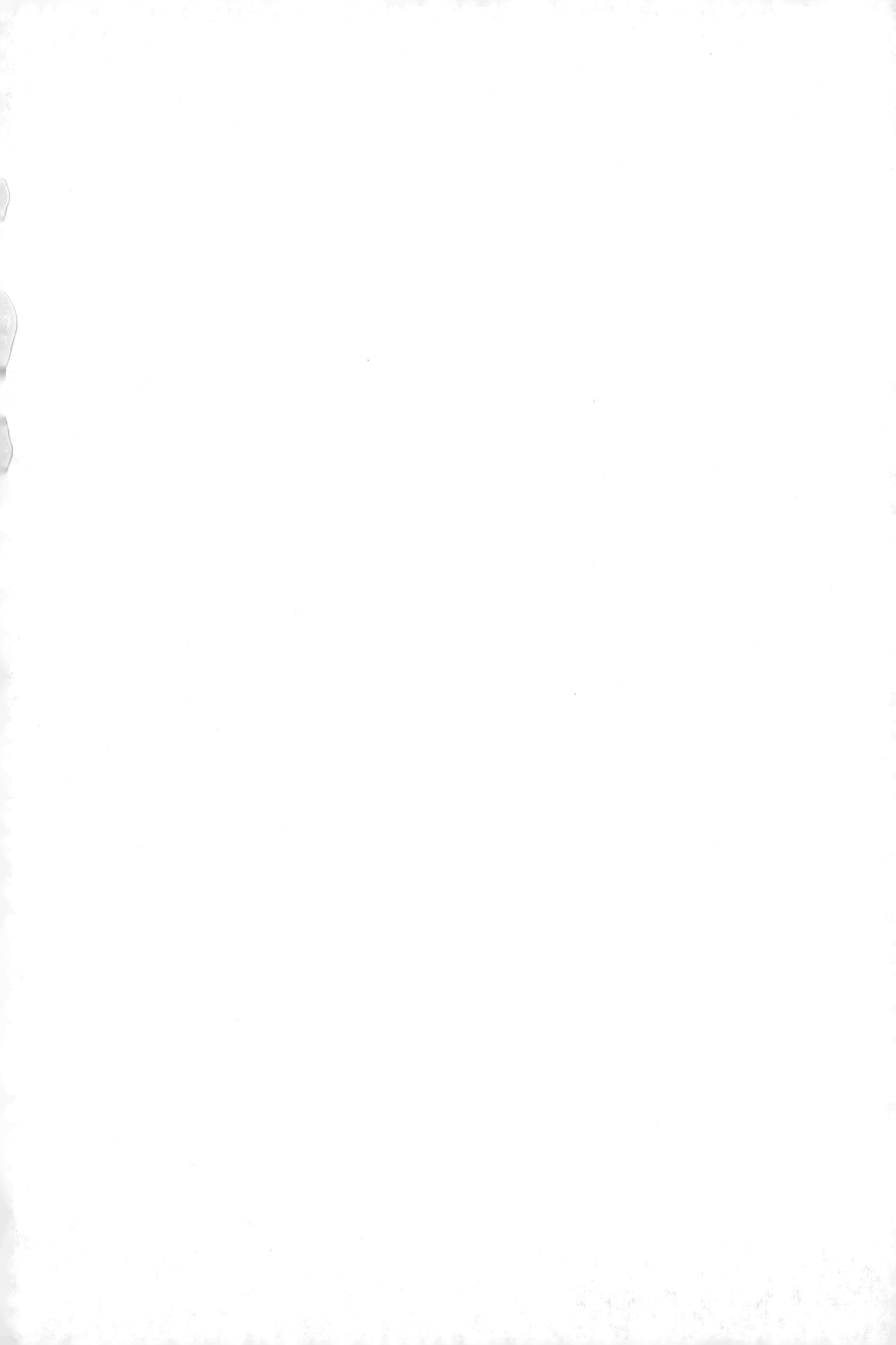